Rosina Sonnenschmidt und Harald Knauss

Gesund schlafen –
Erholt erwachen

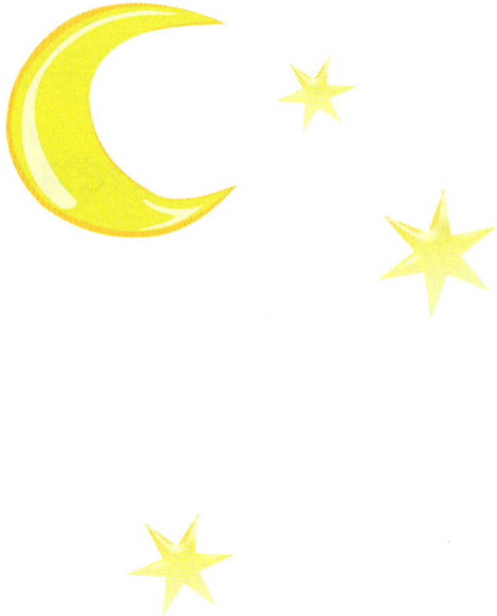

Rosina Sonnenschmidt und Harald Knauss

Gesund schlafen – Erholt erwachen

Ganzheitliche Behandlung von Schlafstörungen mit Homöopathie und Naturheilkunde

Narayana-Verlag

4 Naturheilkundliche Therapieempfehlungen für den erholsamen Schlaf 89

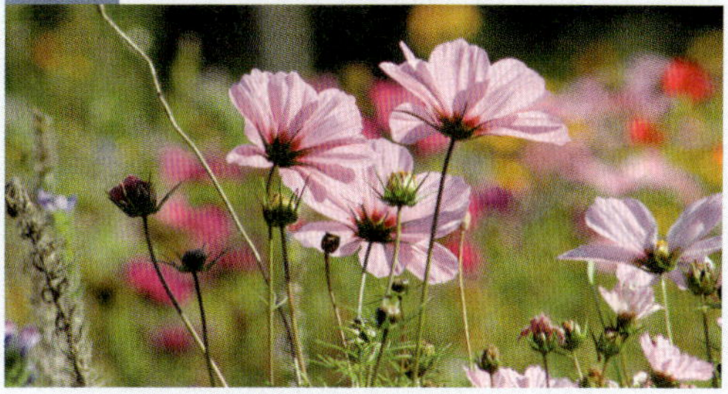

5 Homöopathische Behandlung von Schlafstörungen 109

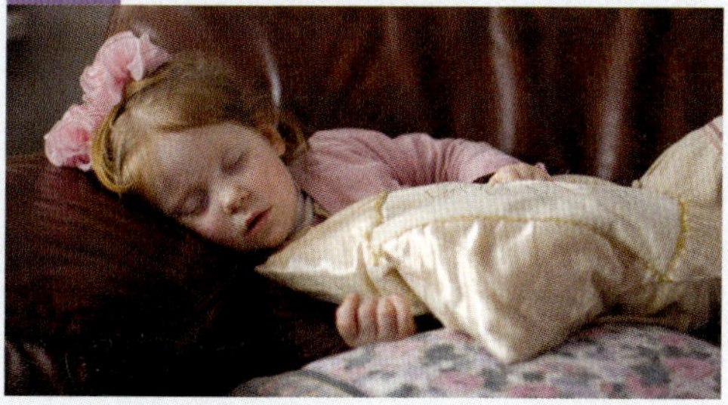

Schlussgedanken 167

Anhang 170

Vorwort

Der Schlaf

Der du die Glieder lösest allem Leben,
So Mensch wie Tier in sorgenlosem Ruhn,
Erholung kannst für jede Arbeit geben,
o nahe, Schlaf, dich unserm Lager nun.
Gott und Engel immerwachend schweben;
Wie Wasser talwärts rinnen, ist ihr Tun;
Es wächst der Mensch im Schlaf zu höhern Zwecken;
Zu breiterm Sein muss ihn die Sonne wecken.
Im Schlaf die Seele sich im All verbreitet,
wenn erst von Träumen ungestört sie ruht,
denn durch die Träume Wirklichkeit noch schreitet.
Still weht der Atem, leise pulst das Blut;
Die Seele sich zum Weltgeschehn erweitet,
wie sie im selgen, stillen Tode tut;
verleihe, Schlaf, die Gnade, zu erwachen
am neuen Tag zu göttlich frommem Lachen.
Paul Ernst, aus "Die Ernte"

Schlafstörungen sind heute so weit verbreitet und der gesunde, erholsame Schlaf scheint eine Ausnahme geworden zu sein, sodass wir dieses Thema ausführlich aufgreifen möchten. Es gibt kaum eine Krankheit, die den „schlechten Schlaf" nicht als Begleitsymptom aufweist. Schlafstörungen sind, wie erwähnt, regelmäßige Begleiterscheinungen vieler Krankheiten. Doch sie treten auch als Hauptsymptom auf. Bekannt wird die Bedeutung des gesunden Schlafs auch anhand des Phänomens des Schlafentzugs, der in allen Kulturen als Foltermethode angewandt wurde und wird. Schlafentzug zermürbt das Nervensystem und macht aus einem Menschen ein Wrack mit irreparablen Schäden. Ein Mensch wird willenlos und ist zu allem bereit, um nur endlich schlafen zu können.

Die Menschen, die in unsere Praxen kommen, sind restlos überforderte, gestresste, orientierungslos gewordene Mitmenschen. Der logische Schluss sollte sein, die Nervenüberreizung im Wachzustand zu erkennen und abzustellen. Aber das tun wir modernen Menschen nicht. Wir treiben tagsüber die Aktivitätsspirale immer höher, bis der Kollaps dem Wahnsinn ein Ende setzt, der Schlaf ausbleibt, der Griff zu Schlaftabletten eine Normalität wird. Der Teufelskreis ist im Gange. Einerseits die Angst, wieder nicht schlafen zu können, andererseits die Gewohnheit, Pillen als schnelle Problemlösung zu schlucken, lässt weitere chronische Krankheiten daraus hervorgehen. Damit schließt sich der Kreis: Fast alle Kranken leiden, egal welches Krankheitsetikett sie durch eine klinische Diagnose verliehen bekommen, unter anderem unter schlechtem Schlaf.

Schlafstörungen, Einschlafprobleme, bleierne Müdigkeit nach dem Aufwachen sind also gängige Symptome, so gängig, dass es kaum Literatur zu diesem Erzproblem gibt. Schlafstörung betrachten wir als eine der modernen Volkskrankheiten, die von der Gesellschaft einfach sanktioniert und mit einem resignierten Schulterzucken abgetan wird.

Andererseits erleben wir aber auch, welche Heilungsschübe, welche geistige Klarheit, Gedächtnisleistung, Lebensfreude und Hoffnung aus (wieder) gutem Schlaf erwachsen. Patienten bezeichnen den Schlaf als Urheimat der Heilung für Körper, Geist und Seele. Alles ändert sich zum Positiven mit fast einem Schlag, wenn sie wieder gesund schlafen und erholt aufwachen. Jeder kennt dieses Glücksgefühl. Aber für die meisten Menschen ist es die Ausnahme, während in einer ganzheitlichen Behandlung der gesunde Schlaf als zentrale Heilkraft erachtet wird. Uns geht es nicht nur um das medikamentenfreie Verbringen der Nächte. Unsere Intention des Therapierens und Heilens ist, dass die Naturgesetze des irdischen Lebens mit dem modernen Leben in Einklang kommen. Das Losungswort ist Lebensrhythmus. So wie in der Musik der Rhythmus nicht festgelegt ist, sondern unzählige, individuelle Formen annehmen kann, ist es auch im Alltagsleben. Jeder kann seinen Lebensrhythmus gestalten. Doch wie in der Musik gibt es Grundregeln einer Komposition, bestehend aus Aufgesang und Abgesang, Harmoniegesetzen und Melodieführung. So ist es auch im menschlichen Leben. Alles im Organismus verläuft nach diesen musikalischen Gesetzen. Alles klingt und schwingt, alles ist rhythmisch bewegt, schafft Synergien, Kreisläufe und Transformationen. Materie wird ständig in Energie umgewandelt, denken wir nur an die vielen Stoffwechselvorgänge, die unser physisches Leben möglich machen. Die harmonikalen Gesetze zu ignorieren, ist möglich, aber nicht für lange! Sie aus den Angeln zu heben, ist möglich, alles kann der menschliche Geist erschaffen – und zerstören. Die Machbarkeit lädt zu vielen Experimenten ein. Aber nüchtern betrachtet führt sie in immer noch komplexere, destruktivere Krankheiten.

Unser Ansinnen ist, mit diesem Buch viele Betrachtungsebenen des Schlafes ins Bewusstsein zu bringen, physisch, psychisch, mental und spirituell. Auch ganz praktische Ratschläge, aus dem Teufelskreis von Schlafstörungen herauszukommen, bieten wir an. Therapeutische Maßnahmen beinhalten nicht nur Homöopathie und Naturheilmittel, sondern auch Übungen. Ohne eine gewisse Disziplin ist Heilung von so etwas Existenziellem wie Schlafstörung nicht möglich. Heilung bedingt Änderung im Bewusstsein.

Wir wünschen allen Lesern von Herzen einen gesunden Schlaf, ein erholtes Erwachen, um (wieder) die Schönheit des Lebens zu entdecken und sagen zu können:

Dafür lohnt es sich zu leben

und zu schlafen.

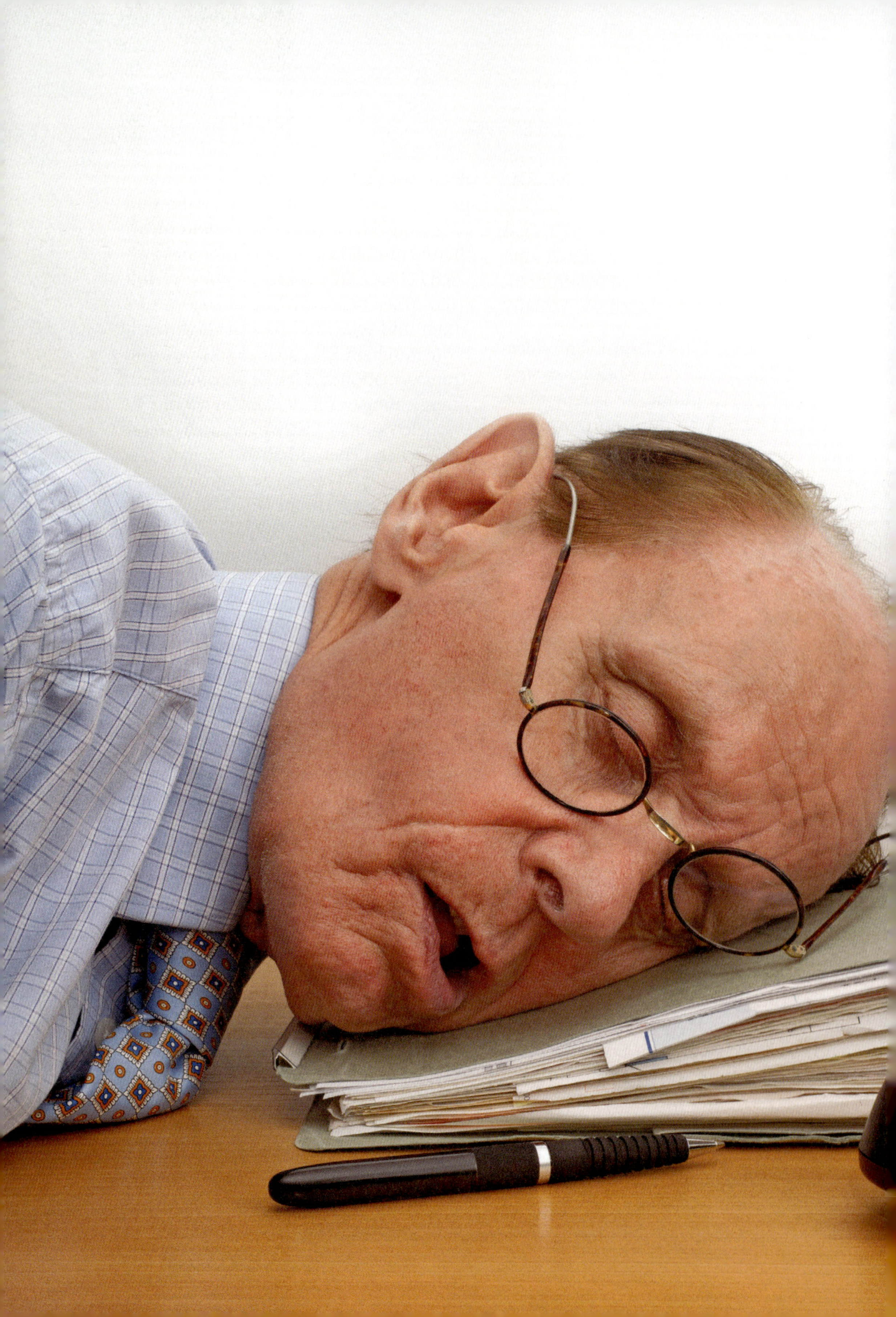

1

Schlafstörungen aus medizinischer Sicht

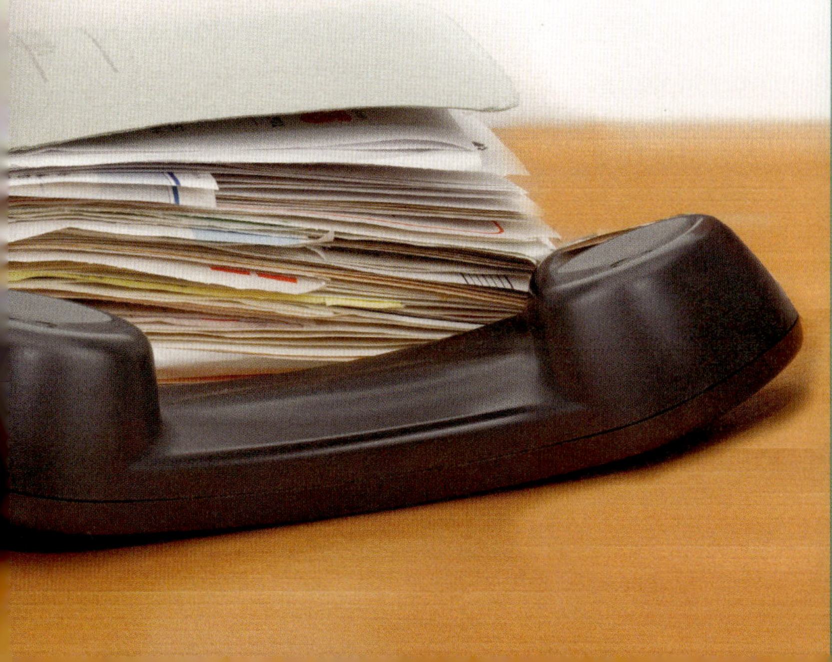

1.1 Vorkommen

Bei etwa 10 % der Bevölkerung werden Schlafstörungen als anhaltend (über drei Wochen) und deutlich beeinträchtigend angegeben (im Alter zunehmend). Sie umfassen Ein- und Durchschlafstörungen, Früherwachen und Schlafunterbrechungen, denen zahlreiche Ursachen zugrunde liegen können. Schlafstörungen treten häufig als Begleitsymptome von organischen Erkrankungen (Herz-, Lungenerkrankungen, Schmerz), bei nahezu allen psychiatrischen Störungen, bei Einnahme und Abusus bestimmter Medikamente und Alkohol auf oder sind umgebungsbedingt (Schichtarbeit, Jetlag). Diese Schlafstörungen werden als sekundäre Insomnien bezeichnet. Falls keine solchen Ursachen vorliegen, spricht man von primärer Insomnie.

1.2 Einteilung und Symptome

Die Internationale Klassifikation von Schlafstörungen (ICSD) unterscheidet über 80 verschiedene Formen von Schlafstörungen. Psychisch bedingte Schlafstörungen lassen sich in zwei Hauptgruppen unterteilen: Dyssomnien, Parasomnien (▶ unten).

1.2.1 Dyssomnien

Dyssomnien sind Störungen von Dauer, Qualität oder Zeitpunkt des Schlafes aufgrund emotionaler Ursachen. Zu den Dyssomnien zählen die Schlaflosigkeit bzw. der Schlafmangel (Insomnie), ein übersteigertes Schlafbedürfnis (Hypersomnie) sowie Störungen des Schlaf-Wach-Rhythmus.

- **Insomnien** sind durch eine ungenügende Dauer oder Qualität des Schlafes über einen längeren Zeitraum (mindestens dreimal in der Woche seit mindestens einem Monat) gekennzeichnet. Es werden Einschlafstörungen, Durchschlafstörungen und morgendliches Früherwachen unterschieden. Bei länger andauernden Insomnien entsteht ein Teufelskreis, bei dem die ständige Beschäftigung mit dem Thema Schlaf einen guten Schlaf erst recht verhindert. Die ungenügende Schlafdauer oder -qualität kann das Leistungsvermögen herabsetzen. Häufig stehen Insomnien im Zusammenhang mit erhöhten beruflichen oder psychosozialen Anforderungen. Insomnien stellen mit Abstand die größte Gruppe der Schlafstörungen dar.
- **Hypersomnie** ist eine stark ausgeprägte Müdigkeit, die nicht mit einer unzureichenden Schlafdauer zu erklären ist. Es kann zu Schlafanfällen kommen. Der Übergang von Schlaf zu Wachzustand kann stark verlängert sein. Wenn keine organische Ursache

vorliegt, ist eine Hypersomnie meist auf eine Depression zurückzuführen.

- **Störung des Schlaf-Wach-Rhythmus:** Die Betroffenen wachen, wenn andere schlafen und sind tagsüber müde und haben Schlafanfälle. Meist findet sich eine organische Ursache oder es besteht eine andere schwerwiegende psychische Störung. Als weitere Gruppe von Betroffenen sind Menschen in Schichtarbeit zu nennen, deren innere biologische Uhr nicht mehr richtig funktioniert. Die Patienten sind deutlich erschöpft und in ihrer Leistungsfähigkeit eingeschränkt.

1.2.2 Parasomnien

Parasomnien sind Schlafphänomene, die nicht zu einem normalen Schlaf gehören. Zu ihnen zählen Schlafwandeln, nächtliche Ängste und Albträume.

- **Schlafwandeln** (Somnambulismus): Beim Schlafwandeln verlassen die Betroffenen nachts das Bett, unter Umständen sogar des Hauses, ohne richtig wach zu sein. Schlafwandler können ansprechbar sein, erinnern sich jedoch am Morgen nicht an die Vorfälle der Nacht. Schlafwandeln tritt vor allem bei Kindern auf, meist liegt ein starker Bezug zu nächtlichen Ängsten (Pavor nocturnus) vor.
- **Pavor nocturnus:** Es handelt sich um nächtliche Episoden äußerster Furcht und Panik mit heftigem Schreien und starker Erregung. Nach dem Erwachen kann sich nicht an die Episode erinnert werden. Die meist jungen Patienten stürzen zur Tür, wie um zu fliehen, verlassen aber nur selten den Raum. Es besteht ein erhöhtes Verletzungsrisiko.
- **Albträume:** Lebhaftes Träumen mit beängstigenden Inhalten. Es drohen in den Träumen Gefahr für Leben, Sicherheit oder Selbstachtung. Bestimmte Trauminhalte wiederholen sich häufiger. Es sind besonders Kinder betroffen, bei denen Albträume scheinbar in bestimmten Phasen zur seelischen Entwicklung gehören können. Meist sind die Trauminhalte am Morgen gut erinnerbar.

1.3 Ursachen

Die Gründe für Schlafstörungen können sehr vielfältig sein und müssen im Einzelfall herausgefunden werden.

- Körperliche Erkrankungen: Herz-/Kreislauf-Erkrankungen, Schlafapnoe (Atemaussetzer während der Nacht, besonders bei übergewichtigen Patienten), Morbus Parkinson, Polyneuropathie, Erkrankungen, die mit Juckreiz einhergehen, Erkrankungen, die mit Schmerzen einhergehen
- Seelische Erkrankungen: Depressionen, Schizophrenie, Manie, Sucher-

krankungen, Neurosen, Ängste, Demenzen

- Situative Faktoren: ungewohnte Umgebung, Zeitverschiebung, Lärm, Hitze oder Kälte
- Psycho-soziale Belastungen: z. B. berufliche oder familiäre Krisen
- Medikamente und Drogen: Alkohol, Betarezeptorenblocker, Diuretika, Appetitzügler, Nootropika, Antibiotika, aktivierende Antidepressiva
- Weitere Faktoren: zu langes Arbeiten oder Fernsehen, Schichtarbeit

1.4 Diagnostik und Therapie

1.4.1 Diagnostik und Differenzialdiagnose

- Sorgfältige Anamnese mit schlafbezogener Exploration:
  - Art der Schlafstörung
  - Dauer, Verlauf und Rhythmus der Schlafstörung
  - Erhebung des Schlafverhaltens und schlafbeeinflussender Lebensumstände
  - Beachtung von Umgebungseinflüssen
  - Symptomatik während der Schlafperiode
  - Erhebung der Tagesbefindlichkeit
- Allgemeinmedizinische und psychiatrische Anamnese
- Eruieren der privaten und beruflichen Lebenssituation
- Schlaffragebogen und „Schlaftagebuch"
- Eventuell Schlaflabor (in ca. 10 % der Fälle sinnvoll)

Bei Schlafstörungen sind folgende organische Erkrankungen auszuschließen:

- Depression: Hypersomnien sind fast ausschließlich auf Depressionen zurückzuführen.
- Psychische Störungen: u. a. Schizophrenien, Angststörungen, Suchterkrankungen und Essstörungen
- Organische Erkrankungen: z. B. Herz-Kreislauf-Erkrankungen, Störungen der Atmung, Schilddrüsenüberfunktion (Hyperthyreose), Diabetes mellitus, Schlafapnoe Schmerzustände, Inkontinenz; Juckreiz müssen ausgeschlossen werden.
- Medikamente: z. B. Psychostimulanzien, Drogen, Diuretika, Nootropika

1.4.2 Therapiemaßnahmen

Eine Therapie von Schlafstörungen muss an die jeweilige Gesamtsituation des Patienten angepasst werden. Sowohl organische Ursachen als auch schwerwiegende seelische Erkrankungen werden häufig von Schlafstörungen begleitet. In jedem

Falle brauchen die Patienten eine ganzheitliche Behandlung, die den Körper, die seelische und mentale Verfassung anspricht. Weisen Sie den Patienten darauf hin, dass die Wirkung nicht sofort, sondern erst nach einiger Zeit, möglicherweise auch erst nach Wochen eintritt. Besonders bei älteren Menschen ist häufig eine Aufklärung und Beratung über Faktoren hilfreich, die den Schlaf fördern bzw. verhindern.

Die einzelnen Therapiemaßnahmen sind in den Kapiteln 4 und 5 aufgeführt.

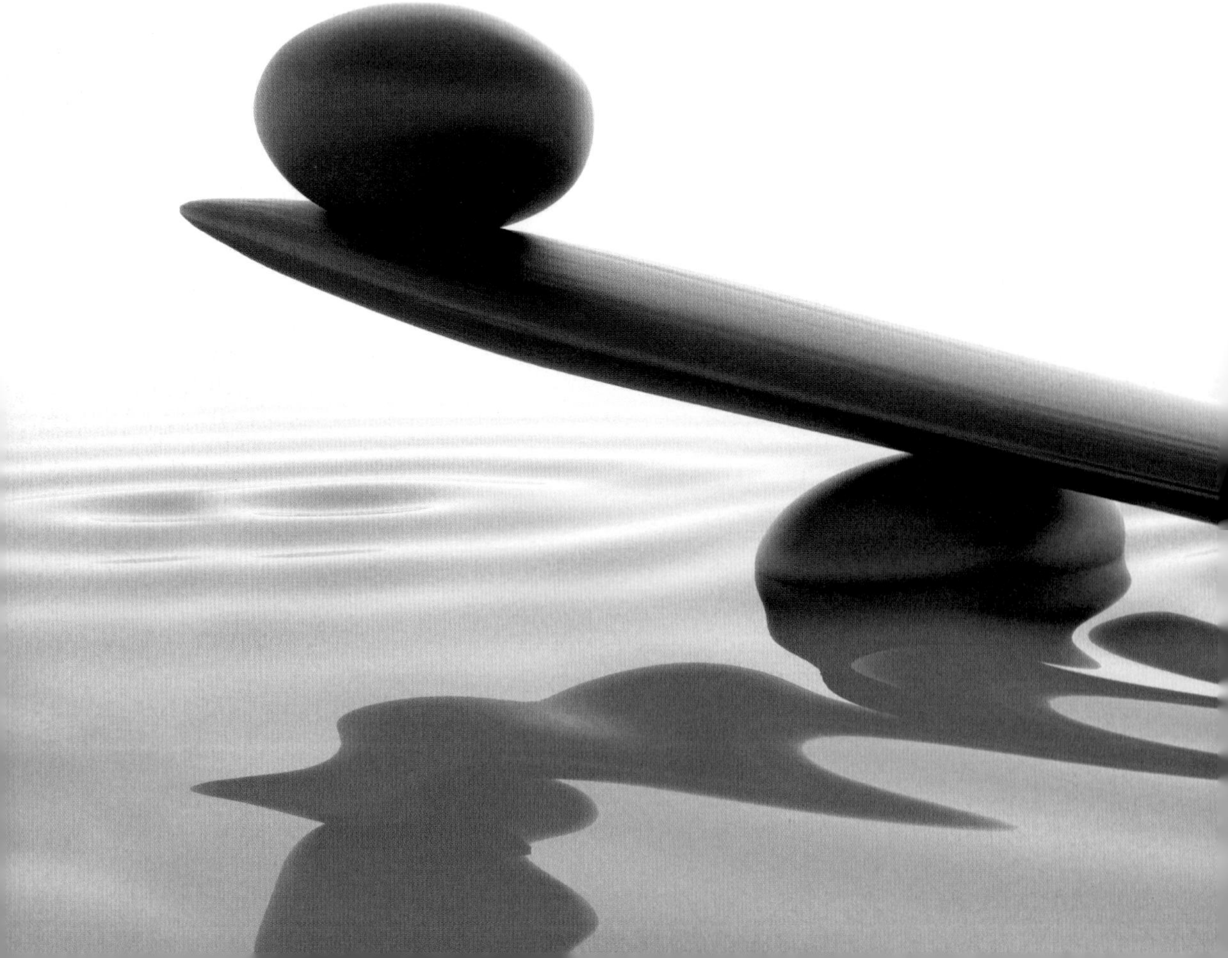

2

Schlafstörungen aus ganzheitlicher Sicht

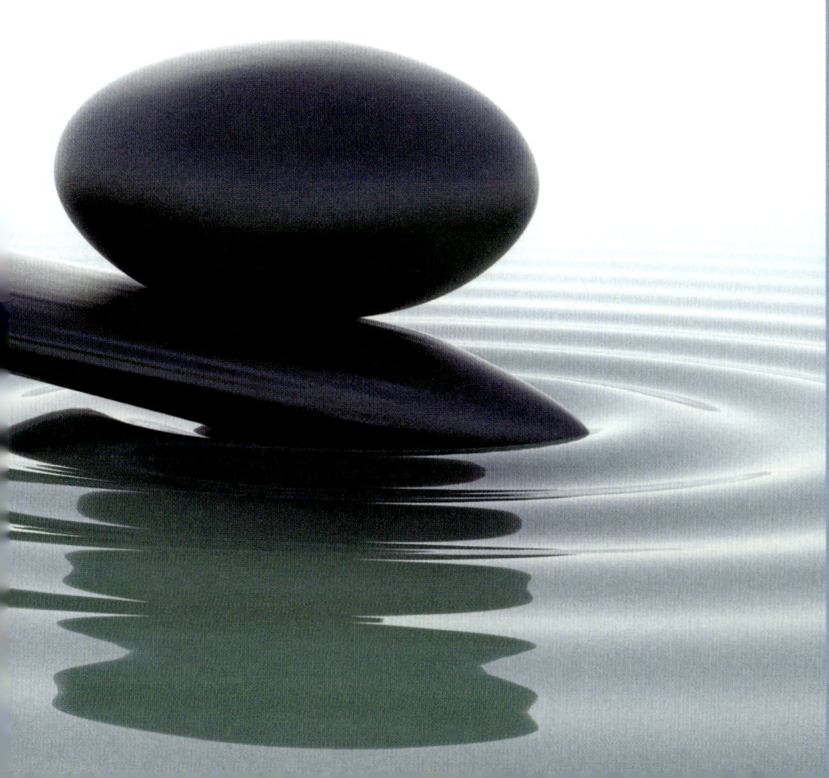

Schlafstörungen zu diagnostizieren und Arzneien zu verordnen, ist ein wichtiger Bestandteil einer erfolgreichen Therapie. Ebenso wichtig und notwendig ist eine andere Art der therapeutischen Intervention: Das Bewusstsein des Patienten für die existenziellen polaren Kräfte ihres Lebens zu sensibilisieren. Denn die Nachtruhe wird wesentlich dadurch bestimmt, wie der Tag verbracht und wie der Rhythmus zwischen Aktivität und Ruhe gelebt wird. Im Schlaf laufen Programme ab, auf die der Schlafende keinen Einfluss nehmen kann. Einfach gesagt: Die Behebung von Schlafstörungen beginnt bei Tag. Für die Therapeuten bedeutet das, Tag und Nacht als Ganzes zu sehen. Da dies nicht selbstverständlich vorausgesetzt werden kann, dienen die folgenden Kapitel dem tieferen Verständnis, in welchem Kreislauf wir uns tagaus, tagein bewegen und wie wichtig es für die Gesundheit ist.

2.1 Tag und Nacht – Urpolarität des Erdenlebens

„Licht und Dunkelheit, diese Pfade gelten als der Welt ewige (Pfade). Auf dem einen geht man zur Nichtwiederkehr (Erlösung), auf dem anderen kehrt man zurück (Wiedergeburt).“

Radhakrishnan,
Die Bhagavad Gita

Die mächtigste Wirkung auf das Leben der Erde hatte von jeher das Verhältnis zwischen Licht und Dunkel. Beide sind sie fundamentale Urqualitäten, die das Erleben des Menschen schon immer prägten. Somit bilden sie für jeden Menschen auf unbewusster Ebene eine Urerfahrung von Leben und Tod, Urchaos und Schöpfung, Individualität und Einheit, Sein und Nicht-Sein, Bewusstheit und Unbewusstheit, Macht und Ohnmacht, Klang und Stille, Veränderung und Ruhe.

Aus dieser Grundpolarität von Licht und Dunkel leiten sich weiterhin viele sekundäre Phänomene ab, die das irdische Leben bestimmen, wie z. B. Wärme und Kühle, die Beschaffenheit der Atmosphäre, das vegetative Wachstum usw. Der rhythmische Wechsel von Tag und Nacht ist bestimmend für alles Leben auf der Erde. Den Stein und Felsen scheint jener Rhythmus des Lichtes nicht zu betreffen, hat er doch keine Augen. Und doch ist ein Einfluss vorhanden. Tag und Nacht bedeuten ja nicht nur einen Wechsel der Lichtzustände, sondern auch der Wärmezustände. Der Tag bringt die Wärme, die Nacht die Abkühlung.

2.1.1 Pflanzen im Rhythmus von Tag und Nacht

Dass Pflanzen dem Rhythmus von Tag und Nacht besonders stark unterliegen, ist zweifelsfrei bekannt. Die Bildung von Blattgrün und Stärke braucht das Sonnenlicht, die Wurzelkräfte sind besonders aktiv in der Dunkelheit oder im Winter. Es gibt auch eine regelrechte Pflanzenuhr, da jede Pflanze bestimmte Tages- und damit Lichtverhältnisse braucht, damit sich ihre Blüten öffnen. Betrachten wir die Pflanzen in der Überlieferung der alten Kräuterkundigen und der Mythologie, so finden wir auch da eine Unterscheidung zwischen Pflanzen, die mehr der Sonne oder dem nächtlichen Mond zugeordnet wurden. Sonnenähnliche Blüten wie die Ringelblume oder das Johanniskraut unterstanden Lichtgöttern wie Apollon oder Baldur. Zauberpflanzen, wie z. B. der Bittersüße Nachtschatten, die Tollkirsche, Mandragora gehörten zu den nächtlichen, magischen Göttinnen wie Holda, Circe oder Hekate.

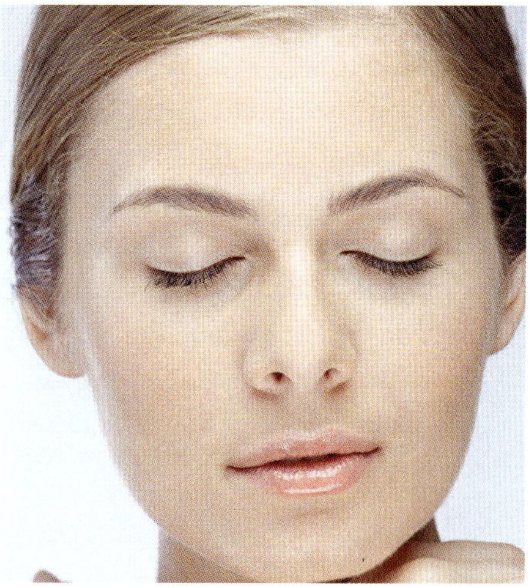

Abb. 1 Das geschlossene, träumende Auge

Wenn wir das Öffnen einer Blumenblüte betrachten, die sich dem Sonnenlicht entgegendrängt, so fällt uns unweigerlich die Ähnlichkeit mit unserem Auge auf. Es ist das Gehirn, das bildhaft fast blütenähnlich nach vorne quillt und das Auge bildet. Alle anderen Sinnesorgane entstehen durch die Sensitivität bestimmter Oberflächenregionen oder Einstülpungen. Das Auge dagegen ist eine Ausstülpung. In seiner Form und Anlage gleicht es in vielem der Sonne. Goethe sagte einmal, dass das Auge nur sehen könne, weil es der Sonne, dem Quell des Lichtes, ähnlich sei. Stehen jene Sinne wie Tasten, Riechen und Schmecken mehr mit dem Unbewussten, Dunklen in Verbindung, so können wir mit dem Auge wach werden für die Welt. Das Auge steht mitten zwischen Unbewusstheit und Bewusstheit, denn es kann sich öffnen und schließen. Damit ist es ein Tor zum Reich des Lichten, Bewussten und der Außenwelt wie auch zum Reich des Dunklen, Träumenden und der Innenwelt (► Abb. 1).

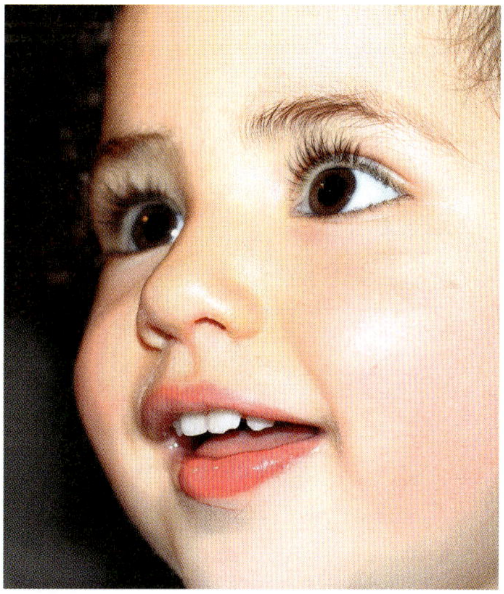

Abb. 2 Das wache, neugierige Auge

Finsternis bedeutet oftmals Nicht-Wissen, während Licht mit Wissen verbunden wird. Das geöffnete Auge des Göttlichen schaut nach dem Rechten auf der Erde, schaut auf die Taten des Menschen. Daraus leitete sich die Schlussfolgerung ab, dass Menschen, die in der Dunkelheit tätig sind, das Licht zu scheuen haben, da sie Unrechtes tun. Das Auge (▶ Abb. 2) vermag Fehler und Schwächen zu entdecken, vermag sie zu korrigieren.

Je „weicher" und gelöster das Auge sich zeigt, desto entspannter ist die Gemütslage eines Menschen. Steht eine Person längere Zeit unter Dauerstress, so werden die Augen und der Blick hart. Für den ganzheitlichen Therapeuten zeigen die Augen sofort die Gemütslage eines Menschen und seinen Stresspegel. Je unbeweglicher und unflexibler das Auge wird, desto unschärfer wird seine Wahrnehmung. Das gilt auch im übertragenen Sinne für den Innenzustand eines Menschen.

2.1.2 Tiere im Rhythmus von Tag und Nacht

Wie das Leben der Pflanzen unterliegt auch das der Tiere dem Verhältnis von Licht und Dunkelheit. Sie sind ebenfalls eng an dieses gebunden. Allerdings gibt es im Tierreich die große Gruppe der Nachttiere. Für den Menschen hatten viele der Nachttiere stets eine geheimnisvolle, oftmals auch dämonische Bedeutung, je nach Kultur und Epoche. Viele Nachttiere waren in den uralten Kulturen der großen Mutter oder Göttin zugeordnet und sie waren ihr heilig. Mit Aufkommen des patriarchal ausgerichteten Christentums wurden die Tiere der weiblichen Gottheiten dämonisiert, um den alten Glauben zu unterbinden. Der Adler galt stets als Lichtsymbol, während ein typisches Tier der Nacht die Eule (▶ Abb. 3) war. Dass die Eule zu einem Tier der Mutter wurde, liegt in der Anschauung, dass im Dunkel der Nacht das neue Leben geboren wird. Ein Relikt davon finden wir noch in der Geburt Jesu. Die Mutter ist der dunkle Schoß, aus dem alles Leben entspringt und zu dem es einst zurückkehrt. Weiterhin weist die Signatur des Eulengesichtes eine Herzform aus, wie nachfolgende Abbildung zeigt. Das Herz galt als Haupt der Mutter, denn sie denkt mit dem Herzen.

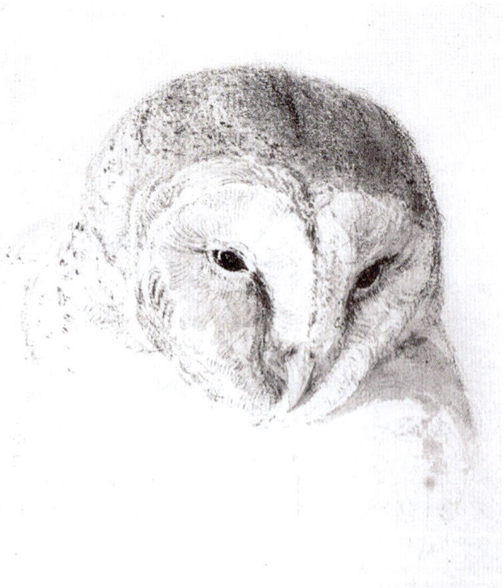

Abb. 3 Gesicht der Schleiereule

Eulengöttinnen alter Zeit waren die Göttin Lilith aus der sumerischen Zeit und die germanische Muttergöttin Freya. Beide standen für die Geburt des neuen Lebens. In ihnen kreist alles Leben und sie können es als Frau einfangen und gebären. Daher waren Frau, Geburt und Kind als Symbole des Lebens in jener Zeit so wichtig. Die Frau selbst galt als Dienerin der Göttin, hatte also Anteil an der spirituellen Welt und war als Frau und Lebensbringerin der Mittelpunkt in dieser Welt. Zahlreich sind die Sagen, in denen Frauen die Ebene wechseln, indem sie in einem Baum verschwinden und als Verwandelte daraus hervorkommen. Lilith, das „Mädchen der Finsternis", wohnt ebenfalls in der Höhlung des Weltbaumes und zeigt sich ganz natürlich in nacktem Zustand. Im Christentum wurde sie daher zum weiblichen Dämon, zur Verführerin und Sünderin gemacht. Das ihr heilige Tier, die Eule, ereilte ein gleiches Schicksal. Galt sie zuvor als Lebensbringerin, als Seelentier, für das man stets ein kleines Fenster am Hausgiebel („Seelenfenster") frei hielt, so wurde sie im Christentum zum Tier der Dämonen und des Todes. Bauern nagelten sie an die Scheunentore als christlichen Abwehrzauber.

Die meisten der dem Menschen nützlichen Tiere unterliegen aber dem Verlauf des Tageslichtes, d.h., sie begeben sich in der Nacht zur Ruhe. Zwar unterliegt der Mensch diesen Verhältnissen ebenfalls, kann sich aber willentlich auch darüber hinwegsetzen. Ein Tier geht schlafen, wenn seine Zeit gekommen ist. Ein Mensch kann diesen Punkt in seinem Organismus auch verspüren, dann überfällt ihn bleierne Müdigkeit und die Augenlider werden ihm schwer. Aber wenn er will und es erforderlich ist, dann kann er diesen Anflug von Müdigkeit überwinden. Sind wir eigentlich müde und entdecken plötzlich im Fernsehen eine spannende Sendung, so bleiben wir wach, um diese anzuschauen, auch wenn unser Körper „Müdigkeit" signalisiert. Aufputschende Stoffe wie z. B. Kaffee können uns dabei helfen. Oder wir lesen zum Einschlafen einen Krimi und dieser wird im Verlauf so spannend, dass wir manchmal bis zum Morgen hinein das Buch fertig lesen. Unsere Angespanntheit und Spannung ist dann so hoch, dass an Schlaf nicht zu denken ist. Wir können die Nacht auch zum Tage machen, das ist mithilfe moderner Technik möglich. Licht und Lautsprecherklang halten uns wach. Nachtsichtgeräte eilen unseren Augen zu Hilfe. Dass wir ein willkürliches, unrhythmisches Leben nicht unaufhörlich und fortdauernd führen können, wird uns dann klar, wenn es zu Krankheitssymptomen kommt, die sich daraus herleiten lassen. Erhöhter Blutdruck, Herzkrankheiten und natürlich Schlafstörungen können aus einer unrhythmischen Lebensweise resultieren. Viele moderne Krankheiten entstehen durch eine Arrhythmie und einer mangelnden Regeneration während des Schlafes. Eine der bekanntesten dieser Krankheiten ist das sogenannte Burnout-Syndrom.

2.1.3 Der Mensch in der Polarität von Tag und Nacht

Für den Menschen stehen Licht und Dunkel auch noch für eine andere fundamentale Polarität, nämlich Sein (Geburt) und Nicht-Sein (Tod).

Mit der Geburt erblicken wir das Licht der Welt, kommen in die Welt des Klanges, der Bewegung und mit dem Tod gehen wir in das Dunkle, Ungewisse und die große Stille ein. Das Licht offenbart uns die irdische Welt, der Tod verhüllt diese wieder. Licht stand stets synonym für Lebendigsein, für Wandlung und der Tod für ewiges Vergessen, ewige Ruhe. Daraus schöpft sich natürlich eine ganz eigene Macht im Erleben von Licht und Dunkel.

Die Menschen des Nordens erleben diese extreme Spannung bis heute, wenngleich etwas relativiert durch die moderne Technik. Das lang andauernde Dunkel im Winter wirkt eindrücklich auf die Menschen. Der erste Aufgang des Sonnenlichtes ist daher ein fundamentales Erlebnis und gleicht einer Neugeburt. Aber auch mächtige Vulkanausbrüche zeigen uns, wie ein dunkles, einheitliches Grau auf unser Gemüt wirkt. Es ist historisch überliefert, welche enorme Auswirkung der Ausbruch mächtiger Vulkane auf die Natur und damit auch die Menschen hatte. Weite Teile der Welt waren oft über Jahre hinweg in ein dunkles Grau gehüllt. Mini-Eiszeiten folgten und damit Missernten, das Denken der Menschen war depressiv und eher auf Weltuntergang (Apokalypse, das letzte Gericht) gerichtet. Dunkelheit kann aber nicht nur Bedrohung sein, sondern hat auch ihre eigene Schönheit. So hat das Dunkel einer Höhle, das Dunkel der Meerestiefe seine eigene Faszination. Es verlockt den Menschen, den Extremen seiner Erfahrung nachzugehen. Ein wunderbarer Film zu diesem Thema ist „Deep Blue", in welchem Taucher der Grenzerfahrung von Leben und Tod nachspüren.

Aber für die meisten von uns lässt sich das ewig Dunkle nur genießen, wenn wir sicher wissen, dass das Licht irgendwann zurückkehrt oder wir sicher in dieses zurückkehren werden. Daher können wir Heutigen überhaupt nicht mehr ermessen, welche Bedeutung die uralten Lichtkulte vor allem auf der nördlichen Halbkugel hatten. Nach unendlich langen Tagen der Dunkelheit im Winter bangte man um die Wiederkunft des Lichtes. Unsere Vorfahren beschrieben dies in Bildern. So versinkt die Sonne im Winter in der dunklen Tiefe des Wassers. Mit einer Schlinge wird sie aufgefangen, damit sie nicht ins Endlose absinkt. Dieses Einfangen der Sonnenkugel und das Nachobenbringen galten als heiliger Prozess, denn er dient der Erhaltung des Lebens auf der Erde. Heilige Rituale wurden durchgeführt, um die Erhaltung des Lichtes zu erbitten. Erst am allerletzten Tag der Erdengeschichte wird die Sonne für immer hinabsinken und dann naht der Endkampf zwischen Licht und Dunkel. Zahlreich sind die Bilder solcher Überlieferung, die die zentrale Bedeutung von Licht und Dunkel zum Gegenstand haben.

Dieser Wandel bestimmt auch das Leben des Menschen und wir sprechen ja auch von „Lebenswandel". Im Licht des Tages ist der Mensch tätig, geht seinen Pflichten und seinem Erwerb nach. Mit Einsetzen der Dunkelheit beginnt für ihn eine andere Welt. Dunkelheit legt die Sehnsüchte im Menschen frei. Sie lässt ihn kreativ und eigenschöpferisch werden. In der Nacht kommen die Ahnungen und Träume. Daraus entsteht das Schöpferische, Künstlerische. In der Dunkelheit der Nacht tun wir etwas für uns selbst. Allerdings steigen mit der Nacht auch andere Gestalten auf, die nicht alle nett sind. Es ist die Schattenwelt, die uns Sorge bereiten kann. Das können reale weltliche Schatten sein, aber auch innere Bilder. Die Dunkelheit macht uns ungeschützter und daher sind unsere feineren Sinne viel wacher. Je nach Seelenzustand schlafen die einen den Schlaf des Gerechten, während ängstliche Menschen eher Probleme mit dem Schlaf haben.

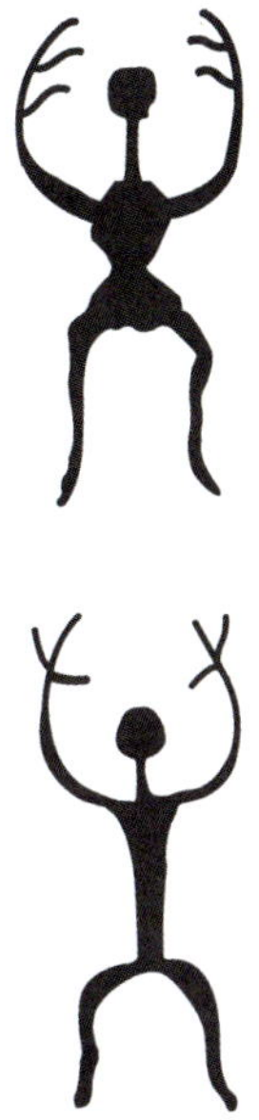

Abb. 4 Der die Arme hebende Gott (Tag, Sommer)

Wir sehen also, Sommer und Winter, Licht und Dunkel sind beide in ihrem Wechsel wichtig für unser Leben. Das Licht steht für die Einbindung in das größere Ganze, die Dunkelheit für das Individuelle. Licht ist ein Zeichen der tätigen Seele, Dunkelheit das der träumenden. Beide Qualitäten finden somit seit Urzeiten vielfältigsten Ausdruck in der Kultur des Menschen. Schon in den Höhlenmalereien finden wir den Lichtgott („mit hochgereckten Armen" ► Abb. 4) und seinen dunklen Bruder, den Wintergott („mit gesenkten Armen" ► Abb. 5), dargestellt wie es diese Symbole aus dem altchinesischen Ahnenkult zeigen.

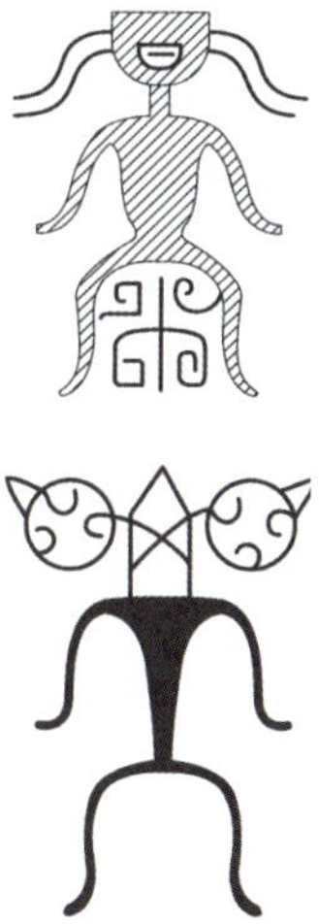

Abb. 5 Der die Arme senkende Gott (Nacht, Winter)

2.1.4 Kulturgeschichtliche Aspekte

Im Zeitalter der Romantik wurde die beseelte Natur zum Mittelpunkt des Interesses. Die Maler jener Epoche wurden bestimmt durch den Wechsel des Lichtes in der Landschaft, die unterschiedlichen Stimmungen, die Vergänglichkeit. Besonders im Werk des deutschen Malers Phillip Otto Runge (► Abb. 6) stehen die Tageszeiten im Vordergrund.

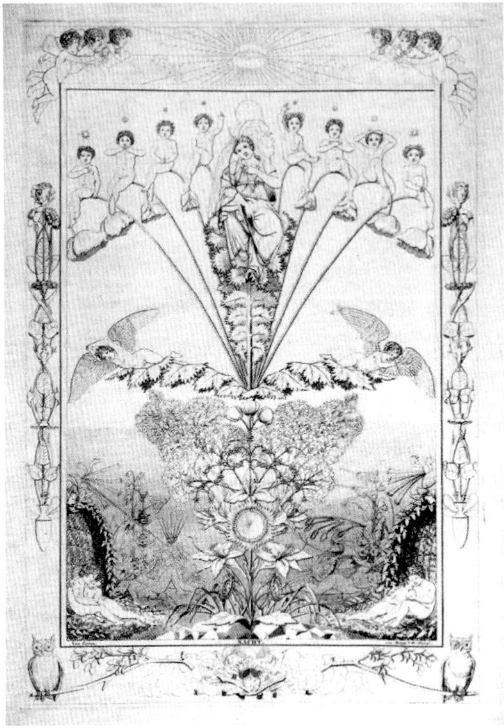

Abb. 6 Die Nacht

Die Nacht

„Wie süß das Mondlicht auf dem Hügel schläft!
Hier sitzen wir und lassen die Musik
Zum Ohre schlüpfen; sanfte Still und Nacht,
Sie werden Töne süßer Harmonie.
Komm Jessica! Sieh, wie die Himmelsflur
Ist eingelegt mit Scheiben lichten Goldes!
Auch nicht der kleinste Kreis, den du da siehst,
Der nicht im Schwunge wie ein Engel singt,
Zum Chor der hellgeaugten Cherubim.
So voller Harmonie sind ew`ge Geister,
Nur wir, weil dies hinfäll`ge Kleid von Staub
Ihn grob umhüllt, wir können sie nicht hören.“

William Shakespeare,
Der Kaufmann von Venedig

Diese wunderbaren Worte erwecken Ahnung und Sehnsucht von einer anderen Welt in uns. Suchen wir in der Poesie nach Liedern, die den Tag und die Nacht betreffen, so werden wir einen ganz eindeutigen Vorzug den Nachtliedern geben müssen. In ihnen finden die künstlerische Seele und ihre Fantasie reichen Ausdruck. Auch Shakespeare hat einmal gesagt, dass man am besten mit geschlossenen Augen sehen könne. In der Nacht schwebt die Seele durch die Himmelsräume, frei und ungebunden. Das Licht des Tages dagegen galt den Poeten als Sinnbild der Illusion, denn nur so lange das Auge sehen kann, eröffnet sich uns die äußere Welt der Dinge. Alles, was der Tag erschafft, ist begrenzt und vergänglich. Vieles scheint nicht das zu sein, was es vorgibt zu sein. Nichts von der äußeren Welt kann der Mensch mitnehmen, wenn er seine Heimreise einmal antritt. Ein großer romantischer Dichter der Nacht war Novalis. In seinen „Hymnen an die Nacht" schreibt er:

Hymnen an die Nacht

Muss immer der Morgen wiederkommen?
Endet nie des Irdischen Gewalt?
Unselige Geschäftigkeit verzehrt
den himmlischen Anflug der Nacht.
Wird nie der Liebe geheimes Opfer ewig brennen?
Zugemessen ward dem Lichte seine Zeit;
Aber zeitlos und raumlos ist der Nacht Herrschaft. -
Ewig ist die Dauer des Schlafs.
Heiliger Schlaf! ...

Novalis

Der Tag gaukelt vor oder tritt uns als harter Ausdruck für des Lebens Last, Pflicht und Schwere entgegen. Arbeit und Lebensunterhalt verbanden sich mit dem Tag, die Muse mit der Nacht. Wer in der Dunkelheit geschäftig war oder sein Geld verdiente, galt bis in jüngste Zeit hinein als verdächtig. Im Licht des Tages lässt sich kontrollieren, in der Nacht ist das nur bedingt möglich. So sagt der Volksmund: „In der Nacht sind alle Katzen grau." Wie unterschiedlich das Tageslicht gesehen werden kann, zeigen das folgende Bild des Romantikers Phillip Otto Runge (► Abb. 7) und ein Gedicht des genialen schwäbischen Dichters Christian Wagner, entstanden 1893.

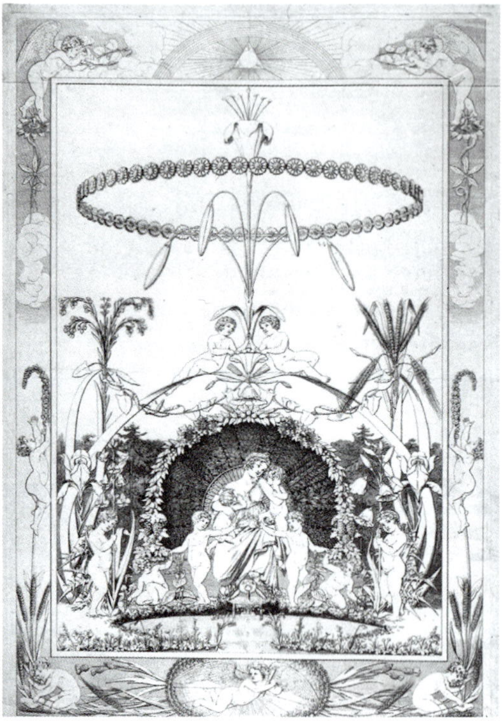

Abb. 7: Der Tag

An den Tag

Schon wieder zu banger Last
Sich ladet der Tag zu Gast.
Das Antlitz so klar und hell;
Was willst du Lügengesell?
Das Auge so klar und licht;
Was willst du, o karger Wicht?
Mich täuschen mit deinem so fein
Rosenverheißenden Schein?
Mich kirren mit deines Lichts
Vielsagendem kargen Nichts?
Mich locken als Meteor
Auf trüg`risch gleißendes Moor?
Wann bin ich gewitzigt, hell,
Dich fortzuweisen, Gesell?
Wann ködert dein falscher Strahl
Mein Auge zum letzten Mal?

Christian Wagner, aus: Weihegeschenke

So unterschiedlich die Qualitäten von Tag und Nacht sind, so unterschiedlich betont jede Epoche die eine oder andere. So war die große Inspiratorin der ganzen romantischen Epoche die Nacht, also das Dunkle, das Geheimnisvolle. Die Barockzeit und auch das Industriezeitalter dagegen, oftmals geprägt vom pietistischen Denken, stellten den Menschen in die Aufgabe des Tages hinein, betonten Pflicht, Dienst und Verantwortung. Muße galt als Laster und Zeitverschwendung. Der Roman „Aus dem Leben eines Taugenichts“ des romantischen Schriftstellers Joseph v. Eichendorff hat diese Thematik zum Inhalt.

2.1.5 Tag und Nacht in der Mythologie

Dass Tag und Nacht einst eine viel stärker das Leben bestimmende Bedeutung hatten, zeigen die Überlieferungen aus den ganz frühen Kulturen. Betrachten wir einmal die Wurzel der beiden Worte, mit denen wir die tägliche Urpolarität benennen. Der Tag hieß im Altgermanischen „daeg“, im Nordischen „daga“. Der nordische Gott des Tages wurde „dagr“ genannt und war ein Sohn der Göttin Nott, der Nacht. Dagr war ein Inbegriff für das tätige, schöpferische Licht, den Lichtstrahl, das Feuer, die Kraft der Vollendung. Er war der „Einhandgott“ mit der Harfe, also Bild des schöpferischen Menschen, des Künstlers und gleicht verblüffend dem Lichtgott Apollo in der späteren griechischen Mythologie, der die Leier spielt (►Abb. 8).

Apollo bedeutet so viel wie „im Lichte geboren“. Es war Allvater Zeus, der mit der Schwanenfrau Leda sich vereinigte. Aus dieser Verbindung entsprangen die Mondgöttin Artemis und der Sonnengott Apollo. Dass gerade der Schwan als Symbol für die Schöpfung auftaucht, hat seinen tiefen Sinn.

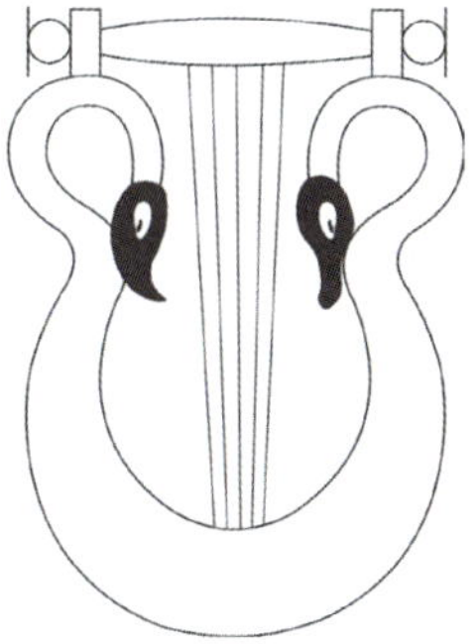

Abb. 8 Die Leier des Lichtgottes Apollo

„Apul“ ist im nordischen Kulturkreis der wintersonnwendliche Gott, der „aus den Wassern“ wiedergeboren wird. Es ist die Geburt des neuen Jahreslichtes, des jungen Lichtgottes. Es sind die Schwäne, die im Herbst wegziehen, um ganz zeitig im Frühling mit dem aufsteigenden Licht wieder zu erscheinen. Das weist darauf hin, dass die griechische Mythologie einst ihren Ursprung im Norden gehabt haben muss, da dieses Bild nur in die nördlichen Breiten Europas passt. Die Schwäne ziehen sozusagen mit dem Licht und sind die Geleittiere des Apollo. So soll Apollo laut griechischer Überlieferung gen Norden ziehen und im Frühling wiederkommen, um gute Botschaft nach Delphi zu bringen. Der Weg des Lichtes, der Auf- und Abstieg der Sonne im Tages- und Jahreslauf, die Wiedergeburt verbinden sich also mit dem Schwan. So verwundert es nicht, dass das Symbol des Apollo die schwanenhalsförmige Leier ist. Die beiden Hälften dieses Instrumentes stellen die beiden Jahreshälften dar, die Saiten die Lichtstrahlen.

Nach Überlieferung der meisten Mythen entstand die sichtbare Welt aus einem Zustand der Dunkelheit heraus. Dunkelheit und Chaos herrschten, bevor das Licht die Ordnung und Struktur bewirkte.

Licht und Dunkel, die zwei grundlegenden, polaren Kräfte für das menschliche Erleben, stehen sich gegenüber, doch besitzt jeder Teil für die Wahrnehmung des Menschen die Möglichkeit, sich in sein Gegenteil zu verwandeln. Ist das Licht oder auch seine Hitze sehr stark, so muss der Mensch die Augen schließen, d.h., überstarkes Licht treibt ihn in die Suche nach Dunkelheit und Kühle. Umgekehrt gibt es äußere Phänomene, wie das Polarlicht oder den Vollmond, wenn Nacht sich in Licht zu wandeln vermag. Auch das alles ist Ausdruck dieses großen Prinzips von Dualität und ihrer Wandelbarkeit, das seinen Ausdruck im Zeichen des Yin und Yang (► Abb. 9) fand, dem Tao. Tao ist der Weg der Wandlung, der Weg der Kraft und des Sinns.

Für unsere Vorfahren war der Lauf des Jahres ein Ausdruck dieses Symbols. Alles Licht, alles Leben kommt aus dem Dunkel und kehrt auch wieder dorthin zurück, um erneut wieder daraus hervorzugehen. Das Dunkel ist der Zustand, in dem Regeneration, Erneuerung, Verwandlung, ja Wiedergeburt möglich wird. Es ist der ewige Kreislauf des Seins, den die Sonne am Himmel für das äußere Auge sichtbar vollzieht. Ganz deutlich wird dieses Prinzip auf dem nördlichen Teil des Globus. Die Sonne ist in den nördlichen Kulturen Symbol des Lichthelden, des Jahresgottes. Er wird in der Dunkelheit, dem Zeitpunkt der Wintersonnwende geboren und nimmt im Frühling seinen Aufstieg. Im Herbst altert er, wird schwach und geht im Winter wieder in die Dunkelheit ein. Er stirbt also, sinkt in das Grab und schläft dort. In der Tiefe und Dunkelheit des Schlafes verwandelt er sich. Geläutert und erneuert kehrt er zurück, um dann als neuer, junger Jahresgott wiedergeboren zu werden. Der Wiederaufstieg des Lichtes beginnt. Das Epos von Parsifal und dem Gral ist ein spätes Relikt jener uralten Überlieferung.

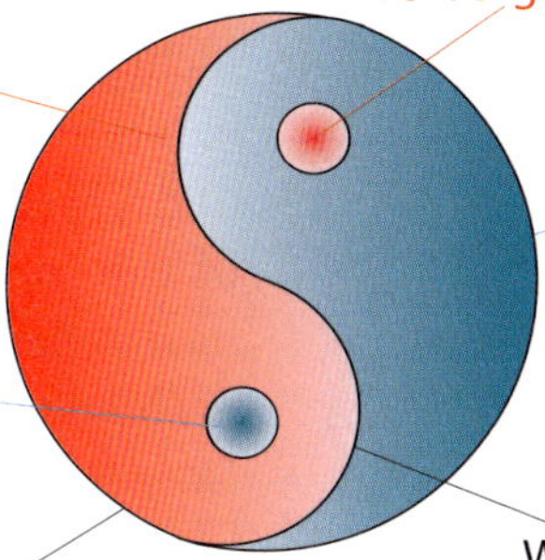

Abb. 9: Symbol für Yin und Yang

Die Wintersonnwende wurde in den alten Kulturen als Zeit der „Mutternacht" bezeichnet. Der Jahresgott wird aus dem Dunkel des Mutterleibes geboren und kehrt am Ende wieder dorthin zurück. Er geht in die „Mutternacht", den „Mutterstein" ein. Dieser Zeitpunkt der Finsternis birgt zwei Seiten in sich. Zum einen bedeutet die Mutter wie auch die Nacht Schutz, Geborgenheit, Erholung, ein Genährtwerden und eine Erneuerung der Kräfte. Zum anderen befinden sich im Heerzug der Mutter auch recht wilde, unheimliche Gestalten. Die Schaffenskräfte der Natur sind ja wesenhafte Naturkräfte und nicht akkulturierte Kräfte. Diese ganz ursprünglichen, archaischen Energien sind es, die den Sonnenhelden erneuern, ihn neu beleben. In der germanischen Mythologie verkörpert die Göttin Perhata („die Glänzende") eine solche Muttergestalt. Sie ist wohl eine Erscheinungsform der göttlichen Freya, der Gattin Wotans und eine Art himmlischer Sonnengöttin. Gleichzeitig aber führt sie auch das „wilde Heer" an, zu dem dämonische Tiere, Verstorbene und Unholde gehören. Vergangenheit und Zukunft, Ungeheuer und Lichtgestalten, süße Träume und Alpträume finden wir in ihrer Gestalt vereint. Aber nur aus einem solchen „Urkessel" heraus kann wohl eine völlige Erneuerung der Kräfte immer wieder stattfinden. Und nur hier entstehen auch jene Wahrträume, die das Verborgene der Vergangenheit aufdecken oder das zukünftige Schicksal voraussagen. Aber eben auch Wahnträume entstehen dort, die alles zu verschlingen drohen. In der Gestalt der „Großen Mutter" (► Abb. 10) laufen alle Fäden des Lebens zusammen. Sie und ihre Gehilfinnen weben und spinnen das Leben zu einem Netz, durch das alles gehalten wird.

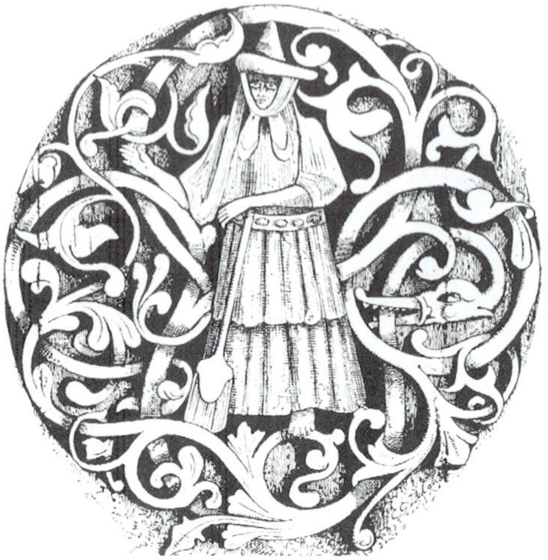

Abb. 10: Die heilkundige, weise Frau oder die „Mutter"

Betrachten wir diese Vorstellungen aus alter Zeit, so hat sich unser Erleben von Schlaf nicht grundlegend geändert. Auch wir erleben Erholsames und Abgründiges, Lichtes und Dämonisches in Träumen. Unser Verhältnis zur Nacht ist nur etwas eindimensionaler, flacher geworden. Wir bezeichnen die Nacht als Zustand der Regeneration für Körper und Psyche. Was am Tage so aufgelaufen ist, wird in der Nacht aufgearbeitet, gereinigt und sortiert. Über Deutung der Träume versuchen wir, den Themen unserer unbewussten Seite auf die Spur zu kommen. Wir wissen, dass die Nacht eine wichtige Phase für die Arbeit der Leber ist. Wer abends schlemmt, schläft bekanntlich schlecht, da die Leber dann eben nicht die nötige Entlastung hat, um ihre eigentliche Arbeit zu tun. Sie muss all das in der Nacht aufarbeiten, was wir ihr aufbürden. Dementsprechend zerschlagen wachen wir dann am Morgen auf. Von Erholung keine Spur, im Gegenteil, vielleicht verfolgt uns ja der „Kater", das Tier der Nacht, weit in den Tag hinein. Wir beschäftigen uns meist wenig mit der Nacht und ihren Begleitern, es sei denn, wir leiden unter einigen sie betreffenden Symptomen, z. B.Schlaflosigkeit, Schlafwandeln, Alpträume oder Müdigkeit. Aber wir wissen auch, dass Beschäftigung uns eben nicht das gibt, was wir suchen, nämlich Schlaf. So wollen wir uns denn auf die Suche nach dem Wesen der Nacht machen, was nur geht, indem wir ihren Gegenentwurf, den Tag, mit einbeziehen.

2.1.6 Tag- und Nachtprinzipien: eine Gegenüberstellung

Betrachten wir also das für den Menschen so wichtige polare Urprinzip von Licht und Dunkel in seinen Entsprechungen, so wird deutlich, dass dieses Polarität für das Leben essenziell ist. Alle diese sich gegenüberstehenden Pole bedingen sich wechselseitig – das eine geht nicht ohne das andere. Nur mithilfe der Polarität können wir die unterschiedlichen Qualitäten und Energien wahrnehmen.

Tabelle 1 Die Polarität Tag-Nacht und ihre Entsprechungen

TAG	NACHT
Licht, Sommer	Dunkelheit, Winter
Aufsteigende Hälfte des Kreises	Absteigende Hälfte
Dingwelt	Kosmos
Elemente: Feuer (warm), Luft (trocken)	Elemente: Wasser (feucht), Erde (kalt)
Außenwelt	Innenwelt
Körper-Ich	Seelen-Ich
Ordnung, Distanz	Chaos, Nähe
Tages- oder Wachbewusstsein	Nacht- oder Traumbewusstsein
Sehsinn	Gehörsinn
Zentripetale Kräfte	Zentrifugale Kräfte
Ausatem (Verengung, Umgrenzung, Gestaltung kosmischer Kräfte)	Einatem (Dehnung, Weitung, Anziehen kosmischer Kräfte)
Feste Begrifflichkeit, Logik	Fließende Bilderwelt, Träume
Bewusstheit (Denkpol)	Unbewusstheit (Lebenspol)
Gehirn	Leber
Verstand	Phantasie
Analytisch, das Einzelne	Synthetisch, das Ganze
Abbau von Lebenskräften	Aufbau von Lebenskräften (Reinigung)
Gehirn, Sinne, Nerven	Leber, Herz
Arbeitsnervensystem	Lebensnervensystem
Elektrische Energie	Magnetische Energie
Erwärmung	Abkühlung
Aufrichten; Überwinden der Schwerkraft, Raumeroberung; Hartwerden	Niederlegen; sich der Schwerkraft hingeben; Weichwerden
Das Gestaltende, Formende	Das Tragende
Bewegungsfähigkeit	Seinsfähigkeit, Ruhe
Kommunikation, Beziehung	Selbstbezug, Selbstsein
Wissen, Technik	Schöpferisches. Inspiration
Musik: Dur („hart“)	Musik: Moll („weich“)

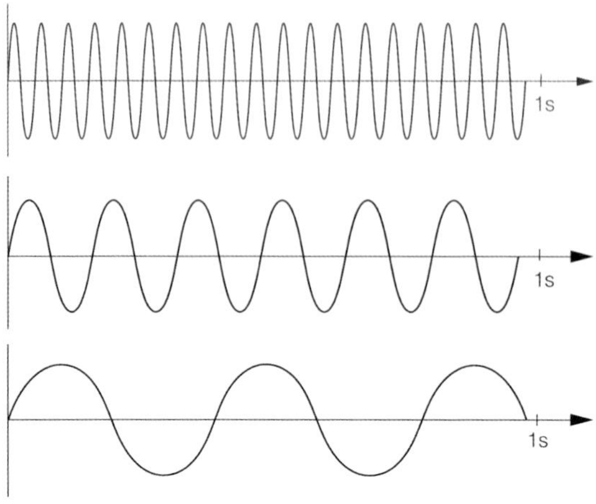

Abb. 11a-c Die unterschiedlichen Gehirnwellen

Licht und Wachbewusstsein eröffnen uns die Distanz im Äußeren; wir möchten hinein in die Weite der Welt. Im Dunkel dagegen sind wir ganz nah bei uns, suchen Nähe, Verschmelzung und Geborgenheit. Ist das Wachbewusstsein übersteigert, leiden wir an Über-Reizung. Wird dieser Zustand fortgesetzt, so kann uns das so weit von uns wegbringen, dass wir „Ohnmacht" erleben. Wir sind dann nicht mehr bei uns. Zu starke Nähe dagegen kann uns zu einer Erfahrung des Schmerzes und der Angst führen. Wir spüren dann uns und das, was wir zu dem Unseren machen, viel zu stark, können keine Distanz mehr herstellen. In gewissem Sinne spiegeln Schlafen und Wachen diese Polarität wider, die Distanz und die Nähe. Während des Schlafens sind wir sehr eng in unsere Träume eingewoben. Aus ihnen können wir nicht einfach aussteigen, es sei denn, wir wachen auf oder gleiten in einen noch tieferen, völlig unbewussten Schlafzustand hinein. In den Träumen sind wir hautnah und sehr lebendig dabei. Manche Menschen agieren sogar körperlich im Träumen und auch von Tieren ist das bekannt. Gerade Albträume zeigen deutlich, wie wirklich das Erleben für unseren Organismus ist. Wir schrecken schweißgebadet hoch, das Herz schlägt wild. Im Lichte des Tages können wir viel mehr Distanz zu den Dingen schaffen. Da können wir auf Abstand gehen, uns „die Dinge vom Leibe halten". Aber des Nachts beschäftigen sie uns. Unsere Dämonen kommen uns in der Stille der Nacht besuchen.

2.1.7 Energetische Qualitäten des Schlafs

Unser Bewusstsein hat unterschiedliche Schichten oder Ebenen, zwischen denen es wandern kann. Das Traumbewusstsein ist ein Zwischenglied zwischen Tagesbewusstsein und Schlafzustand. Unterhalb des Schlafes finden wir noch das Tiefschlafbewusstsein. Die moderne Gehirnforschung konnte entsprechende Wellenlängen in der Gehirnaktivität bei jeder der Ebenen feststellen.

- Das **Tagesbewusstsein** arbeitet mit kurzen Wellenlängen, den sogenannten Beta-Gehirnwellen. Im leicht entspannten Zustand werden die Gehirnwellen etwas weiter und es tritt ein verstärktes Bilderleben ein. Das wird als Alpha-Zustand bezeichnet, den wir ganz natürlich im Übergang zum Tiefschlaf erfahren.
- Im **Schlafzustand** herrschen sogenannte Delta-Wellen, die noch weiter sind und im Tiefschlafzustand befinden wir uns auf der Ebene der Theta- Wellen.

Ziel der fernöstlichen Meditationen ist es, eben auf bewusste Weise sich diese Theta-Ebene zu erschließen. Der Anthroposoph Rudolf Steiner setzt nun diese Grade des Bewusstseins ins Verhältnis zu den Naturreichen (►Tab. 2). Allerdings sieht er auch Übergänge. So rechnet er den Tieren das Bilderleben, also das Traumbewusstsein zu. Aber höhere Säugetiere, Vögel oder auch Haustiere können sich durchaus auch Teile des Gegenstandsbewusstseins, das zum Menschen gehört, erschließen. Somit ergibt sich folgendes Bild (► Tab. 2 und Abb. 11a-c)

Tabelle 2 Die Gehirnwellen

Beta- Wellen	Tages- oder Gegenstandsbewusstsein	Aufmerksamkeit, Wachheit, aktive Gehirntätigkeit	Mensch
Alpha- Wellen	Traum- oder Bilderbewusstsein	Vorschlafphase, Entspannung, Bilder, unterbewusste Aktivität	Tier
Theta-Wellen	Schlafbewusstsein	Bewusstlosigkeit, Trance, tiefe Meditation	Pflanze
Delta- und Subdelta-Wellen	Tiefschlafbewusstsein	Tiefschlaf, Träume, Körpererholung	Mineral

Es braucht unsere Fähigkeit der Wandelbarkeit, um alle diese Ebenen zu durchwandern. Je fixierter wir in einer Ebene sind, je weniger wir loslassen können, umso schwieriger wird es, die Ebenen zu wechseln. Halten uns die Tagesereignisse zu fest und zu lange im Griff, dann können wir nicht abschalten. Wir kommen so nur in eine Art hektisches Traumbewusstsein hinein, das sehr aktiv und daher wenig erholsam ist. Es kann aber auch sein, dass jemand nur noch vergessen möchte. Er verharrt also im Schlafzustand und will gar nicht mehr aufwachen für einen neuen Tag. Wirklichkeit ergibt sich für uns aus dem steten Erleben des Wechsels. Je rhythmischer und harmonischer dieser sich vollzieht, desto beglückender ist dies für uns und unseren Körper.

2.2 Der Schlaf aus esoterischer Sicht

Die esoterischen und spirituellen Lehren gehen davon aus, dass der Mensch aus unterschiedlichen „Körperhüllen“ oder Ebenen zusammengesetzt ist. Der physische Körper ist die materiell dichteste Hülle oder Erscheinungsebene und daher anfassbar, konkret.

2.2.1 Organisation des menschlichen Körpers

Der Körperorganismus könnte sich auf Dauer nicht selbst erhalten. Er muss von Energien durchflutet werden. Das reguliert eine andere, feinstoffliche Ebene, die „Ätherkörper“ genannt wird. Von dort strömen die vitalen Energien in den Körper ein. Es sind die unbewussten, vegetativen Kräfte, wie wir sie auch aus dem Pflanzenreich kennen, die den **Ätherkörper** durchströmen. Die Pflanze ist ja ein belebtes, aber schlafendes Wesen. Dieser Ätherkörper mit seinen Energien wiederum ist ein Verbindungselement zwischen dem Körper und jener Ebene, wo die Gefühle und Emotionen des Menschen zu Hause sind. Diese Ebene wird **„Emotional- oder Astralkörper“** genannt. Gäbe es den Astralkörper nicht, so würden die vegetativen, vitalen Energien zu immer weiterem Wachstum anregen.

Emotional- und Astralkörper

Die Teosophen gehen davon aus, dass im Astralkörper die Gesetze und Maße einer jeden Erscheinungsform liegen, wirkt dieser so auf die vegetativen Kräfte ein; dass sie abgebremst und gestaut werden, damit die richtige Wesensform für den Ausdruck des Selbst erhalten bleibt. Der Astralkörper bestimmt also ganz wesentlich, welche Form ein Wesen trägt und wie diese in sich abgeschlossen ist. Nur durch einen solchen Abschluss wird aus Sicht der Teosophen eine Reflexion der einströmenden Energien möglich, die Grundlage für Bewusstsein.

Pflanze und Tier sind weitaus offener und unterstehen damit verstärkt den Umwelteinflüssen. Da sich der Mensch hingegen am weitesten gegen diese abschotten kann, kommt das Eigene mehr zu Bewusstsein. Mithilfe der astralen Energie werden wir wach, können wir bewusst empfinden. Da spüren wir die Kräfte, die in uns aufwallen und die uns antreiben. Die Wirkungen des Astralkörpers können wir im Äußeren in den Prozessen des Aufwachens und Einschlafens beobachten. Zudem gibt es die Mentalebene und die Seelen- oder Kausalebene. Das ist unser ganzes wirkliches Selbst und jede spirituelle Schulung zielt auf die bewusste Integration derselben. Auf die einzelnen Details zu diesen Ebenen oder Körperhüllen (► Abb. 12) ist hier nicht der Ort, darauf einzugehen[1].

Ätherkörper

Eine wichtige Brücke zwischen den subtilen, feinstofflichen Ebenen und dem physischen Organismus bildet der Vital- oder Ätherkörper. Er ermöglicht, dass in der tiefen Entspannung, also während des Schlafes, der Astralkörper sich etwas aus

1 Mehr über die Ebenen s. Knauss/Sonnenschmidt „Die moderne Medial- und Heilerschulung“

dem physischen Körper ablösen kann, in manchen Fällen sich sogar weit lösen kann, wie im Falle sogenannter „Astralreisen".

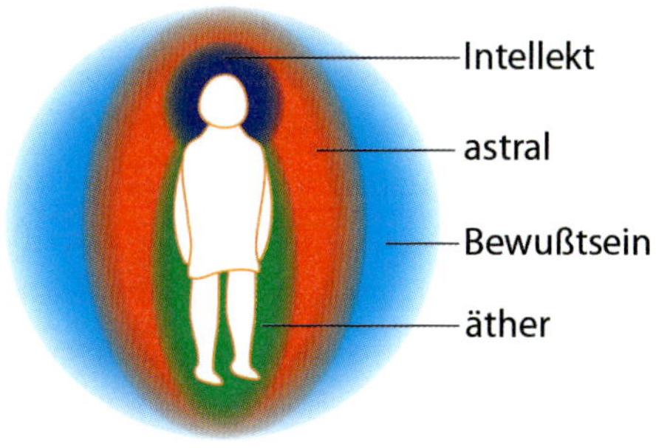

Abb. 12 Erscheinungsebenen oder Körperhüllen

In meinem Buch „Leben und Sterben aus medialer Sicht" habe ich dargestellt, wie das möglich sein kann. *„Der Ätherkörper ist die Schnittstelle zwischen Diesseits und Jenseits. An dieser Stelle ist auch eine Rückkehr auf die physische Ebene noch möglich. Die Berichte über Nahtoderlebnisse veranschaulichen dies, wie auch Erfahrungen mit Komapatienten. Dies wird möglich durch die Art und Weise, wie Physis und Ätherkörper miteinander verbunden sind. Das Bild vom Lebensfaden, der beim Tod abgeschnitten wird, dient uns oft als Metapher, entspringt aber einer energetischen Wirklichkeit. In den indischen Lehren wird die energetische Verbindung, die Physis und Ätherkörper verknüpft, als Lebensfaden, Silberschnur oder „Sutratma" bezeichnet. Silberschnur deshalb, weil diese Verbindung aus leuchtender Energie besteht. Sie stellt die Verbindungslinie dar, über die die Seele mit ihren verschiedenen Körperhüllen Kontakt hält, weshalb wir uns auch als Ganzes, als Ich-Einheit empfinden können. Diese Silberschnur besteht aus drei Energiefäden, die mit bestimmten Nervengeflechten im Körper und den dazugehörigen Chakras verbunden sind.*

- Ein Faden ist im ***Herzen*** verankert und dient der Belebung, der steten Integration des physischen Körpers und dem Kontakt zur Welt.
- Ein weiterer Faden ist am ***Scheitelpunkt*** des ***Gehirns*** verankert, der in Kontakt mit der Zirbeldrüse steht, und über ihn fließt Bewusstsein ein. Über ihn stehen wir mit dem „Denker in uns" in Verbindung.
- Der dritte Faden ankert in der ***Milz*** und ist eng mit dem Solarplexus verknüpft. Er ernährt die Zellen mit Energie und schließt den Körper an die kosmischen Rhythmen der Natur an.

Der dreifache Silberfaden (▸ Abb. 13) verbindet sich mit:

- *Kopf (Wille, Geistfunken, Strom des Bewusstseins)*
- *Herz (Strom des dynamischen Lebens, Seelenkern, Liebe, Qualität)*
- *Milz (Kraft, Form, Rhythmus des Kosmos)*

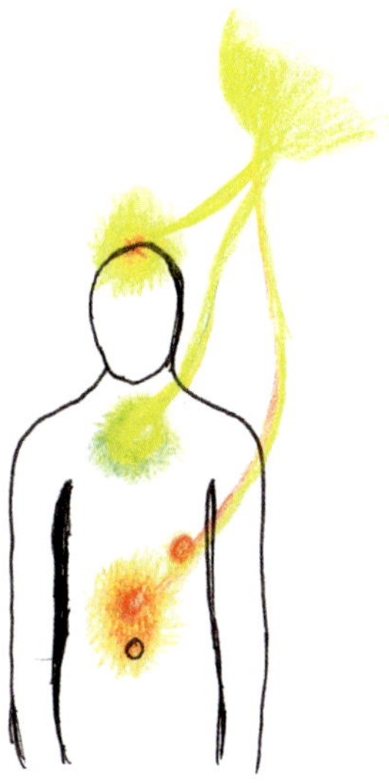

Abb. 13 Die drei Lebensfäden

Beim Ablösen aus dem Körper spielen diese drei Lebensfäden eine wichtige Rolle und auch zum Verständnis des Komas oder der Alzheimer Erkrankung können sie viel beitragen. Zieht sich nur der Bewusstseinsfaden zurück, so bleibt der Körper funktionsfähig, aber das Bewusstsein ist nicht mehr auf der physischen Ebene zu finden und damit fehlen auch die Integrität des Ichs mit seinen Sinnen und die Möglichkeit des Ausdrucks. Das Bewusstsein leitet eine solche Aktion oftmals ein, um in extremen Notfällen dem Körper Zeit zu einer Regeneration zu geben. Es kann aber auch durch Schock zurückgedrängt werden. Der Zustand des Komas kann ein Resultat einer solchen Notwendigkeit sein. Aber auch im gewöhnlichen Tagesablauf gibt es eine Zeit, in der sich der Bewusstseinsfaden zum Teil vom Körper zurückzieht, nämlich während des Schlafens (▶ Abb. 14). Im Traumbewusstsein befinden wir uns auf der ätherischen oder astralen Ebene. Es gibt einige Menschen, die sich während des Schlafes bis auf die Mentalebene zurückziehen können, um dort Inspirationen oder geniale Gedanken zu bekommen. Große Wissenschaftler und Künstler berichten von Erfahrungen,

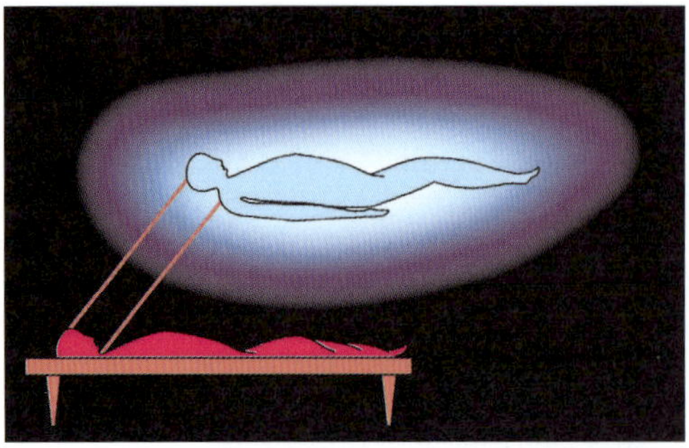

Abb. 14 Ablösung des Astralkörpers während des Schlafes

dass ihnen etwas während des Schlafens eingegeben wurde. Der Schlaf wurde daher aus gutem Grund auch der „kleine Bruder des Todes" genannt und eröffnet dem Menschen eine Übungsmöglichkeit für das Sterben. In manchen östlichen Schulungen wird der Einschlafvorgang dazu benutzt, ganz bewusst in die anderen Ebenen oder die Traumwelt einzugehen, bis sich ein kontinuierliches Bewusstsein einstellt. Auf diese Weise wird die kontrollierte Verlagerung des Bewusstseins über viele Jahre geübt, was natürlich für den physischen Sterbeprozess eine große Hilfe ist.

Solange also sich nun der Bewusstseinsfaden zurückzieht, ist eine Rückkehr ins irdische Dasein stets möglich. Zieht sich der Lebensfaden auch aus dem Herzen zurück, dann ist ein Mensch an der Grenze des Todes. Menschen, die solches erleben und doch wieder ins Hier und Jetzt zurückkommen, haben dann ein Nahtoderlebnis gehabt. Zieht sich der Lebensfaden aber aus der Milz zurück, so erfolgt unweigerlich der Tod, da damit die Zufuhr aller Vitalenergie gestoppt wird, die die Funktion und Einheit der Körperzellen aufrechterhält.[2]"

2.2.2 Wechsel der Seinsebenen während des Schlafs

Die Ablösung unserer feinstofflichen Ebenen aus der Physis während des Schlafes ist ein notwendiger Vorgang

2 Vgl. Harald Knauss, *"Leben und Sterben aus medialer Sicht"*.

und wird meist als ein „Gleiten“ oder ein „Sinken“ erlebt. Das rührt daher, dass der Körper wirklich zurückzusinken scheint, wenn der Astralkörper sich abzulösen beginnt.

- Zum einen ist es der **Astralkörper,** der uns in steter Anregung, Tätigkeit und Veränderung hält. Unsere Organe und vor allem unser Nervensystem könnten sich nicht erholen, wenn der Astralkörper auch nachts noch voll im Körper tätig wäre. Beschäftigen uns Emotionen und Gefühle über Gebühr, so wird diese Ablösung erschwert und die Energien wirken dann immer noch tätig auf das Gehirn ein, was einen schlechten Schlaf bringt oder uns gar ganz um den Schlaf bringt. Der Astralkörper muss sich des Nachts ablösen, damit der Organismus seine Arbeit tun kann.
- Der **Ätherkörper** löst sich ebenfalls leicht aus der Physis ab und erhält nun vermehrt Zustrom kosmischer Energie („Prana“). Auch er wird also aufgeladen. Zum anderen ist es bedeutsam für unseren seelischen Entwicklungsweg, dass der Astralkörper des Nachts auf den inneren Ebenen tätig wird. Nur so kann er in Kontakt mit jenen höheren oder feineren Ebenen unseres Seins kommen, wo er Inspiration und Weisung erhält.

In diesem Sinne wird uns alles im Schlaf eingegeben. Viele Menschen erleben während des Schlafs, das Gefühl zu reisen oder zu fliegen. Das ist ein Zeichen dafür, dass das Band zwischen Physis und Astralkörper weitgespannt ist. Damit hat der Astralkörper eine große Freiheit, sich auf seiner Ebene zu betätigen. „Astralreisen“ wird ein solcher Zustand genannt. Manchmal kann sich der Astralreisende auch von oben während des Schlafes beobachten. Eine ähnliche Erfahrung machen manche Patienten während der Narkose in einer Operation. Sie sehen von oben, was an ihrem Körper vorgeht.

Aus dieser Sicht der verschiedenen Ebenen des Menschen resultiert auch die Ansicht der Esoterik über den Sinn des Schlafes. Dieser liegt in Folgendem:

- Der Schlaf ermöglicht den Wechsel der Seinsebene.
- Auf körperlicher Ebene bedeutet Schlaf: Ausgleich der Energien, körperenergetische Regeneration, dem Körper das Seine zu geben (das Recht der Natur), Aufarbeitung des Vergangenen.
- Der Schlaf gibt die Möglichkeit, auf subtilen Ebenen tätig zu sein, Inspirationen und Weisungen zu erhalten und auch der Seele das ihre zu geben (das Recht des Göttlich-Kosmischen). Schlaf dient dem Wachstum auf inneren Ebenen, verbindet mit dem Lebensauftrag.

2.3 Träume als Tor zu anderen Welten

„Wohl wahr, ich rede von Träumen,
Kindern eines müß`gen Hirns,
Von nichts als eitler Phantasie erzeugt,
Die aus so dünnem Stoff wie Luft besteht,
Und flücht`ger wechselt als der Wind, der bald
Um die erfrorne Brust des Nordens
buhlt …
Sie träumen Wahres, weil sie schlafend liegen."

W. Shakespeare, "Romeo und Julia"

Seit C. G. Jung hat die Traumforschung einen enormen Aufstieg erfahren und die Erkenntnisse in den verschiedensten Fachgebieten enorm bereichert. Mein Schwerpunkt liegt darin, Träume aus esoterisch spiritueller Sicht zu betrachten, um ihre vielfältigen Aufgaben darzustellen. Nicht wenige esoterischen Denker gehen davon aus, dass der Mensch ursprünglich in einer Art Traumzustand gelebt hat. Dieses Zeitalter nennen sie das der atlantischen Kultur. Nach Rudolf Steiner sollen Träume damals das Leben geregelt haben. Heute hat unser Wachbewusstsein diese Aufgabe übernommen. Im Zentrum stand damals das Wunschleben. Und dieses Wunschleben ist noch heute bestimmend für viele Träume. Wenn wir in den Traumzustand eintreten, befinden wir uns in einer weiten Welt, die bevölkert ist (► Abb. 15).

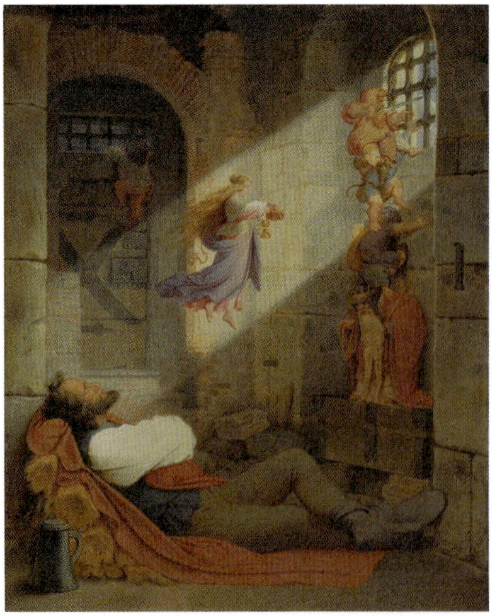

Abb. 15 Der Traum des Gefangenen

Gegen die enge, irdische Welt ist die der anderen Ebenen ja viel offener und beweglicher. Naturgesetze der irdischen Welt sind dort aufgehoben und in einem Nu können wir Dinge verbinden, was im objektiven, körperlichen Dasein unmöglich wäre. Träume bedeuten also auch, aus der Enge des irdischen Seins, der Abhängigkeit von den Naturgesetzen und dem Druck der Erdkräfte herauszutreten. Auf dieser Ebene des Traumzustandes kommen wir mit Bildern und Gedanken in Kontakt, die unserem Selbst, aber auch dem Reservoir des kollektiven Menschheitsgedächtnisses und gar kosmischen Dimensionen entspringen können. Zeit spielt da keine Rolle, da alle Zeitzustände im Traum gleichzeitig sein können. Daher erreichen uns auch uralte, archaische Gedanken, solche aus unseren eigenen letzten Leben oder auch Vorwegnahmen der Zukunft als eine Art Präkognition. Auch der Kontakt zu den Archetypen, den Urbildern des Lebens können möglich sein. Träume sind ein Tor zu anderen Welten. Die meisten berühmten Menschen erfuhren ganz wesentliche Prägungen für ihren Lebensweg über Träume. Noch in der Antike wurde den Träumen höchste Priorität eingeräumt. Keine wichtige Entscheidung wurde ohne Traumdeutung vorgenommen. Kranke Menschen pilgerten zu den Mysterienstätten der Götter, um in deren Tempel Heilträume zu empfangen, die von den Ärzten gedeutet wurden. Erst viel später, ausgelöst durch C. G. Jung, rückten die Träume wieder in das Interesse der Mediziner und auch der Allgemeinheit.

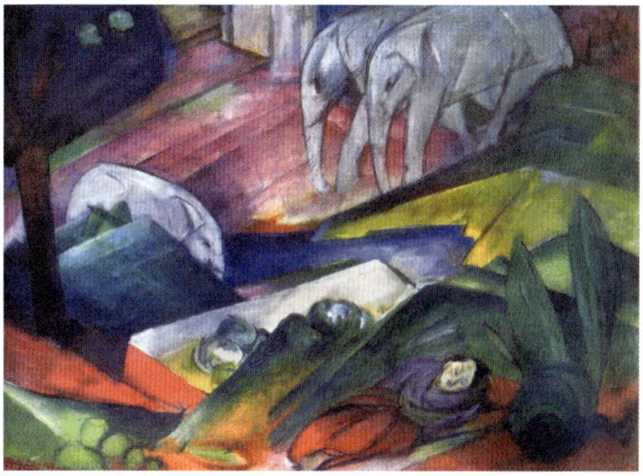

Abb. 16 Der Traum von Franz Marc

2.3.1 Träume und das Reich der Bilder und Symbole

Träume haben eine andere Sprache als unser Verstand. Träume arbeiten über Bilder, Zeichen und Symbole. Diese Art Sprache scheint kollektiv in allen Menschen angelegt zu sein, befindet sich also außerhalb nationaler Parameter. Bilder sind, wie auch die Musik, eine Weltsprache. Die Spracharchäologie und Paläoepigraphik beschäftigen sich mit den in allen Kulturen grundlegenden gemeinsamen Urzeichen. Will man die Sprache der Träume verstehen, so muss man in die Deutung von Zeichen und Symbolen eintauchen. Unser Gehirn besitzt zwei unterschiedliche Hemisphären, wir sprechen von Gehirnhälften.

- Die **linke Hemisphäre** ist ganz auf das Konkrete, Begriffliche, Eingegrenzte ausgerichtet. Damit erfassen wir die Welt des Objektiven. Energetische Anspannung finden wir hier und alles, was im positiven wie negativen Sinne mit dem Thema Stress zu tun hat.

- Die **rechte Hemisphäre** dagegen ist ohne Zeit, ohne Grenzen, ganz zukunftsorientiert und ihre Sprache sind Bilder und Klänge. Damit das Denken dieser Hemisphäre gut arbeiten kann, bedarf es der Gelöstheit, der Entspannung.

Während des entspannten Schlafens sind wir vor allem in der rechten Gehirnhemisphäre tätig. Die klar umgrenzte Welt der Dinge und Objekte ist das Aufgabengebiet des Verstandes. Die Welt, der Kosmos und das Leben aber sind so unendlich, dass sie das menschliche Begriffsvermögen nicht zu fassen vermag. Allein über das Symbol, das Bild, das Zeichen, das andeutet und hinweist, nie aber in feste, konkrete Formen verpackt ist, wird es möglich, eine Ahnung davon zu vermitteln. Die großen Weisen der Menschheit verwendeten daher Symbole und Zeichen, um das zu veranschaulichen, was weiter reicht als jede Begrifflichkeit.

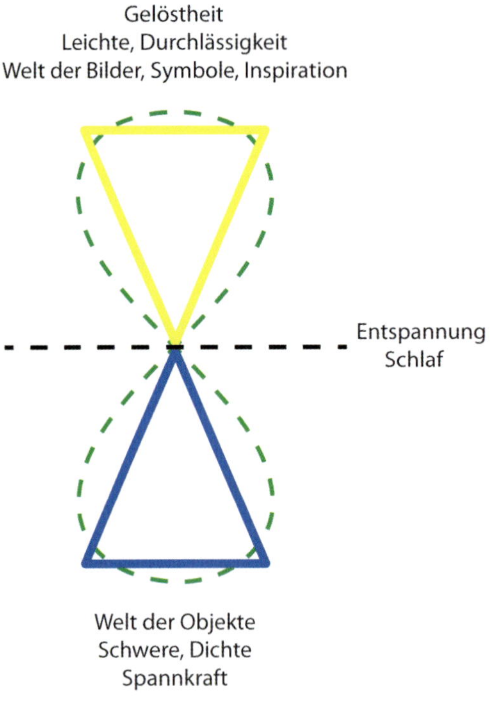

Abb. 17 Die zwei Seiten der Welt und ihrer Erscheinungen

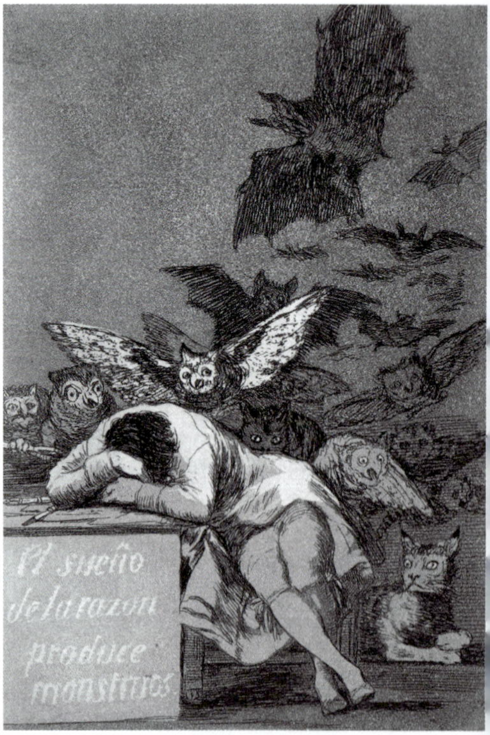

Abb. 18: Traumgespinste

Beispiel

Ich möchte das an einem Beispiel veranschaulichen. Objekte, die wir mit unserem Intellekt, meist unter Zuhilfenahme von verfeinernden Instrumenten erforschen, sind nur ein Teil der Wirklichkeit. Jedes Objekt hat aber eine Art „geistigen" Anteil, der eine psychische Wirkung in uns auslösen kann. Wir im Westen pflegen die Objektbezogenheit, für viele andere Völker sind Objekte von einem Geist bewohnte Dinge („Animismus"). So hatte der Fotoapparat für den westlichen Forscher lediglich eine rein technische, rationale Bedeutung. Er war und ist ein Wunder der Technik. Der fotografierte Mensch betrachtete das Foto zwar als Abbild seiner selbst, aber gleichzeitig war es auch ein fremder Gegenstand, der nur bedingt mit ihm zu tun hatte. Er konnte abstrahieren. Ganz anders dagegen reagierten die Ureinwohner anderer Länder auf den Fotoapparat und seine Bilder. Sie sahen im Fotoapparat einen bösen, mächtigen Geist wirken, der ihnen ihre Seele raubte und diese auf Papier bannte. Sie wurden damit ihrer Seele beraubt, so deren Vorstellung. Der westliche Mensch konnte über das kindliche Verhalten der Ureinwohner nur lachen. Heute dagegen ist schon manchem das Lachen vergangen, wenn er sein Foto irgendwo im Internet fand und böse Überraschungen die Folge waren. Das Löschen solcher Bilder ist kaum mehr möglich, Millionen von Menschen können dieses Bild weiterreichen. So stellt der westliche Mensch erst lange Zeit nach Erfindung des Apparates fest, dass es doch eine Art „Geist" ist, der den Apparat bewohnt, der sein Leben unter Umständen sogar bannen und ruinieren kann. Die Macht der Bilder erleben wir gerade heutzutage auf vielfältige, auch zwiespältige Weise. Was das bildhafte Denken der Ureinwohner ganz unmittelbar aufgriff und in Bilder packte, wird dem Verstand dann gute 100 Jahre später erst zur Wirklichkeit. Das ist der Unterschied zwischen bildhaftem Symbol und objektiver Begrifflichkeit. Beide Welten sind unterschiedlich (► Abb. 17), können aber ineinander übergehen. Träume können Wirklichkeit werden, Leben kann zum Traum oder auch zum Albtraum werden.

Wir sehen also, dass sich äußere und innere Welt durchdringen können. Beide befruchten sich gegenseitig. Im Wachsein leben wir aus unserem Archiv an persönlichen Erfahrungen und übernommenen Erfahrungen oder Glaubenssätzen. Das grenzt unseren Radius ein. Viele Menschen leben nur in diesem engen Gehege von Wollen, Sollen und Müssen. Aber es gibt eine Möglichkeit, dieser Enge zu entfliehen: das Träumen. Nachts, da sind die Gedanken frei. Wenn wir schlafen, reisen wir in dieses Land der unbegrenzten Möglichkeiten. Dort finden wir einen anderen Teil unseres Selbst. Bilder, Symbole und märchenhafte Gestalten bevölkern dieses Land. Hier können uns Inspirationen und Eingebungen werden, die wir durchaus manchmal auch in das Wachbewusstsein hinüberretten können. Die großen kreativen Werke der Menschheit, aber auch die kreative Selbstverwirklichung schöpfen daraus. Wesentliche Impulse für unser Leben kommen auf diesem Weg zu uns. Und nicht wenige Menschen träumen partiell sogar ihr Leben voraus. Oftmals erinnern sie sich erst daran, wenn das einst Geträumte plötzlich Wirklichkeit wird.

Herrschen tagsüber vorwiegend das Denken und unsere Sinnesorgane – wir sind dann im Kopf oder dem Denkpol unseres Seins konzentriert –, so gehört die Nacht dem Lebenspol, der vor allem durch die Leber vertreten ist.

2.3.2 Die Leber als der Traumwelt zugeordnetes Organ

In der Naturheilkunde stoßen wir im Zusammenhang mit den Träumen auf das Organ Leber. Die Leber steht sozusagen in der Mitte zwischen der bilderfüllten Traumphase, die vor Mitternacht beginnt und die gegen drei Uhr von der Tiefschlafphase abgelöst wird. Die Leber beginnt ihre sekretorische Arbeit in etwa gegen drei Uhr am Morgen, nachdem der Höhepunkt der Assimilation erreicht worden ist. Es ist die Zeit, in der auch der Tiefschlaf des Menschen einsetzt. Die Leber – wie ihr Name schon sagt – galt schon unseren Vorfahren als Sitz des Lebens. Die Astrologen ordneten sie dem Planeten Jupiter (griech. Zeus) zu. Er ist auch der Gott der Weissagung, der die Geschicke über Zeichen, Bilder und Träume ankündigt. Das Bild-Erleben wurde seit alters in Beziehung zur Leber gesehen. Sie ist das Zentrum des „unteren", also des unbewussten Menschen, der mit dem vegetativen Nervensystem (besser: „Lebensnervensystem") verbunden ist. Dort finden die regenerativen Prozesse statt. Im Stoffwechsel ist der Mensch nicht in der Weise wach, wie es die Sinnesorgane kennen, sondern ist schlafend und träumend. Aus der Leber kommen Bild-Erleben und Träumen, so die Annahme mancher Heilkundigen. Sie begründen das auch damit, dass eine verstärkte Belastung der Leber in der Nacht bekannterweise zu vermehrten, unruhigen Traumbildern führt. Essen wir abends zu schwer, zu mächtig, so zwingen wir die Leber zu vermehrter Arbeit, was von einem unruhigen Schlaf mit vielen Bildern begleitet wird. Dass die Leber ein ganz zentrales Organ ist, betont auch der Volksmund: „Etwas auf der Leber haben“, „frei von der Leber weg reden“.

Mit der Leber verbindet den Menschen also sein tiefes inneres Wünschen, seine Überzeugung, seine Wichtigkeit und Bedeutung. Plant unser Kopf analytisch, kausal und rational, so arbeitet die Leber in Zeichen und Bildern. Jegliche erweiterte Wahrnehmung, Eingebungen, innere Bilder scheinen „aus der Leber“ zu kommen, als einem Zentrum des Lebensnervensystems. Die Taoisten Chinas beschreiben das Gleiche in anderen Worten: *„Daneben aber gibt es den Animus, in dem der Geist sich birgt. Der Animus wohnt bei Tag in den Augen, bei Nacht haust er in der Leber. Wohnt er in den Augen, so sieht er; wohnt er in der Leber, so träumt er. Die Träume sind Wanderungen des Geistes durch alle neun Himmel und alle neun Erden.“*[3]

Hier wird also der organische Zusammenhang zwischen Leber und Auge betont, wie wir ihn aus der chinesischen Medizin kennen.

2.3.3 Welt der Nacht und Träume in der griechischen Mythologie

Die Welt der griechischen Mythologie stellt die Welt der Nacht und der Träume in weiteren eindringlichen Gestalten dar. Sie berichtet, dass vor Erschaffung der Ordnung zunächst das Durcheinander, das Chaos herrschte. Aus diesem wurde Nyx, die Göttin der Nacht und Finsternis geboren. Nyx verkörpert die Macht des Schlafes, die Götter wie Menschen überwindet. Sie selbst erschafft neben den angenehmen Eigenschaften des Schlafes aber auch dunkle Gestalten, wie Furcht und Angst.

Wo das Reich der Nacht und des Jenseits beginnt, herrschen manch düstere Gestalten, wie z. B. die Gorgonen der griechischen Mythologie. Die bekannteste ist **Medusa** (▶ Abb. 19), deren Anblick die

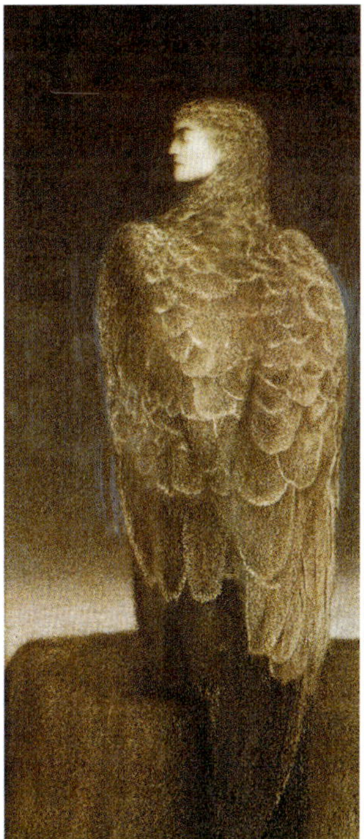

Abb. 19 Die schlafende Medusa

3 Richard Wilhelm, aus Jung/Wilhelm: "Das Geheimnis der goldenen Blüte"

Menschen zu Stein erstarren lässt. Ursprünglich ist sie wohl eine jener dunklen, wintersonnwendlichen Muttergöttinnen, bei denen die Fäden von Leben und Tod zusammenlaufen. Das zeigen Symbole wie Rosette, Swastika, Rauten, die sich auf Abbildungen der Medusa finden. Sie steht also eindeutig für Tod, Wandlung und Neugeburt. In der vorherigen Abbildung, zeigen Haltung und Augen der Medusa den Schlaf- und Traumzustand, die Einsamkeit, das Unberechenbare des Schicksals an. Sie ist eine Wächterin zwischen Licht und Dunkelheit und ihr Schweigen steht zwischen Leben und Tod.

Ein Sohn von Nyx ist **Hypnos,** der eigentliche Gott des Schlafes. Gleich dem Wind schwebt er über Land und Meer. Von sanftem, angenehmem Wesen ist er und liebliche Traumbilder schickt er den Menschen und Göttern. Befreundet ist er mit dem Sonnengott Apollon und den Musen. Daher ist Hypnos die lichte Seite des Schlafs, wenn uns Inspirationen und erholsame Bilder zuteil werden. Weniger angenehm ist sein schwarz gekleideter Bruder Thanatos, der Gott des Todes. Er wird als geflügelter Dämon dargestellt, der ein Schwert trägt und die Lebensfackel gesenkt hält (▸ Abb. 20).

Damit wird betont, wie eng Schlaf und Tod verwandt sind. Ein unendlich tiefer, erweiterter Schlaf trägt die Seele weg vom Irdischen, hin zum Jenseits. Es ist Thanatos, der die Verstorbenen in den Hades, die Unterwelt, geleitet.

Noch eine andere, helle Gestalt der Träume ist Morpheus. Er ist der Sohn von Hypnos und eine Art Diener des Schlafes, denn er ist für die Erschaffung der Traumbilder zuständig. In den Darstellungen all dieser Götter der Nacht spielt eine Pflanze eine wichtige Rolle: die **Mohnblume** (▸ Abb. 21).

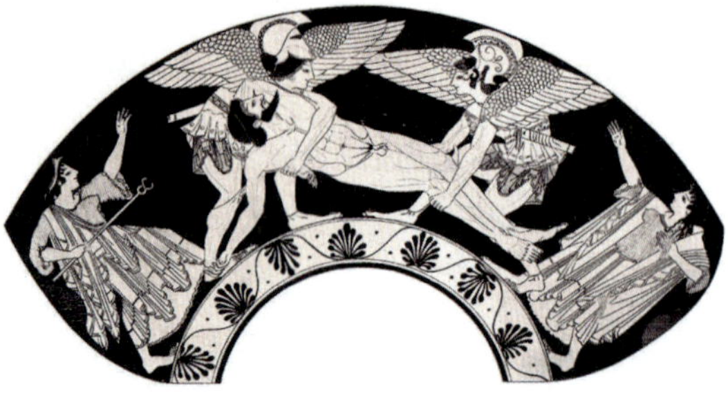

Abb. 20 Hypnos und Thanatos, einen Toten tragend

Alle Schlafgötter sind von Mohnblüten umrankt oder umgeben. Hypnos und sein römisches Pendant Somnus werden als sitzende oder liegende Jünglinge oder Engel dargestellt, die ihre Flügel eingezogen haben und Mohnblüten in der Hand halten. Die Nacht (Nyx oder Nox), eine Tochter des Chaos und Schattenreiches, erscheint oftmals als Gestalt, die Schläfen mit Mohnblumen bekränzt. Es ist der betäubende Saft des Mohnes, der Schlaf und Träume schickt. Wurde der Mohn in jener alten Zeit nur rituell und zu Heilzwecken eingesetzt, so hat er als Droge in der heutigen Zeit Hochkonjunktur. Mohn scheint manchen eine Hilfe, der Enge der äußeren Welt zu entfliehen, hinein in das Reich der Träume und Bilder. Dass dort allerdings nicht nur das Paradies, sondern auch die Hölle liegen kann, zeigen die Lebensgeschichten der Drogenabhängigen. In der Traumwelt ist alles möglich und wie im Alltagsleben entscheidet unsere Schwingung, was wir davon annehmen.

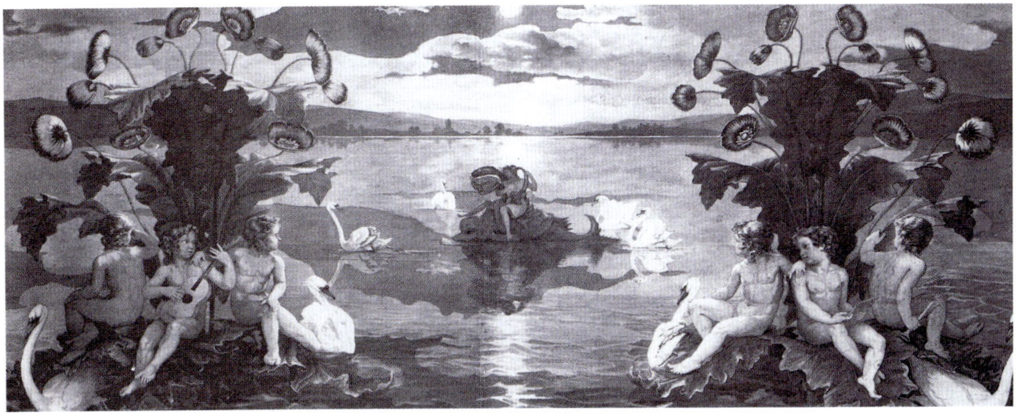

Abb. 21 Mohnblumen und Nacht

2.3.4 Träume als Bilder des Lebens

Träume bergen Licht und Schatten, es sind eben die Bilder des ganzen Lebens. Was können uns nun in diesem Zusammenhang die Träume geben?

Träume als psychische Instanz der Verarbeitung

Träume dienen der Aufarbeitung der Vorkommnisse des Tages, sind also auch eine Art „psychischer Reinigungsprozess“. Die Leber und auch die Nieren spielen eine wichtige Rolle.

Träume als Tür zu anderen Räumen

Durch das Träumen lösen wir uns für einen Moment aus dem festen Zeit- und Raumsystem. Wir können in andere Zeiten und Räume hineinblicken. Indem sich unser Blick erweitert, können wir im Traum die Dinge anders sehen, können sie kreativ verändern. Dadurch kann auch Neues entstehen. Wir können über Träume Visionen von der Zukunft erhalten, in alte Vergangenheiten schauen, aber auch Hinweise auf aktuelle Themen in unserem Leben erhalten. Das birgt positive Möglichkeiten, aber da wir auch den Schatten begegnen können, können Träume das Tor zur Dunkelheit öffnen. Wir können in uralte Erinnerungen an Leid und Qual des Menschheitsgedächtnisses ebenso eintauchen, wie in eigene, frühere, schwierige Lebenserinnerungen. Die können aus diesem Leben sein oder aus einem vorherigen. (Stichwort: Karma).

Wir können mit anderen Ebenen des Universums und anderen Wesen in Kontakt treten. Die von dort einströmenden Energien bezeichnen wir als Inspiration. Geniale Ideen und Anregungen entstehen hier. Auch die Begegnung mit Verstorbenen ist hier möglich.

Träume als Ausdruck der Wünsche

Träume führen uns auf die Ebene des Wunschlebens. Sie sind auch Ausdruck unseres ureigenen Wünschens, aber auch des sehnsuchtsvollen Wünschens der ganzen Menschheit. Daher können Träume uns bewusst machen, welche Wünsche uns antreiben im Leben und wie es um deren Verwirklichung steht. Wünsche sind ja der Antriebsstoff, der unser Leben vorantreibt. In diesem Sinne können Träume auch Ausdruck vereitelter Hoffnungen oder die Auswirkung vereitelter Wünsche sein. Diese finden wir besonders häufig in drei großen Bereichen menschlichen Erlebens: Enttäuschungen im sexuellen Bereich, vernichteter Ehrgeiz, vergebliche, also unerfüllte Liebe.

Träume als Botschaften der Seele

Über Träume kann die Seele dem Ich bestimmte Hinweise zukommen lassen. Das können Warnungen sein vor etwas, aber auch Winke für das Heilsein oder Inspirationen für das irdische Dasein. Während des Schlafes gleicht nämlich die Natur im Körper alles aus. Die „Intelligenzien" in unserem Gehirn spinnen ihre Fäden immer weiter und werden von der Zirbeldrüse unterstützt. Besteht ein guter Kontakt zwischen Gehirn und Astralkörper (esoterisch: Körper für die Ebene der Traumwelt), so kann nachts Klarheit durch einen Traum oder durch eine Vision werden. Es kommt zu Eingebungen und beim Erwachen ist plötzlich ein neuer Gedanke da. Die Seele, der Geist und auch die Zirbeldrüse kennen keine Müdigkeit. Sie arbeiten weiter und können so dem schlafenden Menschen, vielmehr seinen ruhenden, empfänglichen Gehirnzellen ihre Schwingungen eingeben. Nicht ohne Grund ist die Absicht jeder Meditation die Beruhigung der Gehirnschwingungen, damit die Seelenkraft einströmen kann. Je mehr die Schwingung sich im kurzwelligen Beta-Bereich befindet, desto weniger kann ein Seelenimpuls durchkommen. Ist unser Denken gelöst, also die Gehirnzellen im Schlaf sozusagen „locker", dann kommen die Inspirationen, die dann irgendwann später auch im Tagesbewusstsein auftauchen. Von vielen genialen Forschern ist bekannt, dass sie vergebens mit ihrem Intellekt die Lösung für ein Problem suchten. Erst im Schlaf, dem Zustand des scheinbar völligen Vergessens, wurde ihnen dann die Lösung eingegeben. Das, was wir auf der Alltagsebene nicht zu lösen vermögen, das kann unser Unterbewusstsein im Schlaf tun. Voraussetzung ist, dass das Gehirn empfänglich und entspannt ist. Sind wir überanstrengt, zerfahren und nehmen wir Sorgen und Fragen mit ins Bett, dann ist unser Gehirn angespannt. Die Gehirnzellen versuchen dann, zusätzliche elektrische Energie aus den „müden Batterien" zu rekrutieren. Die Nervenzellen werden dabei leicht „überhitzt" und die nächtliche Energiegewinnung findet nicht statt. Wir schlafen dann schlecht, schlafwandeln vielleicht und sind am Morgen wie zerschlagen. Da können auch keine Inspirationen eintreten. Erst in der körperlichen und der mentalen Gelöstheit bei gleichzeitiger Wachheit des Geistes ist solches möglich.

2.4 Abend und Morgen – die Türen zwischen Schlafen und Wachen

„Horch! Lerch am Himmelstor singt hell,
Und Phöbus steigt herauf,
Sein Roßgespann trinkt süßen Quell
Von Blumenkelchen auf;
Die Ringelblum erwacht aus Traum,
Tut güldne Äuglein auf;
Lacht jede Blüt im grünen Raum,
Drum, holdes Kind, steh auf:
Steh auf, steh auf!“

Shakespeare, aus Cymbeline

Wir können Schlaf- und Wachbewusstsein nicht einfach voneinander trennen, denn sie sind Teile eines einzigen Bewusstseins, so wie Tag und Nacht Teile eines ganzen Tages sind. Sie gehören als Wandelformen unabdingbar zusammen.

Klagt ein Patient unter Schlaflosigkeit oder leidet er unter schlechtem Schlaf, so sollte der Therapeut unbedingt den Tagesablauf des Patienten, seine rhythmische Tagesgestaltung in die Betrachtung mit einbeziehen.

Schlafen und Aufwachen sind ein Rhythmus und geschehen daher unter normalen Umständen nicht plötzlich und ruckartig. Es findet eine Art Hinein- und Herausgleiten statt, von einem Zustand in den anderen. Gerade das Fließende zeichnet ja den Rhythmus aus. Der Wechsel der Ebenen ist ein Übergang, den wir auch im Tagesverlauf abgebildet finden. Nehmen wir uns nochmals den Jahreskreis vor. Die Sonne hat im Jahreslauf einen Hoch- und einen Tiefpunkt, das sind die beiden Sonnwenden. Zum anderen gibt es einen bestimmten Punkt im Jahr, an den Tag und Nacht gleich lang sind. Einer dieser Punkte ist der Frühlingspunkt, der andere der Herbstpunkt. So zeichnet sich das Jahreskreuz (▸ Abb. 22) ab, das die Balance und Mittigkeit des Jahres darstellt.

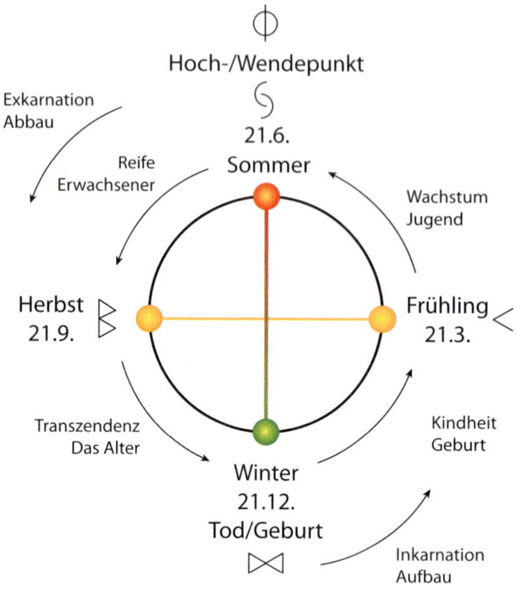

Abb. 22 Das Jahreskreuz

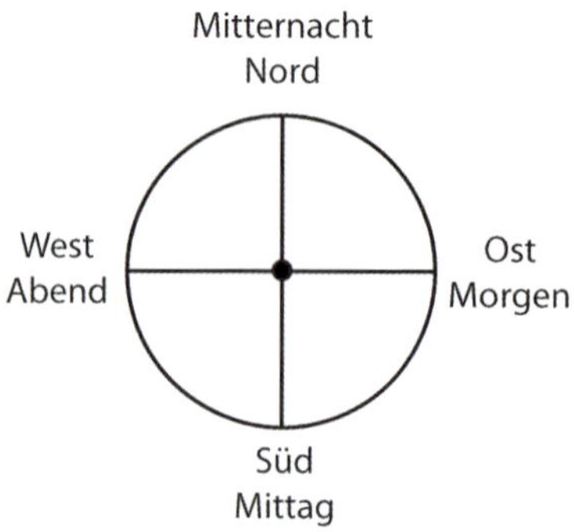

Abb. 23 Tageskreuz

Dasselbe Bild finden wir für den Tageslauf (► Abb. 23). Der Tag hat den Mittag als Hochpunkt, die Mitternacht als Tiefpunkt. Es sind dann Morgen und Abend, an dem Tag und Nacht den Ausgleich finden.

Morgen (► Abb. 24) und Abend (► Abb. 25) halten die Mitte zwischen Tag und Nacht. Morgen und Abend sind ein milder Abglanz der Höchst- und Tiefstpunkte im Tageslauf, deren Polarität ja eine extreme Spannung aufweist. Am Morgen und Abend zeigt sich diese Spannung abgemildert. Sonne und Dunkelheit ringen hier zwar miteinander, aber sie stehen sich nicht als Extreme gegenüber. Das Harmonische zeigt sich in dem herrlichen, erhebenden und besinnlichen Farbenspiel am Himmel. Unser Atem wird dann weiter und tiefer, wir erahnen die Größe des Lebens. Daher wurden der Ein- und Ausatem stets auch mit Morgen und Abend gleichgesetzt. Atemübungen sollen zu diesen Zeitpunkten am stärksten wirksam sein. Mit dem Morgen kommen wir aus der Weite des Kosmos, der geistigen Welt, in der wir uns während des Schlafes bewegt haben. Wir trennen uns ab von dieser Welt und geben uns bewusst in die begrenzte Körperwelt hinein. Am Abend entfliehen wir dieser Enge und geben uns dem Kosmos, der geistigen Welt hin. So verbinden wir Hingabe an die Erde und an den Himmel, an die „Mutter" und an den „Vater".

In der Stille dieser beiden Übergangszeiten am Tage fühlen wir uns zum inneren Gebet gedrängt. Sie wirken ausgleichend, vermittelnd und heilsam. Am Abend überschauen wir nochmals den ganzen Tag, mit all seinen Vorzügen, aber auch seinen Beschwernissen. Und das, was uns nicht gelungen ist, was wir nicht verarbeiten konnten, überreichen wir dann den Nachtkräften, die im Schlafe tätig werden.

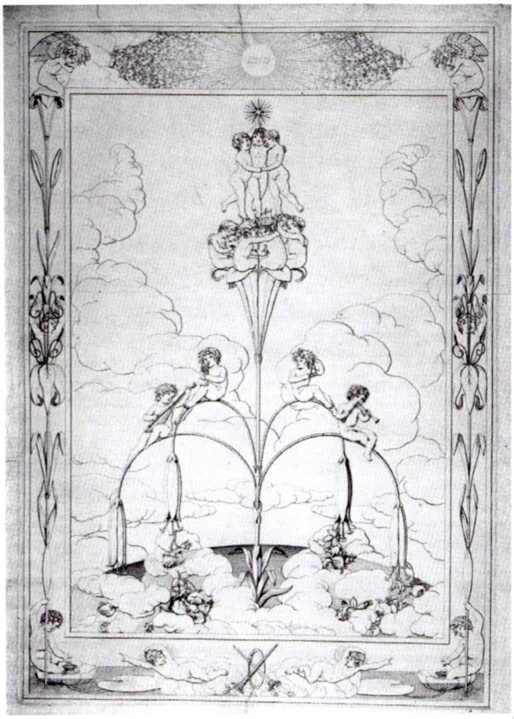

Abb. 24 *Der Morgen* (oben)

Abb. 25 *Der Abend (untem)*

Der Abend

Schweigt des Menschen laute Lust:
Rauscht die Erde wie in Träumen
Wunderbar mit allen Bäumen,
Was dem Herzen kaum bewusst,
Alte Zeiten, linde Trauer,
Und es schweifen leise Schauer
Wetterleuchtend durch die Brust.

Joseph v. Eichendorff,
aus *Mondbeglänzte Zaubernacht*

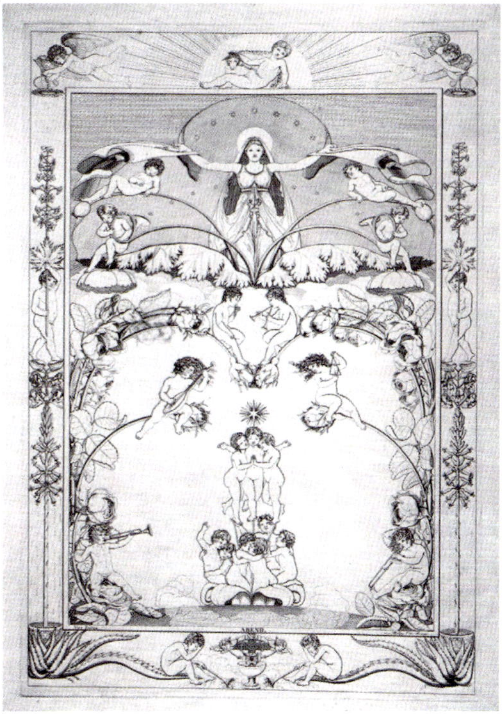

Morgen und Abend entsprechen den Vorgängen des Aufwachens und des Einschlafens. Dass es ganz wichtige Übergänge im Tageslauf unseres Seins sind, wissen Menschen, die entweder nicht gut einschlafen oder die schlecht aufwachen können. Quälende Zustände können sich mit diesem Wechsel der Zustände verbinden. Wir fühlen uns unwohl, wenn wir am Abend innerlich nicht zur Ruhe kommen, wenn Gedanken uns umkreisen und wir nicht abschalten können. Einschlafen wird so zur Tortur. Eine Überspannung unserer elektrischen Ich-Kräfte findet hier seine Auswirkung, was unser energetisches Magnetfeld erschöpft. Auf Dauer zerrüttet es unser Nervenkostüm. Anders wiederum jene Menschen, die am Morgen nur schlecht zurückkommen können aus dem Reich des Schlafes. Sie werden nur mit Mühe wach für das Leben. Die elektrischen Willenskräfte können den Körper nicht vollständig durchströmen. Ganz besonders quälend erleben solchen Wechsel jene, die innerlich aufwachen, aber nur unvollständig ihren Körper ergreifen können. Sie haben z. B. das Gefühl, die Beine nicht mehr bewegen oder nicht mehr sprechen zu können. Das mag nur ein kurzer Moment sein, der aber als überaus quälend empfunden wird. Das problemlose Hinein- und Herausgleiten von einem Zustand in den anderen ist überaus wichtig für das, was wir Balance, Harmonie und Gesundheit nennen.

Am Abend müssen wir im Einschlafen die Welt vergessen können, um „wach" für das Seelenreich zu werden. Es gilt, das Körperliche und Gedankliche loszulassen, um in das Seelische hineinzukommen. Wenn unser Ich am Morgen in unseren Körper wieder einströmt, so stößt es – bildlich betrachtet – an dessen Formelemente und wir werden dadurch wach. Das gleicht dem Geschehen, wenn wir mit unseren Gliedmaßen an einen Gegenstand anstoßen. Wir treffen auf einen Gegendruck und werden dadurch ganz wach. Die Kollision zwischen Ich und Körper bewirkt also das Wachwerden. Am Morgen müssen wir uns erinnern können, um wach für die Welt zu werden.

In allen spirituellen Schulungen sind daher diese Übergänge des Tages so enorm wichtig. Die Einstimmung auf den Tag erfolgt meist am frühen Morgen noch vor Sonnenaufgang mit rituellen Vorgängen und Gebeten. So wird die Inspiration der Nacht aufgefangen und das Werk des Tages im Vorhinein geheiligt. Mit dem Sonnenaufgang wird der Tag dann begrüßt. Es findet eine Art Vorschau auf den Tag statt, die den Willenskräften einen starken Impuls gibt. „Was möchte ich oder was möchte sich an diesem heutigen Tag verwirklichen?", diese Frage gibt einen starken Energiefluss in Richtung Zukunftsgestaltung und hilft uns, eine Vereinigung mit der Welt herbeizuführen. Jeder neue Tag ist auch eine neue Chance. Mit dem Aufwachen kommt also eine Kraft ins Spiel, die wir als Mut bezeichnen. Den Tag anzugehen braucht einen Zusammenschluss aller Kräfte, eben Mut, ja Lebensmut (► Tab. 3). Mit dem Sonnenuntergang am Abend dagegen schließt man sein Tageswerk und widmet sich dem Besinnlichen (► Tab. 3). Es ist eine Zeit der Sammlung, die vom mittleren Zentrum, dem Herzen bestimmt wird. Das Herz hat mit Vertrauen zu tun und Vertrauen braucht es beim Einschlafen, da wir dabei alle willentliche Kontrolle aufgeben müssen. Bevor man sich dann später zur Nachtruhe begibt, lässt man den Tag nochmals Revue passieren. „Tägliche Rückschau" wird diese meditative Technik genannt. Sie befreit das Denken und bringt uns auf Distanz zur Welt.

Tabelle 3 Die beiden Dämmerungen

Morgendämmerung	**Abenddämmerung**
Elektrisch	Magnetisch
Willenskräfte; ergreifen; formen	Erlebenskräfte; lösen
Vereinigung mit der Welt	Distanzierung zur Welt
Einzelheiten erfassen	Das Ganze überschauen
Vorschau	Rückblick
Mut (die Welt anzugehen)	Vertrauen (in die einhüllende Kraft)

Solche Bewusstseinstechniken ermöglichen die Ausrichtung auf den Tag und am Abend die Ausrichtung auf den Eintritt in das seelisch-geistige Reich, das Kosmische. Stets gilt es aber, das Ganze zu betrachten. Wie wir den Tag einleiten, so werden wir ihn am Abend beschließen. Und wie wir den Tag abends beschließen, so werden wir ihn am nächsten Morgen fortführen. Daher war solches tägliche Üben als außerordentlich wichtig. Und das noch aus einem anderen, höheren Grund.

Der Sinn spiritueller Übungen liegt nun darin, den Wechsel täglich bewusst zu erleben, nachzuvollziehen, sodass er eine ganz natürliche Angelegenheit wird. Daher sind die Übergangszeiten des Tages ein gutes Vorbild, weil sie stets die gefasste, gehobene Stimmung betonen, die den Auf- und Untergang der Sonne begleiten. So ist es durchaus verständlich, dass es Anweisungen gibt, wie man den Tag beginnen und wie man ihn beschließen sollte.

2.5 Ursachen von Schlafstörungen

Schlaflosigkeit

Ich kann nicht schlafen. Das Sternenlicht
Macht alle Fenster blau. Die Nacht
Schaut mir so furchtbar ins Gesicht
Und wacht, und wacht.
Die Stunden gehen ohne Sinn
Hinab, hinweg ins andere Land,
An dessen namenlosen Strand
Ich bald auch bin.
Morgen, morgen, da will mein Herz
Wieder leben und unbedacht
Sich erlaben an Lust und Schmerz
Bis in die Nacht.
Morgen, ach, da leb ich nicht mehr,
Da bin ich schon drüben am bleichen Strand;
Schlummer winkt mir von ferne her,
Vom andern Land.

Hermann Hesse, *Die Gedichte*

Was Hermann Hesse poetisch beschreibt, ist für viele Menschen bittere Realität, Nacht für Nacht. Es ist eher selten, dass jemand gesund schläft und erfrischt erwacht. Wollen wir Schlafstörungen behandeln, ist es am besten, in den Kreislauf von Tag und Nacht am frühen Morgen „einzusteigen". Die Erfahrung lehrt, dass es für den kranken Menschen zur naturgegebenen Zeit der Klarheit, Reinheit und Zuversicht am Morgen am einfachsten ist, sich wieder in den Lebensrhythmus einzufinden. Viel mühsamer ist es, Lasten emotionaler und mentaler Art, die sich über den Tag angehäuft haben, am Nachmittag und Abend abzuschütteln. Darum behandeln wir zuerst das andere Ende, den Morgen.

Jeder Schlafgestörte ist auf den Abend und die Nacht fixiert. Wo Fixierung besteht, ist keine Lösung in Sicht, denn alles ist von Problemen, Ängsten und Sorgen verstellt. Deshalb hat sich schon hundertfach bewährt, den Fokus zu ändern und sich zunächst mit dem zu befassen, was gänzlich aus dem Blickfeld geraten ist, mit der Qualität der Morgen-Energie.

Natürlich schildern die Patienten, dass sie nach unerquicklichem Schlaf schlapp und müde, missmutig erwachen und sich durch den Tag schleppen. Ein Teufelskreis, denn diese Haltung führt auch in einen schlechten Schlaf. Aber, wie immer in der ganzheitlichen Betrachtung von Krankheitssymptomen, ist ebenfalls klar: Wo das Problem ist, ist auch die Lösung. Die Lösung eines Konflikts bedeutet immer das Erwachen von Zuversicht, Lebensmut und Wille zur Verwirklichung. Folglich müssen wir dorthin schauen, wo die Natur diese Quelle zur Verfügung stellt, aus der wir schöpfen können.

In unserer Klimazone der „gemäßigten Breiten" haben wir eine lange Dämmerungsphase im Vergleich zu den Subtropen und Tropen. Das Morgengrauen, die Morgendämmerung hat eine besondere Atmosphäre der Reinheit und, sofern man sich noch ein Gefühl für die Schönheit dieses Naturerwachens bewahren konnte, breitet sich im Bewusstsein die Gewissheit aus: „Ein neuer Tag – alles ist möglich. Vor mir ist der Weg frei, mich zu verwirklichen." Der frühe Morgen ist der beste Lehrmeister für positives Denken, weitaus besser als alle Affirmationen, die wir daherplappern in der Hoffnung, die Worte würden Wirklichkeit. Wie so oft in diesem Buch betonen wir, dass nur das eigene Erleben, die eigene Erfahrung das Bewusstsein verändert. So bietet uns die Natur „frei Haus", kostenlos jeden Morgen die Chance, den Sinn des Lebens neu zu erfahren.

Sicher denkt jeder, es gebe unendlich viele Gründe, warum jemand nicht einschlafen kann, unruhig oder gar nicht schläft. Schaut man aber hinter die Phänomene, offenbaren sich nur ein paar grundsätzliche Störungen und Störfelder, die zu behandeln sind.

Ein unruhiger Schlaf ist stets elektrischer Natur, weil die Nervenzellen gezwungen werden, Energie in das Gehirn abzugeben. Der Körper ist auf Aktivität eingestellt. Auslöser dafür können seelische Faktoren sein, aber auch Belastungen des Organismus (z. B. Übersäuerung).

Ein ruhiger Schlaf dagegen ist stets magnetischer Natur, da die Nervenzentren frei sind, neue Nervenenergie zu regenerieren.

Jeder Mensch braucht unterschiedlich langen Schlaf. Das hängt von vielen Faktoren ab, u. a. von der Tiefe des Schlafes. „Elektrische" Menschen laden meist ihre Batterien nachts schneller auf und brauchen daher weniger Schlaf. „Magnetische Menschen" verweilen länger in der Alpha-Phase kurz nach dem Aufwachen und kurz vor dem Einschlafen. Das bedeutet, dass sie mehr Zeit benötigen, um aus der Traumwelt in die reale Alltagswelt zu „gleiten".

2.5.1 Äußere Faktoren

Schlafstörungen können durch exogene Faktoren erzeugt werden. Dazu zählen heute mehr denn je:

- Materialien: Bettgestell, Matratze, Bettzeug, Schlafkleidung
- Geopathische Störfelder im Schlafbereich
- Elektrosmog und Schleichstrom durch elektrische und elektronische Geräte im Schlafzimmer, Strahlenbelastung durch Telefonanlagen in Schlafzimmernähe oder gar Handys im Schlafraum
- Straßenlärm
- Späte und schwere Mahlzeiten vor dem Schlafengehen
- Es steht außer Frage, dass solche Störfaktoren zuerst geprüft und dann abgestellt werden müssen. Solange diese Störfaktoren nicht abgestellt werden, kann keine Heilung geschehen.

Synthetische Materialien und Schadstoffe im Schlafbereich

Bereits in den 1970er-Jahren sendete der WDR in Köln wöchentlich ein Programm zum Thema „Wirkung von Materialien auf Körper, Geist und Seele". Diese Sendungen gestaltete der Forscher und Philosoph Hugo Kückelhaus. Er berichtete, was Neonlicht, Beton, Schaumgummi, Kunstfaserkleidung in unserem Energiesystem anrichtet. Er wies darauf hin, wie wichtig in unserer Zeit ein gesunder Schlaf sei. Damals standen Kunstfasern hoch im Kurs. Kückelhaus erklärte, dass sie im Bett, Bettzeug und in der Schlafkleidung die Menschen übermäßig elektrisch aufladen und dadurch die Schlafqualität behelligen. Unnatürliches Schwitzen, Störung des Leberstoffwechsels, kreisende Gedanken, Zähneknirschen führte er auf die unnatürlichen Materialien zurück und legte Beispiele vor, wie extreme Schlafstörungen schon allein durch natürliche Materialien wie Baumwolle, Leinen oder Seide behoben werden können. Das Bettgestell sollte nicht aus Metall oder Plastik sein, die Matratze nicht aus reinem Schaumstoff, das Bettzeug und die Nachthemden oder Schlafanzüge nicht aus Kunstfasern. Es gibt heute ein großes Angebot biologischer Materialien für alles, was in Hautnähe gelangt und dies inzwischen auch zu, moderaten Preisen. Der gute Schlaf muss es einem wert sein, natürliche Stoffe zu verwenden. Letztlich ist das billiger als die Behandlung der Folgen synthetischer Stoffeinwirkung auf unser Nervensystem, auf Stoffwechsel und Regenerationsfähigkeit im Schlaf. Sie wie man sich bettet, so schläft man in der Tat!

Im November 2011 war auf der Homepage von www.feelgreen.de Folgendes zu lesen[4]:

- Wie eine Studie vom BUND (Bund für Umwelt und Naturschutz Deutschland) und zweier ausländischer Umweltverbände ergab, finden sich in deutschen Schlafzimmern regelmäßig bedenkliche Chemie-Cocktails. Das

4 Abrufdatum: 7.11.2011

kann zu unruhigem Schlaf führen, aber auch ernsthaft krankmachen.

- Ein schwedisches und ein deutsches Labor untersuchten Staubproben aus zwölf Ländern und stellten eine große Bandbreite hormonell wirksamer Schadstoffe fest. Unter der Vielzahl von Krankheiten, die auf diese Schadstoffe zurückzuführen waren, rangieren eingeschränkte Fortpflanzungsfähigkeit, Krebs und Verhaltensstörungen an erster Stelle. Die aus Deutschland untersuchte Staubprobe enthielt neben sieben verschiedenen Phthalat-Weichmachern drei bromierte Flammschutzmittel, drei Nonylphenole, Bisphenol A sowie die Schwermetalle Blei, Cadmium und Quecksilber. Die gefundenen Schadstoffe können aus vielen typischen Einrichtungsgegenständen wie Möbeln und Fußbodenbelägen freigesetzt werden.
- Die Analysen zeigen deutlich, dass die Menschen auch während des Schlafes einer Vielzahl von Schadstoffen ausgesetzt sind.
- Der BUND forderte die Bundesregierung auf, den Vorschlag Dänemarks zu unterstützen und die Weichmacher DEHP, DBP, DIBP und BBP wegen ihrer hormonellen Wirkung europaweit zu verbieten.

Auch wenn wir die Abkürzungen nicht im Einzelnen kennen und ihre chemischen Formeln nicht verstehen, so viel dürfte jedem klar werden: Wenigstens im Schlaf sollten wir Schadstoffe, synthetische Bekleidungsmaterialien, die wiederum mit vielen zugelassenen Giftstoffen hergestellt werden, ausschalten. Zudem ist bekannt, dass die Verkäufer von Billigware – Matratzen, Bettzeug und Nachtbekleidung – von Menschen in Afrika und Asien unter menschenunwürdigen Verhältnissen herstellen lassen. Niemand kann sich heute rausreden, er habe das nicht gewusst. Die Schnäppchenjäger wissen alles, was billig auf dem Markt ist. Jeder kann sich heute informieren – und ist mit Recht schockiert, welche Giftladungen wir am Körper tragen und um uns herum dulden. Da hilft nur eines: Solche Produzenten zu unterstützen, die sich bemühen, biologische, nachwachsende Materialien und Kleidungsproduktion zu fairen Löhnen anzubieten. Das nenne ich einen sinnvollen Beitrag zur Verbesserung der Volksgesundheit, die am Boden liegt trotz aller technischen Errungenschaften.

Geopathische Störfelder

Es ist hinlänglich bekannt, dass Wasseradern, Verwerfungen und andere aus der Erde strahlenden Störungen auf Dauer schwere chronische Krankheiten erzeugen. Zum besseren Verständnis sei gesagt, dass nicht die Erdstrahlen an sich negativ sind. Nur unser menschlicher Organismus kann sie in der Ruhephase des Schlafes oder der Ruhe am Tag nicht positiv verwerten. Es gibt Pflanzen und Tiere, die solche vermeintlichen geopathischen Störfelder sogar suchen. Wir Menschen haben selbst schon ein so hochschwingendes elektromagnetisches Feld, dass wir besser auf strahlungsarmen Plätzen Ruhe und Muße finden.

Elektrische Geräte gehören nicht ins Schlafzimmer und wenigstens nachts sollte man der Handysucht entsagen und keine technischen Strahlungen im Schlafbereich zulassen.

Schlechte Essgewohnheiten

In einer ganzheitlichen Therapie legen wir Wert auf eine Esskultur, derzufolge die Nahrungsmittel, die Ernährung und das Essverhalten der Patienten auf dem Prüfstand stehen und geändert werden müssen.

Schauen wir uns dazu die Organuhr an (► Abb. 26), nach der unser Organismus auf dieser Erde funktioniert, ob wir das akzeptieren oder nicht. Ratsam ist, dem natürlichen Rhythmus auch mit Verstand und Einsicht zu folgen, da aus dem gegenteiligen Verhalten unzählige chronische Krankheiten entstehen. Deshalb befassen wir uns kurz mit der Organuhr.

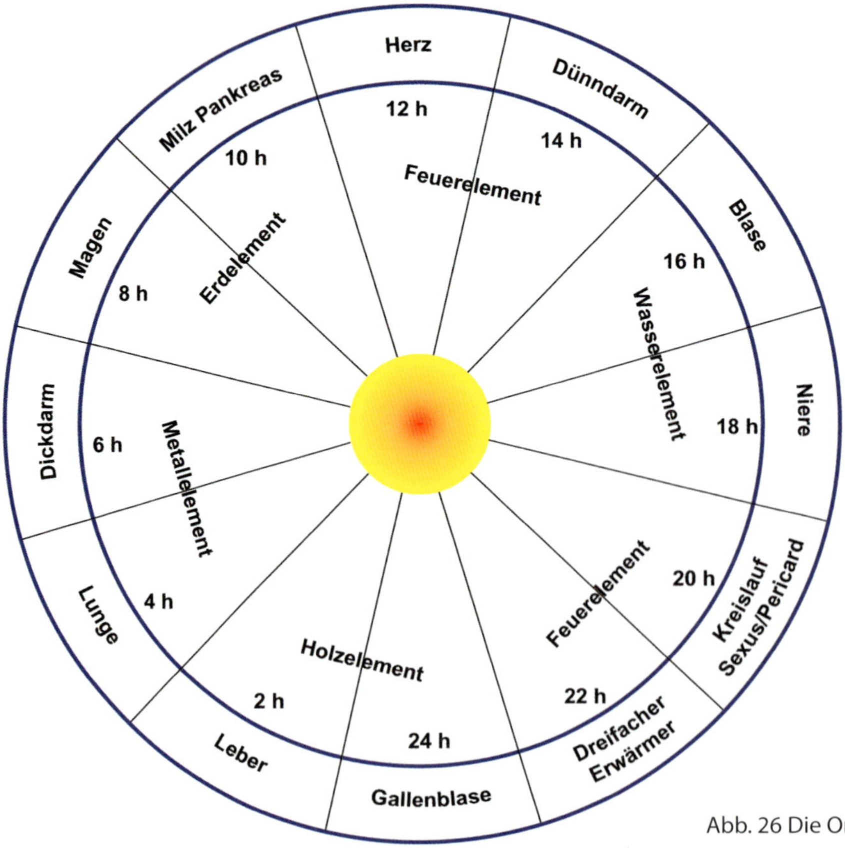

Abb. 26 Die Organuhr

Die Organuhr

Schon vor 4000 Jahren (!), also lange vor unserer Zeitrechnung war den Chinesen bekannt, dass unser Organsystem einen Kreislauf durchläuft, dessen Prinzip der Wechsel von Fülle/höchster Energie und Leere/Ruhe ist. Eine geniale Erkenntnis war, im Energiefeld des Menschen die verschiedenen Arten von fließender Lebensenergie und deren Rhythmik wahrzunehmen. Da es verboten war, zu diagnostischen Zwecken den Leib zu sezieren, lernten die Chinesen über die hellsichtige und hellfühlige Wahrnehmung von den energetischen Entsprechungen auf die Organsysteme des physischen Leibes zu schließen. Dabei entdeckten sie Energieströme, die in haarfeinen Kanälen pulsieren. Wir nennen sie heute Meridiane, ein Energienetzwerk. Wer einmal in einem Meridianatlas die zwölf paarigen Hauptmeridianen und acht Urmeridianen, nicht zu reden von den besonderen kleinen Energiereservoiren und Kanälchen auf einer Abbildung gesehen hat, wird lebhaft an ein Schnittmuster mit verwirrenden Strichen und Kurven erinnert. Sich in diesem pulsierenden, schwingenden Netzwerk der Meridiane zurechtzufinden und genaue Verläufe der einzelnen Meridiane mit ihren energetischen Knoten- oder Transformationspunkten[5] zu erkennen und aufzuzeichnen, zählt zu den höchsten Glanzleistungen des menschlichen Geistes. Bis heute hat noch niemand seine medialen Fähigkeiten wieder so weit entwickelt, um die Meridiane hellsichtig zu sehen.

5 Diese Knotenpunkte sind Sammelstationen und Transformationsstellen von Energie, die wir Akupunkturpunkte nennen.

Die Organuhr besagt, dass alle zwei Stunden ein Meridian und seine organische Entsprechung den höchsten Energiepegel erreichen. Den Höchststand habe ich in der Organuhr angegeben. Wenn dort bei der Leber zum Beispiel 2 Uhr steht, heißt das, die Leberenergie beschreibt einen Bogen von 1 Uhr bis 3 Uhr, dessen Zenit 2 Uhr ist. Da die Meridiane alle nach diesem Prinzip schwingen, entsteht eine Wellenbewegung zum Kreis geformt. Aber das ist noch nicht alles. Bei der Organuhr beachten wir nicht nur die energetische Höchstzeit, sondern auch das Gegenüber. Das heißt, wenn beispielsweise die Leber ihren energetischen Zenit erreicht, ist das zwölf Stunden „entfernte" Organsystem in seiner Ruhephase. Das ist hier der Dünndarm. Wenn wir schlafen, ist zwischen ein und drei Uhr die Leber beschäftigt – darum braucht sie so viel Energie, die Nährstoffe zu verteilen, wo sie hingehören. Das kann die Leber aber nur tun, wenn ihr Gegenüber, der Dünndarm, um diese Zeit nichts zu tun hat. Will sagen: Wenn es nichts oder nur sehr wenig zu verdauen gibt. Isst man nun zu spät und zu schwere Kost, können beide Organsysteme nicht ihre Arbeit optimal ausführen. Magen und Dünndarm, sind mit der Bewältigung des Speisenbreis beschäftigt, obwohl eigentlich die Erholungsphase angesagt wäre.

Die Leber ist gestresst, weil sie noch verstoffwechseln muss und die Nährstoffverteilung ins Hintertreffen gerät. So gelangen viele Nährstoffe ungenutzt in den Darm und Stoffwechselendprodukte wieder ins Blut, wo sie nicht hingehören.

Essen wir hingegen spätestens um 18 Uhr, zur Nieren-Höchstzeit, dann wird der Nierenstoffwechsel genutzt und ist sechs Stunden später während des Schlafes Ruhe für den Dünndarm eingekehrt und es steht freie Energie für die Lebertätigkeit zur Verfügung. Wenn wir hin und wieder zu spät essen, macht das nichts. Aber in unserer Klimazone sind wir darauf angewiesen, die Gesetzmäßigkeiten der Organuhr ernst zu nehmen. Das ist in südeuropäischen Ländern wie Südfrankreich, Süditalien und Südspanien schon anders. Dort finden Mahlzeiten vor allem im Sommer gegen 22 Uhr statt. Dass dort nicht massenweise Verdauungsschäden entstehen, liegt daran, dass die Menschen wach sind und dies meist bis Mitternacht. Das Problem entsteht, wenn wir nach einer späten Mahlzeit bald schlafen gehen, uns also hinlegen. Das ist für den Körper das biologische Signal, das Organuhrwerk ablaufen zu lassen. Solange wir wach sind, tun die Verdauungs- und Stoffwechselorgane ihren Dienst. Deshalb sollten wir bei späten Mahlzeiten auch spät ins Bett gehen. Unser Organismus ist so weise, so intelligent, dass er auch über eine große Toleranzbreite verfügt. Dennoch sollten wir das in unserem Klima nicht überstrapazieren. In warmen Klimata schwitzen die Menschen mehr und verschaffen dadurch ihrem Organismus auch eher Erleichterung bei schweren und späten Mahlzeiten.

Ein weiteres Hindernis geruhsamen Schlafs verursacht die Gallenblasenenergie. Ihre Maximalzeit ist von 23 bis 1 Uhr, also vor der Leberzeit. Die Gallenblase ist ein Hohlorgan und arbeitet nicht permanent. Aber zur Zeit ihres Energiemaximums sammelt sie Galle und ist nicht darauf eingestellt, Galle zwecks Fettverdauung abzugeben. Sobald sie genötigt ist, ihren Saft an den Dünndarm abzugeben, erwacht auch sofort das Pankreas, um seine Säfte abzugeben. Die Pankreaszeit liegt aber erst am Vormittag, wenn wir Nahrung aufgenommen haben (Frühstück). Wir bringen somit vieles durcheinander, wenn wir spät schwere Kost essen und bald darauf schlafen gehen. Besonders schlimm wird es, wenn die späte Mahlzeit auch noch fettreich ist. Dann muss die Gallenblase aktiv werden, ebenso der Leberfettstoffwechsel. Das Verdauungsprogramm schwächt aber nicht nur die Verdauungsorgane, sondern auch Herz und Kreislauf. Verdauen und verstoffwechseln ist Arbeit für den Körper. Geschieht das nachts zur Regenerationszeit, leidet das Herz insofern, als es gemäß der Organuhr seine energieschwächste Zeit hat, wenn die Gallenblase ihre Höchstzeit hat. Das Herz arbeitet mit verminderter Energie. Geschieht das häufig, leidet auch bald das physische Herz. Häufige späte und schwerverdauliche Mahlzeiten schwächen also Gallenblase, Leber und Herz.

Das mag genügen, um zu untermauern, wie wichtig die Beachtung der Organuhr ist, wollen wir einen gesunden und erholsamen Schlaf bewirken. Unser Organismus geht davon aus, dass essen und verdauen im Wachzustand stattfindet.

2.5.2 Innere, emotionale Faktoren

Die zweite Ursachenthematik von Schlafstörungen ist emotionaler Art:

- Traumatische Erfahrungen während der Schlafenszeit
- Existenzielle Probleme, berufliche Stresssituationen
- Sorgen um etwas oder um jemanden
- Nicht abschalten können
- Ungelöste Konflikte

Traumatische Erfahrungen während der Nacht haben unsere Eltern und Großeltern in den Kriegsjahren hundertfach erlebt: sei es durch Fliegeralarm, das panikartige Aufsuchen der Luftschutzbunker, die Todesangst im Bunker oder sei es auf der Flucht vor Gefahren, Feinden, Bombardierung. Meine Mutter erzählte oft, dass sie 1943 von der Fabrikarbeit für Bombenteile desertierte und auf der Suche nach ihrer Mutter auf abenteuerlichen Wegen von Köln nach Buttweis wochenlang nicht schlief, aus Angst, überfallen oder getötet zu werden. Unter normalen Umständen hält das niemand aus. Aber unter Dauerstress überlebt der Mensch nur, indem alles abgeschaltet wird, was nicht unbedingt zum Überleben notwendig ist. Das waren bei meiner Mutter der Schlaf und die Menstruation. Patienten, die an der Front und/oder in Kriegsgefangenschaft waren, konnten oft jahrelang nicht über ihre traumatischen Erfahrungen sprechen und litten an Schlaflosigkeit, weil sie Angst vor den Albträumen hatten. Ob aus Kriegserfahrungen eine Schlafstörung erwächst, hängt davon ab, ob ein Mensch die Gesetzmäßigkeiten des Krieges von denen des Friedens trennen kann. Das Gesetz des Krieges ist das Töten aus Machthunger und Menschenverachtung und allen damit verbundenen Grausamkeiten. Das Gesetz des Friedens ist das versöhnliche Miteinander und der Verwirklichung menschlicher schöpferischer Kraft, auch menschlicher Größe, zu der wir – Gott sei Dank – auch fähig sind. So kommt es, dass Menschen den inneren Schalter umlegen konnten, als der Krieg vorbei war, und sich als erstes durch einen tiefen und erholsamen Schlaf regenerierten. Ich habe viele Vertreter der Kriegsgeneration befragt, wie sie ihre Erlebnisse „verdaut" haben. Interessant war der Zusammenhang zwischen gutem Schlaf und dem gemeinsamen Singen und Tanzen bei der Aufräumarbeit der Trümmerhaufen. Singen vertreibt Ängste und Albträume, weil man dazu eine erhobene Haltung einnehmen muss – wie die Hirnforschung hinreichend bestätigt hat. Der weit geöffnete Brustraum, das erhobene Haupt und die ordnende Kraft der Musik verändert das Bewusstsein des Menschen und die Absicht zu singen verändert die Körperhaltung und Körpersprache. Singen ist beredter und ausdrucksstärker als das gesprochene Wort. Sprechen kann man auch in ängstlicher, zusammengekrümmter Haltung, Singen nicht!

Wir sehen, dass die Traumaarbeit zum Thema Schlaflosigkeit unbedingt das Singen einbeziehen sollte, am besten in einer Gruppe.

In der Praxis sind wir aber auch mit einer anderen traumatischen Thematik konfrontiert. Ihr deutliches Zeichen ist das Erwachen zu einer bestimmten Zeit oder die scheinbar unerklärbare Einschlafschwierigkeit. Da der Körper nichts vergisst, sind präzise Uhrzeiten am späten Abend oder in der Nacht Hinweise auf Erlebnisse, die regelmäßig aufgetreten sind. Dazu zählt der sexuelle Missbrauch an erster Stelle. Ich empfehle schon an dieser Stelle allen Therapeuten, bei Schlafstörungen, die mit genauen Uhrzeiten einhergehen, eine Missbrauchthematik in Betracht zu ziehen, auch wenn die Patienten sich an nichts erinnern können! Meistens liegen die Geschehnisse weit zurück in der Kindheit. Die traumatische Erfahrung wird häufig abgespalten, sodass die Erinnerung daran verblasst und sogar aus dem Gedächtnis verschwindet.

Beispiel

Wir möchten dazu ein eindrückliches Beispiel geben: Es kam eine 59-jährige Pfarrerin zur Behandlung wegen eines brennenden Gefühls in der Wirbelsäule und extremen Schlafstörungen. Diese äußerten sich darin, dass sie jeden Abend gegen 22 Uhr todmüde ins Bett fiel, dann Punkt 23:30 Uhr aufwachte, am ganzen Körper zitterte, voller Angst auf die Türe schaute und schließlich resigniert feststellte, dass sie keinen Grund für Angst und Zittern fand. Wenn sie sich einigermaßen beruhigt hatte, schlief sie gegen 2 Uhr wieder ein, erwachte aber wie gerädert. Einen erholsamen Schlaf hatte sie so gut wie nie erlebt. Sie hatte unzählige Male Schlafmittel geschluckt, mehrere Psychotherapien absolviert, sogar eine Zeit in der Psychiatrie verbracht. Aber die Phänomene blieben konstant, sodass man sie als Simulantin abtat und schließlich als unheilbar aus sämtlichen Therapien entließ.

Die Vita der Patientin gab nichts Aufsehenerregendes her. Sie liebte ihren Beruf und konnte sich aus der Symptomatik keinen Reim machen. Sie kam zur „x-ten" homöopathischen Behandlung und erwartete, dass ich wie meine Vorgänger sofort die Symptome sammle und mit dem Repertorisieren beginne. Nichts dergleichen tat ich. Wie immer, bahne ich mir einen Weg durch die Symptomatik, indem ich Zusammenhänge meiner Entsprechungslehre nutze und so meistens die Ursache finde. Vier Dinge fielen mir auf:

- Wirbelsäule + Feuer > Sonne > männliche Kraft > Vater?
- Regelmäßiges, pünktliches Erwachen > traumatisches Erlebnis, das

zu diesem Zeitpunkt einmal stattfand. Missbrauch?

- Ein normales Leben führen können trotz immenser Schlafstörungen > starke Persönlichkeit.
- Ihre Stimme klang flach, zu hoch, leicht hysterisch > unbewusstes Verdecken von einer tiefer liegenden Emotion. Verbot, darüber zu sprechen?

Punkt 1 und 4 bewahrte ich erst mal nur als Faktum im Hinterkopf. Punkt 2 nutzte ich, um nachzufragen, ob der Patientin ein traumatisches Erlebnis bewusst sei. Sie verneinte und berichtete, die Kindheit sei harmonisch und die Beziehung zu Familienangehörigen sei sehr gut gewesen. Dies nahm ich zur Kenntnis, wissend, dass Traumata abgespalten sein können und die Patientin momentan keinen Zugang dazu findet. Punkt 3 veranlasste mich, die Patientin miasmatisch zu behandeln, darauf vertrauend, dass sie aus der extremen Regulationsstarre herausfinden und in der Lage sein wird, ihren Konflikt zu lösen. Ich war sicher, dass es sich um ein heftiges Trauma hinter der Schlafstörung handelte, wusste aber nicht, worum es ging. Das bedeutete, dass ich homöopathisch unterhalb der Abspaltung = Sykose mit *Staphisagria* und *Mercurius solubilis* ansetzte. *Staphisagria* wählte ich als Enthüllungskraft und Wegweiser zum Trauma. *Mercurius* wählte ich, weil die Patientin wie der Planet Merkur nur eine Seite zeigen kann – und zwar die der Symptomatik und nicht die der Ursache. Die beiden Arzneien nahm die Patientin im wöchentlichen Wechsel. Da sie ihr eine ungeahnte Vitalisierung bescherten, nahm sie sie sechs Wochen lang.

In den letzten Tagen dieser noch frühen Heilungsphase träumte sie sehr angenehm von ihrem Großvater, der vor ein paar Jahren gestorben war. In diesen Nächten wachte sie nicht um 23:30 Uhr, sondern erst um 2:00 Uhr – ohne Zittern und Angstgefühle, eher verwundert und über den Traum nachdenkend.

In der Praxis erzählte sie, dass sie ihren Großvater sehr geliebt habe und er sie als seine Lieblingsenkelin erkoren hatte. Es hatte sich also etwas im Energiesystem der Patientin bewegt und diese positive Veränderung unterstützte ich nun durch den Lebensbaum *Thuja*. Ich verordnete, drei Tage lang drei 3x täglich *Thuja* C30 zu nehmen, und erklärte der Patientin: „Thuja bringt alles an den Tag, was auch immer im Nebel verborgen sein mag. Ist das für Sie in Ordnung? Wollen Sie das?“

Die Patientin antwortete: „Wenn das der Ursachenfindung dient, will ich das unbedingt, denn ich habe so ein Gefühl, es ist kein Zufall, dass mir mein Opa viermal im Traum erschien. Ich meine fast, er will mir was sagen.“

Thuja tat wie immer seine gute Arbeit. Am zweiten Tag berichtete die Patientin: „Mein Opa ist wieder erschienen, mit todtraurigem Gesicht. Ich habe die Nacht durchgeschlafen.“ Am dritten Tag erfuhr ich von der völlig aufgelösten, mit den

Tränen kämpfenden Patientin: „Ich bin wieder um 23:30 Uhr aufgewacht, mit allen Symptomen. Ich starrte auf die Türe und war sicher, mein Opa kommt jede Sekunde herein. Auf einmal dämmerte mir, dass er oft zu mir kam, mich streichelte und mir sagte, dass er mich sehr liebhabe. Ich versicherte ihm, dass auch ich ihn sehr gern habe." Am vierten Tag musste die Patientin sofort in die Praxis kommen. Ich hielt die weinende Frau an den Händen, dann im Arm, sie ließ ihren Tränen freien Lauf und stammelte immer wieder, sie sei von einem Riesenalb befreit, sie wüsste nun ganz klar, was sie jahrzehntelang nicht mehr wissen wollte. Ihr Großvater hatte sie vom fünften bis zum zwölften Lebensjahr (!) sexuell missbraucht. Immer kam er um 23:30 Uhr, legte sich zu ihr ins Bett. Es gab harmlose Streichelspiele und allmählich wurde der Mann immer zudringlicher, bis er eines Tages mit dem Kind den Koitus vollzog. Dabei deflorierte er das Mädchen. Da sie sich niemandem anvertrauen konnte – der Großvater nahm ihr das Schweigegelübde ab – teilte sie ihrer Mutter mit, sie habe ihre erste Menstruation bekommen. Da war sie zehn Jahre alt. Die Patientin beteuerte, sie habe ihren Opa abgöttisch geliebt und sein Verhalten nie als etwas Böses empfunden. Aber es ging ihr nicht gut damit, denn sie spürte, dass etwas nicht richtig war, weil sie darüber mit niemandem sprechen durfte. Die Zudringlichkeit empfand sie auch immer mehr als eklig, sodass sie den Mann voller Angst um 23:30 Uhr empfing und am ganzen Körper zitterte.

Die Großeltern zogen fort, dann wurde der Großvater krank und starb schließlich. Doch das Trauma war keineswegs dadurch gelöst. Mit dem Tod des Großvaters begannen die Krankheitssymptome der jungen Frau und ihre tiefe Abneigung gegen Männer. Für die Patientin bestand die schrittweise Heilung darin, mit sich und dem Großvater in Versöhnung zu gelangen und die Liebe zu ihm vom Unrecht, das er ihr antat, zu trennen. In diesem Prozess waren Arzneien wie *Lycopodium, Sepia* und *Silicea* hervorragende Helfer, den Konflikt zu lösen. Nach knapp zehn Monaten war die Patientin beschwerdefrei, fühlte sich wie neugeboren und nahm ein Angebot an, als Pfarrerin in Ecuador zu arbeiten. Sie verließ Deutschland mit der Einsicht: „Für mich ist es gut, alle alten Strukturen hinter mir zu lassen und ein neues Leben zu beginnen."

Was wir als Therapeuten aus diesem Beispiel resümieren können, ist der Einsatz von *Thuja*, wenn unklar ist, was es mit Symptomen zu einer bestimmten Uhrzeit auf sich hat. Das empfehle ich auch Therapeuten, die nicht hauptsächlich homöopathisch behandeln. Durch den Lebensbaum tritt alles aus dem Nebel, was das Leben bedroht oder bedroht hat.

2.5.3 Temporäre Belastungen

Die in Kapitel 2.5.2 genannten emotionalen Faktoren können zu chronischen Belastungen werden und führen dann in einen Krankheitszustand. Sie können aber auch temporär auftreten, in sogenannten Lebenskrisen, die zum Menschsein gehören. Berufliche oder private Belastungen können die Patienten unruhig schlafen und schlecht träumen lassen sowie verdrießliche Stimmungen hervorrufen. Es sollten allerdings temporäre Belastungen sein, weil dauerhafte Schlafstörungen die Lösungsorientiertheit behelligt. Nur im ausgeschlafenen Zustand können wir mit wachem Geist und klarem Kopf auf Lösungen sinnen und die Kraft aufbieten, das Blatt zu wenden. Häufig fehlt den Betroffenen ohnehin die Fähigkeit, mit Stress umzugehen, Ereignisse, Menschen und Glaubenssätze loszulassen. Hier ist es Teil der Behandlung, mit Unwägbarkeiten und Stress im Leben umgehen zu lernen.

Schlafstörungen haben in der Regel Krankheitswert. Doch es gibt auch Menschen, deren Schlaflosigkeit nicht unbedingt ein Krankheitssymptom ist. Da mir (Rosina Sonnenschmidt) in der Praxis schon ähnliche Situationen von Patienten geschildert wurden, erlaube ich mir einen Blick in die eigene Vita.

Rückblick

Nachdem ich geboren wurde, stellte sich heraus, dass meine Mutter mit einem Kind „gesegnet" war, das nur wenig Schlaf brauchte. Nach drei bis vier Stunden war ich munter, bereit, dem Leben immer neue Geheimnisse zu entlocken. Jahrzehntelang brauchte ich nicht mehr als vier Stunden Schlaf. Er war tief, erholsam und kurz. Ich war trotz aller Schwierigkeiten und Herausforderungen vom Leben begeistert und entwickelte unterschwellig den Glaubenssatz: Das Leben ist viel zu interessant, als dass ich es durch Schlafen verpasse! Dies degenerierte zu der Vorstellung, etwas im Leben zu verpassen, wenn ich schlafe. Also schlief ich noch weniger. Die beruflichen Anforderungen stiegen jedoch an und die Regeneration von Körper und Geist wäre dementsprechend dringend nötig gewesen. Aber nun konnte ich nicht mehr schlafen. Damit war der Punkt erreicht, an dem meine Gabe, mit wenig Schlaf schöpferisch und körperlich gesund zu sein, ins Kranke kippte. In diesem Prozess ist unschwer die homöopathische Konstitution von *Phosphorus* zu erkennen. Was aber den Prozess aufhielt, meinen gesunden Menschenverstand aktivierte, war und ist der *Calcium*-Anteil. Meine Konstitution *Calcium phosphoricum* enthält die große Spannung von Sesshaftigkeit und Langsamkeit zu Begeisterung und Schnelligkeit. *Calcium* ist der Maßhalter des feurigen *Phosphors*. So war es denn auch dieser „Maßhalter", der mich buchstäblich zur Vernunft brachte, also ein Teil der Persönlichkeit, der noch nicht krank war und mich lehrte: Die höhere Schwingung heilt! Die höhere Schwingung ist die ordnende Kraft, die sich in einem gesunden Lebensrhythmus widerspiegelt. Der *Phosphor*-Anteil war aus den Fugen geraten und tatsächlich zeigte sich bei aller Bodenständigkeit und bei allem Sinn für Rhythmus keine Proportion mehr von Aktivität und Ruhe. Wieder in eine innere Ordnung und zu einem individuell stimmigen Lebensrhythmus zu finden, bedarf der Disziplin. Dazu kann sicher auch ein therapeutischer Impuls von außen hilfreich sein. Aber damals bekam ich kein homöopathisches Mittel, sondern half mir selbst durch kreative Übungen, die mir heute in der Behandlung von Patienten nützlich sind. Die eigene Erfahrung hat mich für Menschen sensibilisiert, die eine ähnliche Veranlagung haben, wenig Schlaf brauchen und überdurchschnittlich schöpferisch sind. Damit der kurze Schlaf tief und erholsam ist, muss im Wachbewusstsein die passende disziplinierende Energie gefunden werden. Es wäre töricht, aus einem Kurzschläfer mittels Therapie einen Langschläfer machen zu wollen. Nicht die Länge des Schlafes ist entscheiden, sondern seine Qualität.

Auch die Freude am Leben, die Begeisterung in der Selbstverwirklichung und ein großes Maß an schöpferischer Kraft können zu Schlafstörungen führen. Die heilsame Botschaft in der Behandlung sollte lauten: „Sie dürfen weiterhin so begeistert und schöpferisch sein, müssen aber dafür nicht Ihren Schlaf opfern. Es ist vollkommen in Ordnung, wenn Sie wenig Schlaf benötigen. Hauptsache, er ist erholsam.“

Ich betone das, weil Kurzschläfer schnell als krank abgestempelt werden, vorzugsweise von Langschläfern. Da der Schlaf in hohem Maß der Regeneration des Nervensystems dient, zeigt sich im Tagewerk, wie stark die Nerven sind, wie jemand mit Konfliktsituationen und Stress umgeht. Ist man geneigt, Probleme sofort zu erkennen und zu lösen, verschleppt man auch keine „Altlasten“ mit in den Schlaf. Kurzschläfer und Langschläfer können gleichermaßen diese Qualitäten erlangen.

Schlafstörungen können temporär auftreten und sind Warnsignale, genauer hinzuschauen, welche Dinge nicht mehr mit der Ordnung des eigenen Lebens übereinstimmen. In diesem Sinn gehören temporäre Schlafstörungen auch zum Leben.

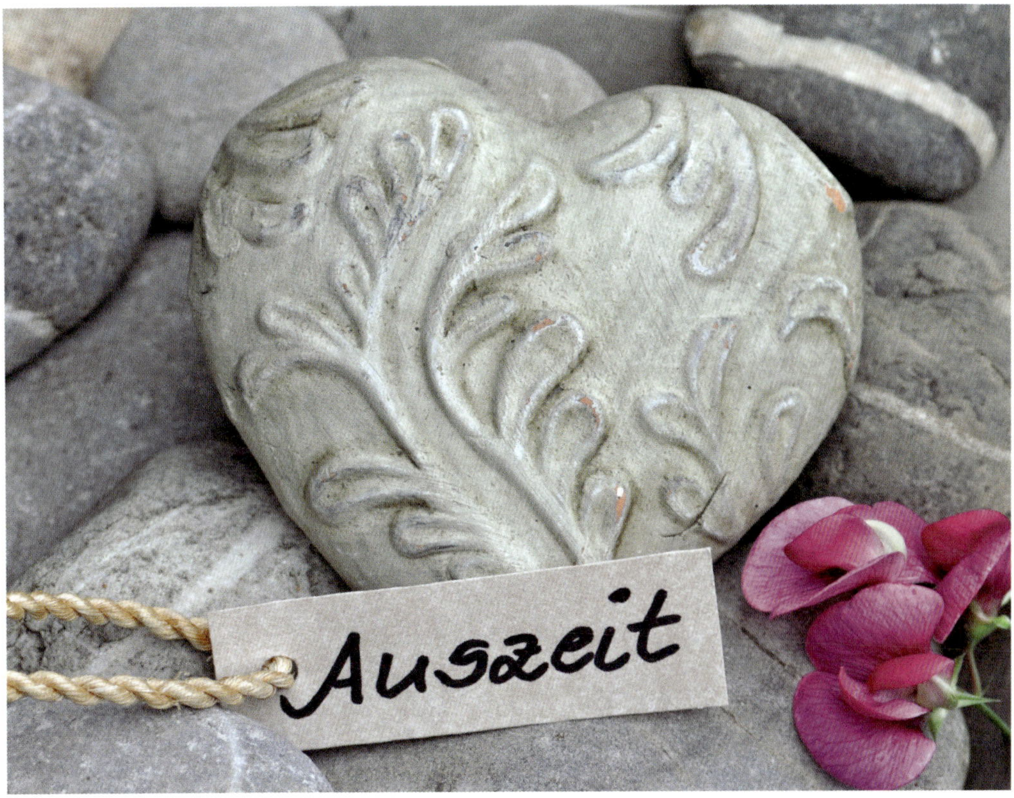
Auszeit

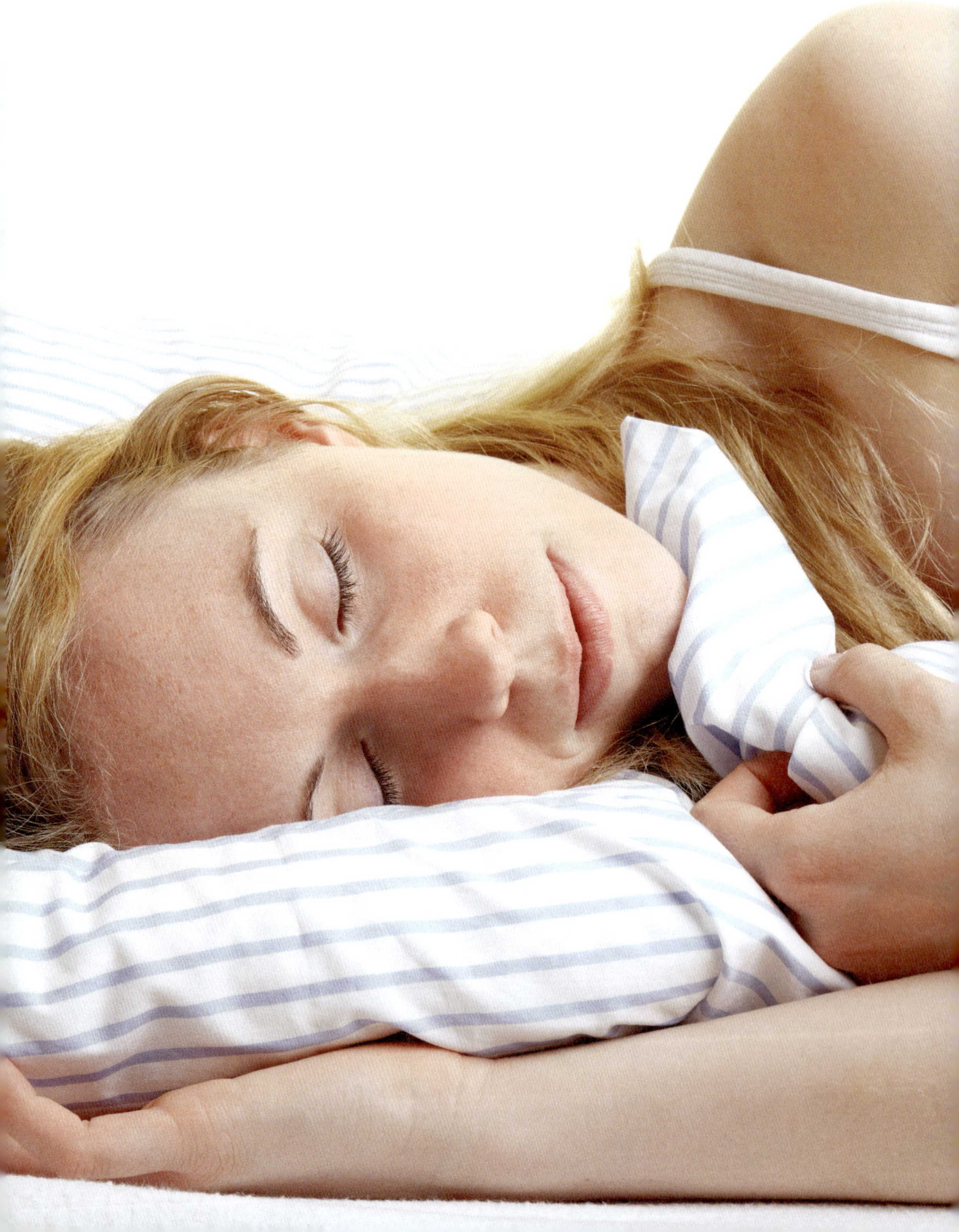

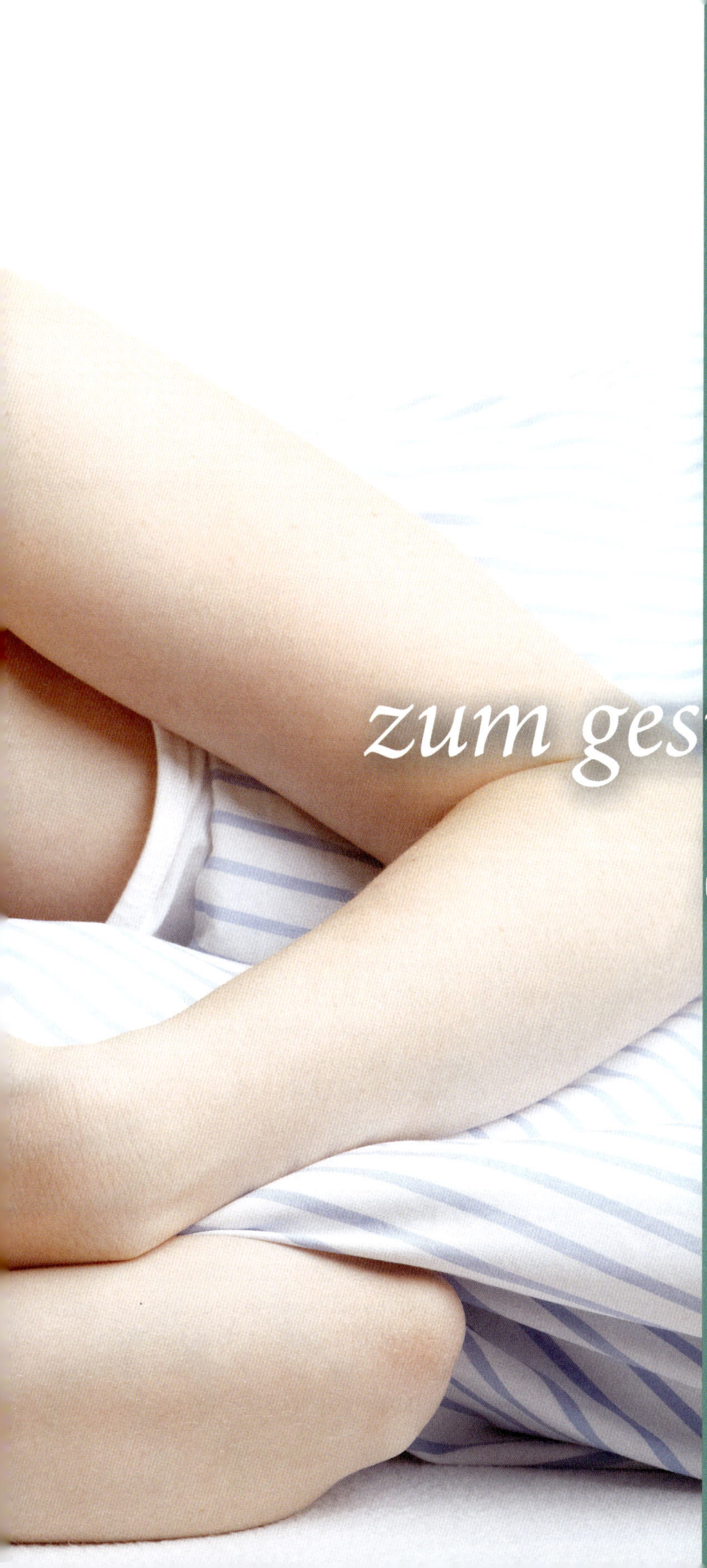

3

Wege zum gesunden Schlaf

Die nachfolgenden Kapitel sind gemäß unserer Behandlung von Schlafstörungen geordnet. Das heißt, sie geben einen Einblick, welche Übungen heilsam sind, welche kleinen Hilfen (Tipps) die Patienten zu Hause anwenden können, was die Naturheilkunde zu bieten hat und welche homöopathischen Arzneien wir einsetzen.

Zu Beginn der Therapie lautet die Devise: Raus aus dem Konsum, rein in die Eigenverantwortung der Tat.

Für die Patienten, die Schlaftabletten regelmäßig einnehmen, heißt das in unserer ganzheitlichen Behandlung: Den Fokus nicht auf den Tablettenkonsum zu legen, sondern hinzulenken auf die vielen Hausaufgaben, damit neue Erfahrungen möglich werden. Vergessen wir nicht, dass in den Tablettenkonsumenten ein schlechtes Gewissen wirkt, dass sie unterbewusst von Schuldgefühlen geplagt werden. Sie wissen, dass es nicht richtig ist, die Schlaflosigkeit mit „Stoff" zu bekämpfen, aber sie finden keine Alternative und sind festgefahren in dem bedingten Reflex „Ich kann nur, wenn ...". Indem wir den Konsum der Schlaftabletten zur Kenntnis nehmen, aber weiter nicht beachten, sondern vor den Patienten die Anteile der ganzheitlichen Therapie ausbreiten, haben sie die Wahl, aktiv mitzuarbeiten oder im Konsum zu bleiben. Im letzteren Falle kommt es zu keiner Zusammenarbeit. Wenn die Patienten sich auf einen ganzheitlichen Therapieweg einlassen, werden Abhängigkeiten jeglicher Art überflüssig. Das sagen wir auch explizit: „Der Griff zur Schlaftablette wird allmählich überflüssig, wenn Sie neue Erfahrungen machen. Und dazu dienen die Hausaufgaben." Das ist eine klare und eindeutige Botschaft, die inzwischen bei uns und bei vielen Kollegen dazu geführt hat, dass Patienten schon am Telefon sagen: „Ich möchte einen Termin und weiß, bei Ihnen muss man mitarbeiten. Das will ich!"

3.1 Erholsamer Schlaf durch Beachten des Lebensrhythmus

Der Lebensrhythmus wird durch den Atemrhythmus bestimmt. Das ist den wenigsten unserer Patienten (leider auch Therapeuten!) bewusst. Folglich müssen wir auch an der Basis ansetzen.

Nun ist es so, dass erfahrungsgemäß bei schweren Schlafstörungen nicht jede Atemtechnik hilfreich ist. Was bei Störungen der Atmung, des Sprechens und Singens hilft, hat mitunter keine tiefgreifende Auswirkung auf den Lebensrhythmus Nr. 1, den Schlaf- und Wachrhythmus. Die Erfahrung lehrt, dass zunächst das Ein- und Ausatmen rhythmisiert, genauer, metrisiert werden muss, damit eine „leere Leinwand" entsteht. Das bedeutet, der Ein- und Ausatemvorgang wird in einer Übung mit Musik gleich lang ausgeführt, zum Beispiel im Viervierteltakt. Der naturgegebene Atemrhythmus im Verhältnis 2 : 3 stellt sich nicht willentlich ein, sondern muss zunächst ausgeschaltet werden, damit er sich gleichsam als „Standardeinstellung" des Organismus wieder einstellt. Das wussten schon vor 4000 Jahren die alten Inder und entwickelten die Atemkunst des Prāṇāyāma, der aus lauter rhythmischen Atemübungen besteht. Diese uralten Übungen dienten nie zum Selbstzweck oder waren gar nur eine Atemtechnik. Für einen natürlich strömenden Atem in der Proportion zwei Zeitanteile fürs Einatmen und drei Anteile fürs Ausatmen benötigt man keine Technik, denn der Organismus hat alle Hilfsmittel wie Zwerchfell und Lungen zur Verfügung. Er weiß, wie man atmet. Nur wir mit unserem Oberflächenbewusstsein meinen, das Naturgesetz ignorieren zu können. Die Folge dieser Hybris sind Krankheiten wie Schlafstörungen.

Halten wir also fest: Rhythmische Atemübungen dienen dazu, die kranke, weil unrhythmische, flache und hektische Atmung zu überwinden. Kann der Atem wieder gleichmäßig fließen und stellt sich sozusagen eine leere Leinwand ein, kann sich auf ihr wieder ein natürlicher Atemrhythmus im Verhältnis 2 : 3 einstellen. In früheren Zeiten wandte man Trommelmusik in einem langsamen Tempo, etwas unterhalb der Pulsfrequenz an, um Ein- und Ausatmung in ein Gleichmaß zu bringen. Später setzte man auch Instrumentalmusik ein, so wie wir es heute auch tun, natürlich mit unserer heutigen Musik.

Das Ziel des Aufgebots rhythmischer Atemübungen ist, den Eigenatem zu entfalten und dadurch zu einem individuellen Lebensrhythmus zu finden. Denn wie Aktivität und Ruhephasen proportional im Leben verwirklicht werden, hängt von vielen Faktoren ab und kann nicht standardisiert werden. Es geht um die grundsätzliche Fähigkeit, einen Rhythmus zu finden, und das muss durch ein ganzheitliches Geschehen in Körper und Geist erlebt werden. In diesem Sinne sind die folgenden Anweisungen zu verstehen. Es gibt eine Musik-CD zu den rhythmischen Atemübungen (siehe im Anhang) und es ist ratsam für Therapeuten wie Patienten, eine praktische Unterweisung zu erhalten[6]. Wir beschränken uns an dieser Stelle um einfache Hilfen, die jeder durchführen kann.

6 Dazu bieten wir spezielle Kurse an. Siehe im Anhang.

3.1.1 Der Weg in die Gelöstheit

Wenn man zu Bett geht, sollte man keine Pläne mehr machen und Gedanken wälzen. Man achte auf seinen Atem, atme sich hinüber in einen Zustand des Unterbewusstseins, dann nimmt am Morgen die bewusste Seite wieder frisch ihre Arbeit auf. Weiterhin sollten wir darauf achten, dass der Kopf nicht zu stark erhöht gegenüber den Füßen liegt, da sonst die Muskeln nicht entspannen und der Schlaf nicht tief sein können. Jegliche Art von Spannung behindert die Nervenzentren, ihre nächtliche Ausgleichsarbeit zu tun und es wird sich in solchem Zustand kein Schlaf einstellen. Wir sollten also an nichts mehr denken im Liegen, sondern nur auf den Atem, das Ein und das Aus achten. Wir fühlen dann, wie sich eine Kühle über den Kopf ausbreitet, was daher rührt, dass sich die Nerven zusammenziehen und neues Nervenfluidum erzeugt wird. Die kreisförmigen Schwingungen des Nervenfluidums (Ausdruck der Gehirnaktivität) wandeln sich zu elliptischen Formen, die das Denken dimmen und das Einschlafen fördern. Beim Aufwachen ist es umgekehrt. Haben die Nerven im Schlaf genügend Nervenfluidum erzeugt, so werden die Schwingungen wieder kreisförmig, Wärme überkommt das Gehirn und wir wachen auf.

Von der inneren Gelöstheit hängt ein guter Schlaf ab. Wer schlecht abschalten und entspannen kann, dem seien vor dem Zubettgehen meditative, entspannende Übungen empfohlen. Drei Beispiele seien als Möglichkeit angeführt. Aber es eignet sich auch jede andere körperliche Entspannungsart.

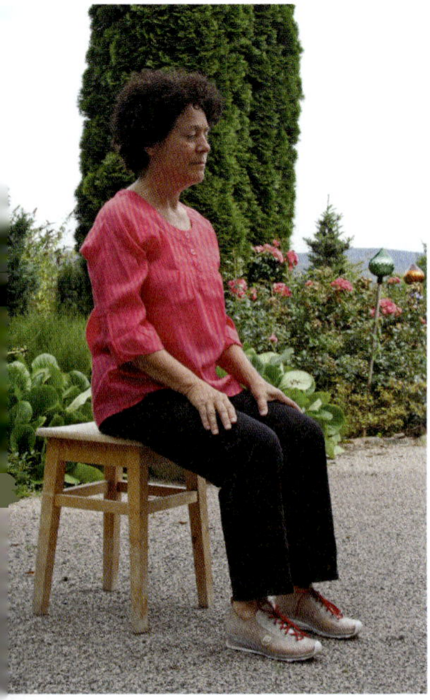

Entspannungsübung 1

Sitzen Sie in einer aufrechten, aber entspannten Haltung. Die Zunge liegt locker am Mundboden und berührt leicht die untere Zahnreihe. Spüren Sie die Erde unter Ihren Fußsohlen. Zunächst geht es um die Entspannung der rechten Körperhälfte.

- Atmen Sie tief ein und führen Sie dabei die Einatemenergie vom rechten Fuß an aufwärts bis auf Herzhöhe und auch von den Fingerspitzen der rechten Hand aufwärts zum Herzen hin.
- Beim Ausatmen gehen Sie gedanklich bewusst denselben Weg zurück – vom Herzen aus – und entspannen dabei alle Muskeln, Organe usw. der rechten Körperhälfte.
- Das Ganze wiederholen Sie dann mit der linken Körperseite. Sie beginnen also beim linken Fuß und folgen während des Einatmens dem Verlauf bis zum Herzen, gleichzeitig auch von der linken Hand aufwärts. Beim Ausatmen gehen Sie denselben Weg zurück und entspannen die linke Körperhälfte.

- Dann führen Sie die Kräfte beim Einatmen vom Nacken an bis zur Scheitelspitze aufwärts. Beim Ausatmen gehen Sie denselben Weg gedanklich zurück und entspannen dabei alle Kopfmuskeln, also Kopfhaut, Kiefer, Zunge usw.

Entspannungsübung 2

- Atmen Sie 7 x in raschen Stößen ein und aus, wobei Sie die Ausatmung immer weiter vertiefen.
- Danach atmen Sie stark aus und stauen die Ausatmung einige Sekunden. Dann atmen Sie wie ein schluchzendes Kind in kurzen Rucken ein (staccato) und hauchen in hörbarem Stöhnen entlastet aus.

Entspannungsübung 3

- Die rechte Hand liegt auf dem Sonnengeflecht, die linke auf dem Nacken. Nach dem Einatmen stauen Sie den Atem für ein paar Sekunden, damit die Kräfte beruhigend zum Gehirn strömen.
- Nach dem Ausatmen halten Sie ebenfalls für ein paar Sekunden inne, wodurch die Kräfte beruhigend zum Solarplexus strömen. Diese Übung gleicht besonders die Energien zwischen dem Arbeits- und Lebensnervensystem aus.

3.1.2 Die Atmung

Wir haben zu Beginn gehört, dass die Erde ein atmender Organismus ist. Über diese Atmung gleicht die Erde die elektrischen und magnetischen Ströme aus. In der Nacht herrschen vor allem die magnetischen Ströme, die dem Prinzip der Einatmung entsprechen. Der Mensch hat durch sein Atemsystem die Freiheit, individuell und in kürzerer Zeit den Ausgleich von magnetischer und elektrischer Energie zu gestalten. Braucht die Erde einen Tag, um die Energien auszugleichen, so kann der Mensch das in wenigen Atemzügen. Diese Erkenntnis ist überaus wichtig, denn sie kann helfen, den Schlaf mithilfe des Atems zu regulieren.

Viele nervöse Zustände beruhen auf einer Reizung durch eine erhöhte Konzentration von Kohlensäure im Blut. Daher ist das verlängerte Ausatmen ein gutes Hilfsmittel, um diese Säuren und damit die Reizung loszuwerden. Außerdem dient diese Übung der Stoffwechselentlastung.

Verlängerte Ausatemübung[7]: Ebbestauen

Wir können diese Übung als „Ebbestauen“ bezeichnen. Wichtig ist es, dabei nicht zu verkrampfen. Wir bleiben während des Ausatmens gelöst und ganz offen.

- Wenn Sie die richtige Haltung eingenommen haben (aufrecht sitzen, Zunge am Mundboden), lassen Sie kräftig den Atem einströmen und geben sich dann dem Ausatemvorgang hin, lassen die Luft immer weiter ausströmen.
- Wenn der muskuläre Vorgang beendet ist und Sie das Gefühl haben, es kommt keine Luft mehr, bleiben Sie doch gedanklich dabei und atmen weiter und weiter still aus.
- Halten Sie den ausgeatmeten Zustand für einige Sekunden.
- Verbleiben Sie in dem Zustand so lange, wie es entspannt möglich ist. Erzwingen Sie ihn nicht.
- Wird der Drang einzuatmen stark, lassen Sie wieder Luft einströmen.
- Warten Sie, bis sich Ihr Atem wieder beruhigt hat.
- Dann atmen Sie wieder so lange als möglich aus und halten den ausgeatmeten Zustand.
- Führen Sie diese Ausatemübung maximal fünfmal durch.
- Diese Ausatemübung können Sie auch im Liegen als Einschlafhilfe nutzen.

7 Vgl. Harald Knauss, "Spirituelle Heilkunst" Bd.2

Verlängerte Einatemübung: Flutstauen

Sind unsere Gedanken zu sehr auf die körperliche Welt und nach außen gerichtet, so kann das Betonen des Einatmens hilfreich sein. Er betont die geistige Seite in uns. Seine Übung geht ganz ähnlich vor sich, nur wird jetzt der Einatem gestaut, was umgangssprachlich als „Luft anhalten“ bezeichnet wird. Aber es ist eher ein „Flutstauen“.

- Nach der zuvor durchgeführten verlängerten Ausatemübung lassen Sie zunächst ein paar Mal den Atem entspannt ein- und ausströmen.
- Dann lassen Sie den Atem so lange ausströmen, bis keine Luft mehr vorhanden ist.

- Gedanklich atmen sie immer weiter ein, auch wenn die Weitung der Atemmuskeln vollendet ist.
- Bleiben Sie gedanklich in der Strömung des Einatmens und zählen die Sekunden, wie lange Sie den eingeatmeten Zustand halten können.
- Gut ist, mit maximal 10 Sekunden Stauen zu beginnen.
- Dann lassen Sie die Luft ausströmen und warten, bis sich die Atmung beruhigt hat.
- Führen Sie die Übung fünfmal durch.

3.2 Nutzen der Morgen-Energie durch Meditation

Warum wohl sind die frühen Morgenstunden in allen spirituellen Schulungen der inneren Einkehr, der Meditation vorbehalten? Weil die kosmische Atmosphäre und die des eigenen Bewusstseins noch ganz frei und offen, ohne Einmischung des Willens, Wollens, Aktivismus und Egoismus sind.

Genieße den frühen Morgen,
gehe in die Natur oder in den Garten,
lausche dem Gesang der Vögel, dem Wispern der Blätter,
bestaune den Tau auf der Wiese, auf den Blättern, Blüten und Spinnweben,
lasse den Atem strömen.
Lade dich auf mit der reinen kosmischen Energie.
Spüre in dich hinein, was zum Erleben kommt.
Beginne so dein Tagwerk.

Die einfachste morgendliche Meditation, die jeder durchführen kann, nannte man seit Buddhas Zeiten „So Sitzen" (Zazen im Japanischen). Später nannte man es „Gewöhnliches" oder „Alltags-Sitzen" (Bonpu-Zen im Japanischen), um alles Spektakuläre und, wie man im Zen-Buddhismus sagt, „jeden Geruch von Erleuchtung" auszuschalten.

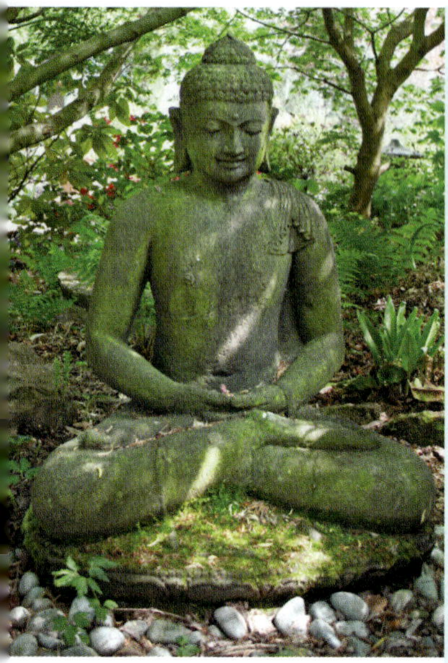

Bonpu-Zen

Mit aufrechter Wirbelsäule sitzen Sie entweder im Schneidersitz mit Kissenunterlage oder auf einem Hocker ohne Lehne. Sie spüren durch sanfte Hin- und Herbewegung die Sitzbeinhöcker. Dadurch ist das Kreuzbein entspannt und öffnet sich das Zentrum, von dem der Atemimpuls ausgeht. Setzen Sie sich vor eine leere Wand oder vor eine freie ungemusterte Stelle (Schrank, Heizkörper, Türe usw.). Sie sollten ungestört sein, ohne Lärm und Telefon.

- Bereiten Sie den Sitzplatz vor, indem Sie eine Decke als Unterlage nehmen und darauf ein Meditationskissen legen, ein Meditationsbänkchen oder einen Hocker stellen.
- Wenn Sie einen kleinen, schlichten Altar gestalten, wählen Sie Gegenstände, die Sie positiv energetisch aufladen. Das können frische Blumen, ein Halter oder ein Gefäß mit Sand für Räucherstäbchen, eine kleine Statue, ein Stein oder ein Bild sein.
- Wenn Sie Räucherstäbchen verwenden, achten Sie darauf, dass sie nicht zu intensiv sind. Nehmen Sie eines, zünden es an, verneigen sich damit vor dem Altar und stecken es dann in die jeweilige Vorrichtung (z. B. in den Sand).
- Gehen Sie nun zu Ihrem Sitzplatz.
- Verneigen Sie sich mit gefalteten Händen (Gassho) zuerst zum Raum gewandt = Ehrung der Außenwelt.
- Verneigen Sie sich zur Wand gewandt = Ehrung der Innenwelt.
- Sie bewegen sich immer im Uhrzeigersinn = Organuhr = energetische Nahrung.
- Za-Zen wird zur Wand gewandt geübt.
- Stellen Sie eine Eieruhr am Anfang auf fünf Minuten und stülpen darüber eine kleine Schale, damit das Klingeln leise ist.
- Setzen Sie sich nun hin und pendeln in größeren, dann immer kleiner werdenden seitlichen Schwüngen hin und her, bis Sie das Gefühl haben, die Wirbelsäule ist gerade = in die Ruhe gekommen.
- Wer auf einem Stuhl sitzt, lasse die Füße auf dem Boden ruhen. Damit die Füße nicht erkalten, kann man warme Socken anziehen und eine Decke unterlegen.

- Halten Sie die Augen geöffnet, aber den Blick gesenkt, sodass die Augen entspannen. Fixieren Sie nichts, richten Sie den Blick nach innen durch die Aufmerksamkeit auf die Übung.
- Legen Sie die rechte Hand geöffnet auf den Schoß und die linke Hand hinein; die Daumen berühren sich ganz zart. Diese Mudra bedeutet: Die Sonne (rechte Hand) trägt die Erde (linke Hand); die Gegensätze werden eins (die Daumenberührung). Dies ist unabhängig von Links- oder Rechtshändigkeit durchzuführen.
- Die leicht kreisförmige Handhaltung hält die Energie und lässt sie kreisförmig fließen. Sowohl die Sitzhaltung als auch die Handhaltung stehen für geschlossene Kreisläufe, damit keine Energie verloren geht.
- Wenn die Zen-Runde beginnt, wird weder die Sitzhaltung noch die Handhaltung geändert.
- Achten Sie darauf, dass die Zunge locker auf am Mundboden liegt und die Kiefergelenke entspannt sind. Dadurch bleibt die Rückenmuskulatur locker und fließt der Atemstrom gleichmäßig.
- Zählen Sie nun die Ausatemzüge immer wieder von 1 bis 10. Folgen Sie nur dem Atem. Es gibt keine Atemtechnik zu beachten, nichts Besonderes zu erlernen. So wie der Atem fließt, ist er richtig.
- Wenn der Geist abschweift, macht das gar nichts. Erinnern Sie sich einfach wieder an die Übung. Setzen Sie das Zählen der Atemzüge fort, wo Sie aufgehört haben oder fangen Sie wieder von vorne an.
- Alles was Sie körperlich empfinden, alle Bilder, Erkenntnisse, Ideen oder Wahrnehmungen lassen Sie wie Wolkenschiffchen vorbeisegeln und sammeln Ihr Bewusstsein immer wieder auf die Übung.
- Alle Abschweifungen vom Meditationsinhalt sind Zeichen von Verspannung und Einmischungen des Ego-Bewusstseins. Sie sind ohne jede Bedeutung.
- Wenn die Uhr klingelt, bewegen Sie sich seitlich pendelnd erst in kleinen, dann in immer größer werdenden Schwüngen = wieder in den Alltag zurückkehren.
- Stehen Sie auf, falten die Hände (Gassho), verneigen sich erst zur Wand gewandt, dann zum Raum gewandt.

Fünf Minuten sind nicht lang. Die Sitzzeit kann langsam von fünf auf sieben, dann auf zehn Minuten gesteigert werden. Es kommt nicht auf die Länge der Meditationszeit an, sondern allein auf die Qualität. Das Wort „buddha" bedeutet „Erwachter" und der historische Buddha lehrte seine bunte Schülerschar aus allen sozialen Schichten: fünf Minuten vollkommener innerer Sammlung heißt, fünf Minuten wach (buddha) zu sein. Das gilt auch für uns heute: Qualität vor Quantität. Das Bedürfnis nach längerer Meditationszeit muss sich von alleine entwickeln, ohne jeden Zwang, ohne Ziel und Erwartung. Das ist schwer genug!

Praxistipp

Fünf Minuten sich in der Natur mit der reinen, klaren, unverbrauchten Energie aufzuladen und fünf Minuten „Bonpu-Zen" zu üben, ist quantitativ wenig Aufwand.

Aber die qualitative Wirkung auf das Bewusstsein ist enorm. Erst wenn das ein Schlafgestörter in die Praxis umsetzt und damit seine Erfahrungen macht, können wir uns therapeutisch dem „anderen Ende" des Tages, dem Abend und der Vorbereitung auf die Nacht zuwenden. Zuerst muss ein anderes Lebensgefühl im Wachbewusstsein entstehen, dann neigt sich der Tag auch auf andere Weise. Wir erleben immer wieder, dass Patienten alleine schon durch diese einfache Übung zuversichtlicher, hoffnungsfroher, entspannter werden und plötzlich schlafen können. Mag sein, dass das noch nicht anhält, aber sie erfahren, was möglich ist, weil sie mit einem neuen Bewusstsein den Tag beginnen.

3.3 Morgenübungen

Es gibt viele Wege, sanft und dennoch effektiv die Morgenenergie (► Abb. 27) zu nutzen und in die Schaffenskraft zu gelangen. Dazu gibt es einige einfache, aber wirksame Übungen.

1. Schritt: Aufwachen und Aufstehen

Nach dem direkten Aufwachen sollten Sie sich noch im Bett recken und strecken. Ein gutes Beispiel geben uns Katzen, wie sie sich genüsslich nach allen Seiten recken nach dem Schlaf.

Aufwachübung: Räkeln wie eine Katze

- Gehen Sie nie direkt und schnell in die senkrechte Stellung.
- Recken Sie die Körperglieder der rechten und linken Seite abwechselnd.
- Richten Sie sich dann auf und lassen Sie sich wie ein Sack wieder zurückfallen.
- Das machen Sie dreimal.
- Danach rollen Sie sich aus dem Bett und gehen direkt vor dem Bett in die kniende Stellung.
- Beim Einatmen beugen Sie die Stirn zu Boden und halten den Atem an.
- Beim Ausatmen richten Sie den Körper wieder auf.
- Tun Sie das ebenfalls dreimal.

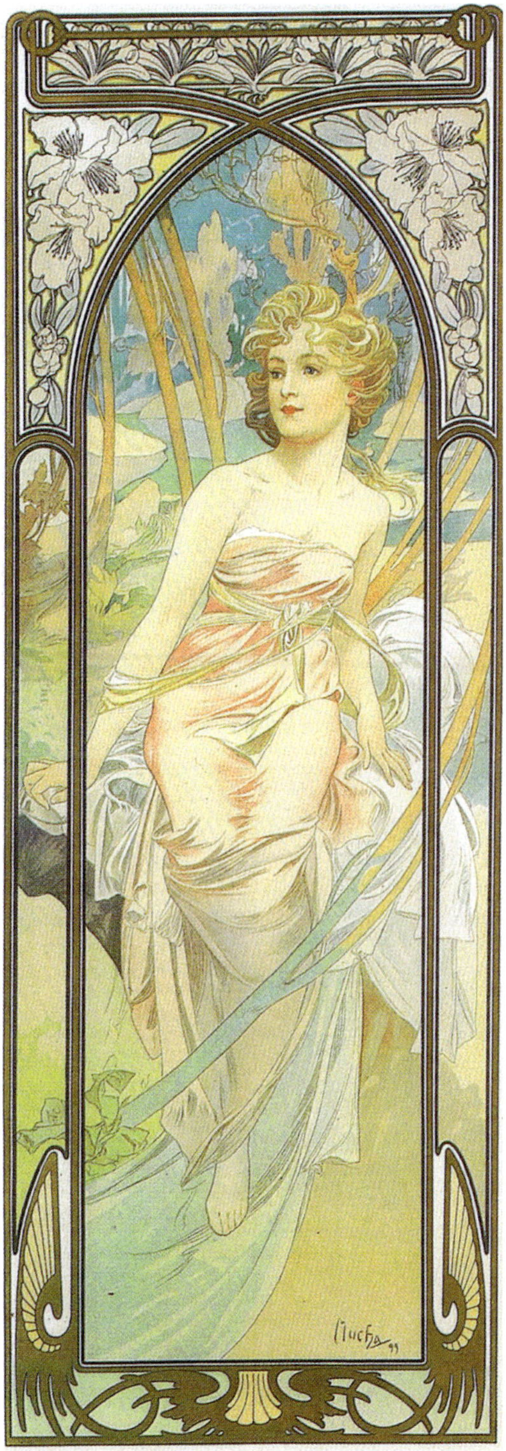

Abb. 27 Morgenerwachen

2. Schritt: Körperpflege

Nach dem Aufstehen mit einem feuchten Schwamm den ganzen Körper abreiben (am besten mit kaltem Wasser, dem man etwas Obstessig oder Natron hinzufügen kann). Sehr empfindliche oder geschwächte Menschen können wärmeres Wasser nehmen. Danach mit den Handflächen trocken reiben.

Praxistipp

Empfehlenswert ist am Morgen direkt nach dem Aufstehen das Felke-Sitzreibebad (► Abb. 28). In einer Wanne ist eine Handbreit hoch Wasser eingefüllt. Am Morgen kurz in das Wasser setzen, das Wasser zum Bauch hin schaufeln und in die Leisten abstreichen. Dadurch wird das Immunsystem noch viel stärker angeregt als durch eine kalte Dusche. Wenn es möglich ist, die Wanne (kann auch eine Plastikwanne sein) über Nacht im Freien (Garten, Terrasse, Balkon) stehen lassen, lädt sich das Wasser über Nacht magnetisch auf.

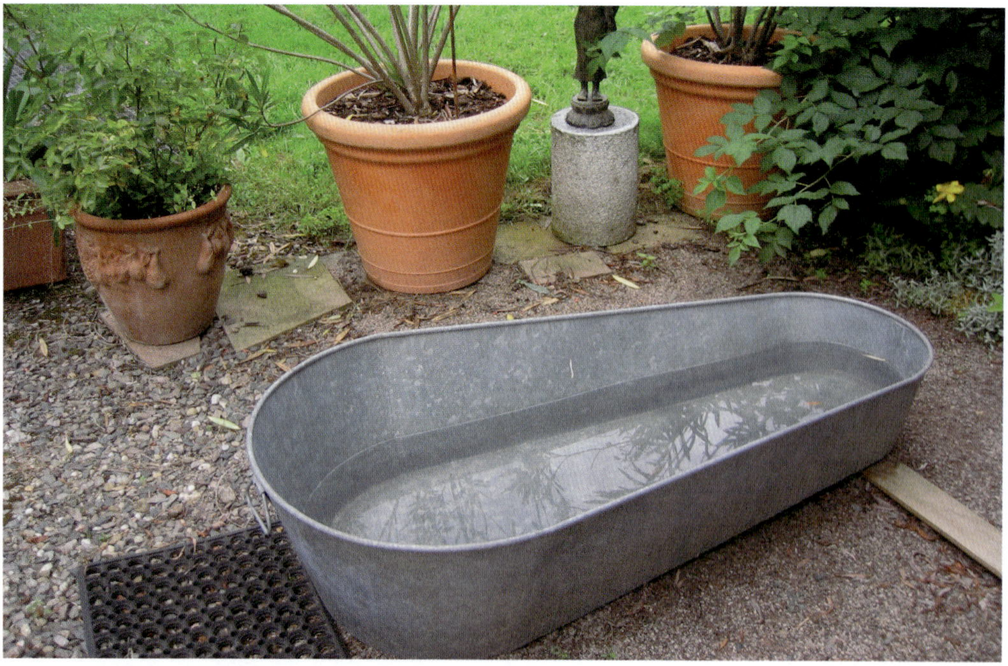

Abb. 28 Felkewanne

Wer nicht im Freien das Sitzreibebad durchführen kann, lasse über Nacht eine Sitzwanne in der Badewanne oder in der Duschkabine stehen. Auch dort wird über Nacht das Wasser magnetisch aufgeladen und entwickelt dadurch besondere Heilkräfte. Unsere Patienten sind davon begeistert, wenn sie erst einmal den Glaubenssatz überwunden habe, sie vertrügen kein kaltes Wasser. Da man direkt aus dem warmen Bett in die Sitzwanne steigt, wird der Körper gar nicht kalt und friert deshalb nicht. Allerdings sollten Menschen, die unter körperlicher oder nervlicher Schwäche leiden, kalte Bäder so lange meiden, bis ihr Energiesystem wieder stark ist.

Auch das Tautreten nach Pfarrer Kneipp ist sehr hilfreich. Danach sollte man die Füße mit den Händen klopfen und kneten, bis sie warm und trocken sind. Oder man nimmt danach ein heißes Fußbad, in das man etwas Senfpulver gibt, um den Leberstoffwechsel anzuregen. Danach die Füße abreiben und mit einem guten Öl einreiben.

3. Schritt: Morgenübungen

Sehr gut für den Morgen eignen sich Atem- und Drüsenübungen, wie sie in der Reihe „Spirituelle Heilkunst" ausführlich dargelegt sind.[7] Wichtig sind die offenen, aufbauenden, lichten Gedanken beim morgendlichen Üben.

7 Vgl. H. Knauss, Spirituelle Heilkunst Bd. 2 und 3

1. Morgenübung: Energie sammeln

Diese Übung ist im Freien besonders wirksam. Sie können sich dabei barfuß durch eine morgenfrische Wiese bewegen („Tautreten nach Kneipp") oder auch auf dem Rasen des Gartens laufen.

- Stellen Sie sich auf die Zehenspitzen.
- Recken Sie die Arme nach oben und stellen Sie sich vor, wie Sie kosmische Energie (Prāṇa) mit den Händen aus der Luft sammeln.
- Das geschieht mit dem Einatmen.
- Drängt es Sie auszuatmen, werden Arme und Oberkörper bei gestreckten Beinen zum Boden hin gebeugt und dabei atmen Sie aus.
- Diese Übung machen Sie dreimal hintereinander.

2. Morgenübung: Der Sonnengruß

Für diese Übung verwenden Sie das Lied „Salam aleikum"8. Sie singen während des Übens, entweder stets auf den Text „Salam aleikum" oder „Oh Friede sei im Herzen mein".

- Sie stehen wieder in der richtigen Haltung.
- Die Arme sind zum Himmel gereckt, um die Verbindung zum Himmel zu suchen.
- Die Handgelenke sind locker und die Hände leicht nach hinten geneigt, damit eine Dehnung entsteht.
- Sie beugen sich nach vorne, bis die Hände, wenn möglich, den Boden berühren.
- Dabei atmen Sie aus.
- Sie können sich vorstellen, als gäbe es im Lendenwirbelbereich ein Gelenk, mittels dessen Sie sich beugen wie ein Stehaufmännchen. Wirbel für Wirbel wird abgerollt, jede ruckartige Bewegung vermieden.
- Die nach außen zeigenden Handflächen sollten dabei das Gefühl haben, als würden sie die entfernt liegende Wand berühren. Das bewirkt eine zusätzliche Ausdehnung unseres Kraftfeldes.
- Die Hände berühren den Boden, um Wärme und Kraft aus der Erdmitte zu tanken.
- Beim Aufrichten zeigen die Handflächen jetzt zum Körper.
- Führen Sie die Arme nach oben, wobei die Fingerspitzen nach oben zeigen.
- Dann beugen Sie sich nach links zum Boden und gehen auf der linken Seite nach unten und wieder nach oben.
- Dann erfolgt dasselbe auf der rechten Seite.
- Zum Abschluss führen Sie die Aufwärts- und Abwärtsbewegung noch einmal in der Mitte durch.
- Am Ende führen Sie die Hände halbkreisförmig seitwärts und falten die Hände auf der Höhe der Körpermitte wie zum Gebet.
- Dort vibrieren oder frottieren Sie leicht den Solarplexus.

8 Übungs-CD „Spirituelle Heilkunst" mit Liedern ► im Anhang

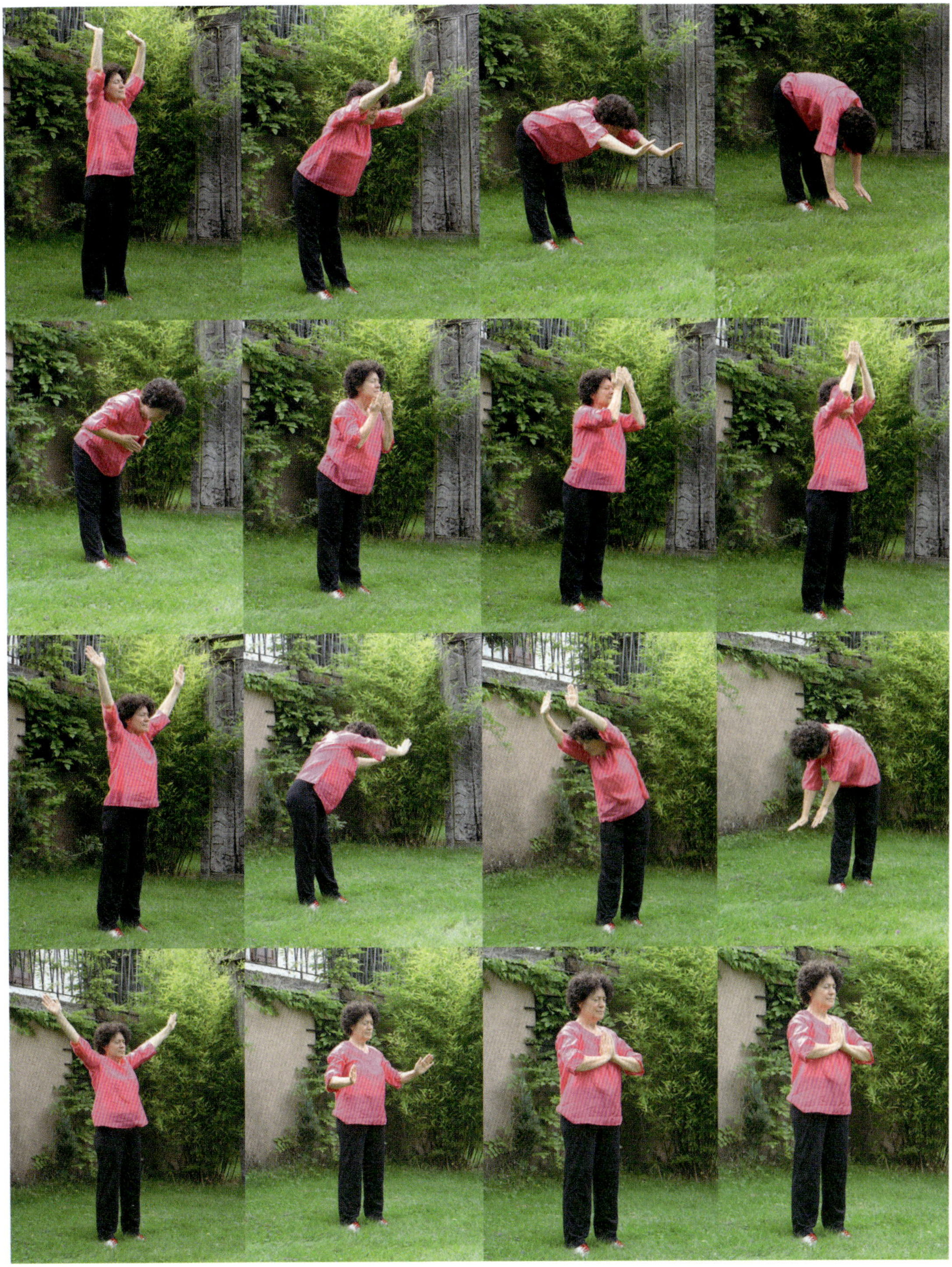

Abb. 29 Sonnengruß

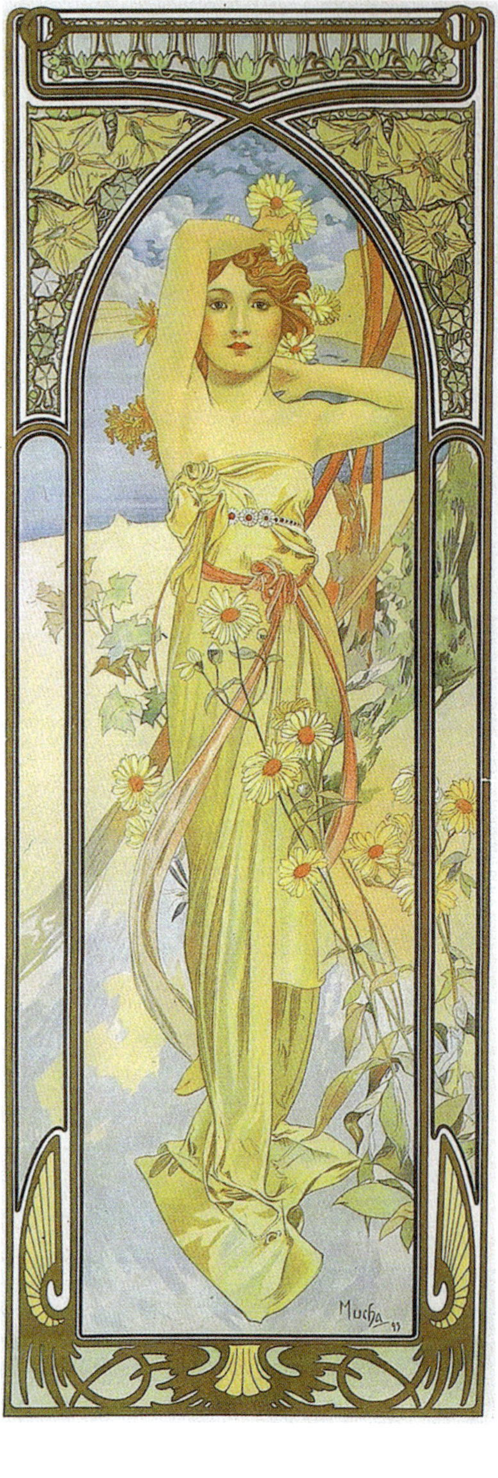

Diese Übung (► Abb. 29) machen Sie vier Mal, das heißt in alle vier Himmelsrichtungen. Jede Himmelsrichtung wird durch die Abfolge: Mitte – linke Seite – rechte Seite – Mitte bedient. Am Morgen beginnen wir die Übung mit Blick nach Osten, gehen weiter über Süd, West und Nord.

Mit diesen einfachen Übungen sind wir bereit für das Tagwerk (► Abb. 30).

Der moderne Alltag ist heute zwar viel weniger durch muskuläre Arbeit geprägt, dafür stellt er aber höchste Anforderungen an unser Nervensystem. So gesehen geht es uns nicht viel besser als den körperlich schwer arbeitenden Menschen früher. Nur die Beanspruchung an den Organismus hat sich verschoben. Heute verbrauchen wir unendlich viel Nervenkraft. Daher ist es unumgänglich, einen Rhythmus in den Tagesablauf zu bekommen, um die Nervenkraft zu bewahren. Das ist gar nicht so schwer, wie man denkt.

- Gönnen Sie sich nach jeder Stunde Arbeit zwei bis drei Minuten Pause und führen Sie eine kleine Übung aus.
- Atmen Sie schluchzend ein und strecken dabei die Hände nach oben.
- Dann atmen Sie stöhnend, gähnend aus.
- Sie können das Abstöhnen verstärken, indem Sie möglichst lange auf den Ausatem ein „Auwauwauwau …" sprechen. Das ist besonders heilsam, wenn sich viel Stress in unserem Körper angesammelt hat. Der verlängerte Ausatem hilft, den Stress abzubauen.
- Achten Sie darauf, zur Mittagszeit abzuschalten, um sich auf das Essen zu konzentrieren.
- Wenn Sie von der Arbeit heimkehren, sollten Sie wirklich abschalten und sozusagen die Türe schließen.

Abb. 30: Tagesgeschäftigkeit

3.4 Beenden des Tagwerks

Wer tagsüber gearbeitet hat – in welcher Art und in welchem Quantum auch immer – sollte lernen, wie bei einer guten Geschichte einen Abschluss zu finden. Wenn es Zeit ist, schlafen zu gehen, verordnen wir folgende Übung.

Rückblick auf das Tagwerk

- Verweilen Sie kurz vor der Schlafzimmertüre.
- Stellen Sie sich vor, dass Sie einen Rucksack auf dem Rücken tragen, in dem alles, was zum Tag gehörte, enthalten ist.
- Streifen Sie diesen Rucksack bewusst ab und stellen ihn irgendwo an die Seite außerhalb des Schlafraums.
- Betreten Sie nun das Schlafzimmer und legen sich ins Bett.
- Legen Sie sich auf den Rücken, falten Sie die Hände schließen die Augen.
- Lassen Sie den Atem gleichmäßig strömen (Zunge am Mundboden).
- Nun gehen Sie zur zweiten Übung über, indem Sie wohlgefällig auf Ihre Werke schauen.
- Lassen Sie wie in einem Film Ihr Tagwerk an sich vorüberziehen und senden nur den einen Gedanken, wiederholend wie ein Mantra: **„Ich schaue wohlgefällig auf meine Werke."**
- Nichts wird beurteilt, verurteilt, kritisiert, bedauert, denn Sie haben Ihr Bestes getan.
- Wo es nicht ausreichte, wo etwas nicht gut gelang oder fehlschlug, lassen Sie es vorüberziehen und schauen wohlgefällig auf Ihre **Intention, Ihr Bestes gegeben zu haben.**
- Wissen Sie, morgen früh stehen Ihnen wieder alle Möglichkeiten offen, ein Neubeginn, eine neue Chance, Sie betreten dann die Bühne des Lebens wieder rein und mit unverbrauchter Energie.
- Schauen Sie wohlgefällig auf das, was Sie Gutes getan haben. Nur das zählt und bringt Sie voran.

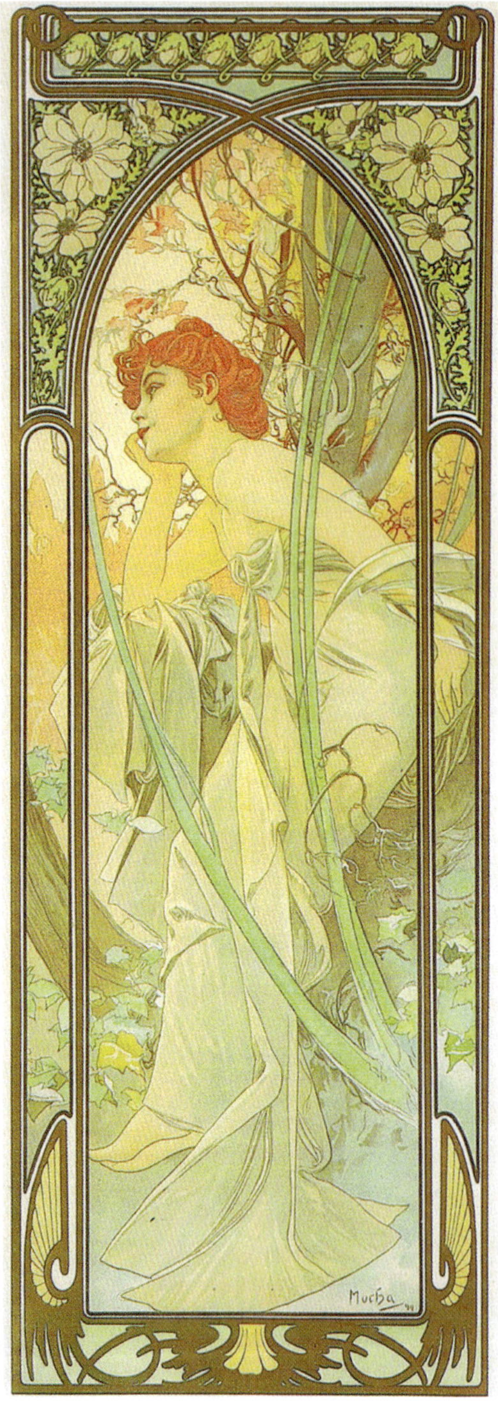

Auch diese Übung ist nicht zeitaufwändig, aber von großer Wirkung. Da alles Einfache nicht leicht ist, fällt es auch den Patienten nicht leicht, den Fokus zu ändern. Denn, wie wir alle aus eigener leidvoller Erfahrung wissen, hängen wir an dem fest, was wir nicht geschafft, erledigt, abgearbeitet haben sowie am Mangel. Daraus kann nichts Heilsames und Schöpferisches erwachsen. Folglich müssen wir lernen loszulassen, was (noch) nicht gut, optimal oder zufriedenstellend war, und uns mit der Fülle, dem Gelungenen, Positiven, der spirituellen Intention verbünden. Das ist die gute Wegbereitung zum Schlaf und zum nächsten Morgen.

Der Abend (▶ Abb. 31) dient dem Loslassen und Entspannen.

Ein entspannender Spaziergang oder leichte Übungen sind hilfreich. Wenig günstig ist starke sportliche Betätigung, da sie zwar muskulär erschöpft, auch Schlacken abarbeitet, aber die Nerven entspannen sich nicht. Zwei einfache Übungen empfehlen wir: die rhythmische Atemübung (▶ Abb. 32) und die klingenden Körperbewegungen (▶ Abb. 33).

Abb. 31 Abendträumerei

Rhythmische Atemübung

Wir verwenden von der CD „Spirituelle Heilkunst"[9] den Track 1.

- Wählen Sie zwei Stöcke, die etwa die Dreiviertellänge eines Besenstiels haben.
- Malen Sie auf ein kleines Blatt einen schwarzen Punkt in der Größe eines Eurostücks.
- Hängen Sie dieses Blatt vor sich an die Wand, in Augenhöhe, wenn Sie knien.
- Der Abstand sollte etwa ein Meter sein.
- Beim Üben bleibt der Blick entspannt (nicht starr fixiert) auf den schwarzen Punkt gerichtet.
- Sie üben im Knien und lassen sich sanft auf die Knie nieder.
- Nehmen Sie die zwei Besenstiele und halten Sie sie mit gestreckten Armen.
- Der Abstand der Stäbe zum Körper sollte volle Armlänge betragen.
- Umfassen Sie mit den Händen die Stäbe und spannen beim Einatmen die Fäuste fest an.
- Dabei atmen Sie im Rhythmus der Musik, im Viervierteltakt: Sieben Sekunden ein, eine Sekunde den Atem stauen, sieben Sekunden ausatmen, wieder eine Sekunde anhalten.
- Diese Übung harmonisiert das Energiesystem und wirkt auch auf die Gefühle ausgleichend.[10]

9 ▶ Anhang
10 Mehr zur Macht des Atems ▶ Harald Knauss *Spirituelle Heilkunst Bd. 2*

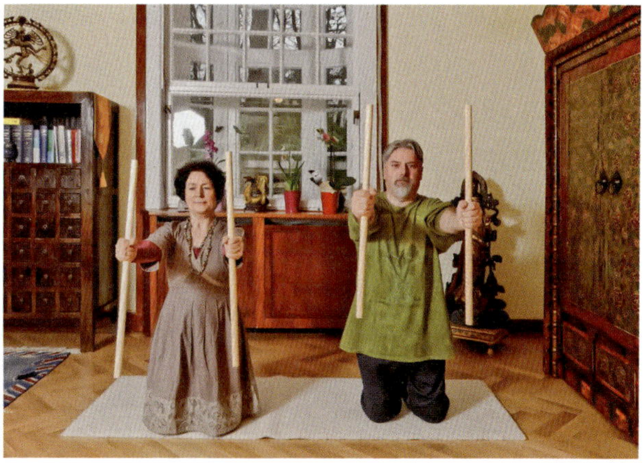

Abb. 32 Rhythmische Atemübung

Klingende Körperbewegung „Ja, ganz entspannt, gelassen“[11]

Die Übung ist dazu gedacht, in die Stille zu kommen – und zwar auf allen drei Ebenen: Auf der Körperebene in die physische Gelöstheit, auf der Gefühlsebene in die Gelassenheit und auf der Mentalebene in die Ruhe und Stille. Die Verbindung dieser drei Ebenen ist ein zutiefst spiritueller Vorgang, bei dem wir erleben können, wie wir frei werden von Gedankeneinmischungen. Dadurch sind wir empfänglich für Inspirationen und stärken die Intuition. Die Übung wird im Stehen ausgeführt. Sprechen Sie zunächst den Liedtext:

Ja ganz entspannt gelassen,

Sich ergeben seinem Tun,

Das Herz, Gesinn erfassen,

Uns einführt zum Eigentum.

Versuchen Sie dann die Melodie zu lernen, singen Sie mit. Dann folgen Körperposen mit Lied und Text:

- *Ja ganz entspannt* – Arme und Hände zum Himmel recken.
- *Gelassen* – Arme in zwei Stufen seitlich bis in die Waagrechte führen, wobei die Handflächen nach oben zeigen.
- *Sich ergeben seinem Tun* – Hände seitwärts, abwärts zum Boden führen, wobei Handflächen zum Boden zeigen und eventuell berühren.
- *Das Herz* – Beide Hände nach oben führen und über das Herz legen.
- *Gesinn* – Beide Hände seitlich über den Kopf erheben, wobei sich die Handflächen oberhalb des Scheitels wie zum Gebet berühren.
- *Erfassen* – Die Hände in Gebetshaltung auf den Scheitel auflegen.
- *Uns einführt zum Eigentum* – Hände seitwärts hinab führen und gekreuzt auf das Bauchgeflecht auflegen.

11 Diese Übung ist aus der Reihe "Spirituelle Heilkunst Bd. 4"

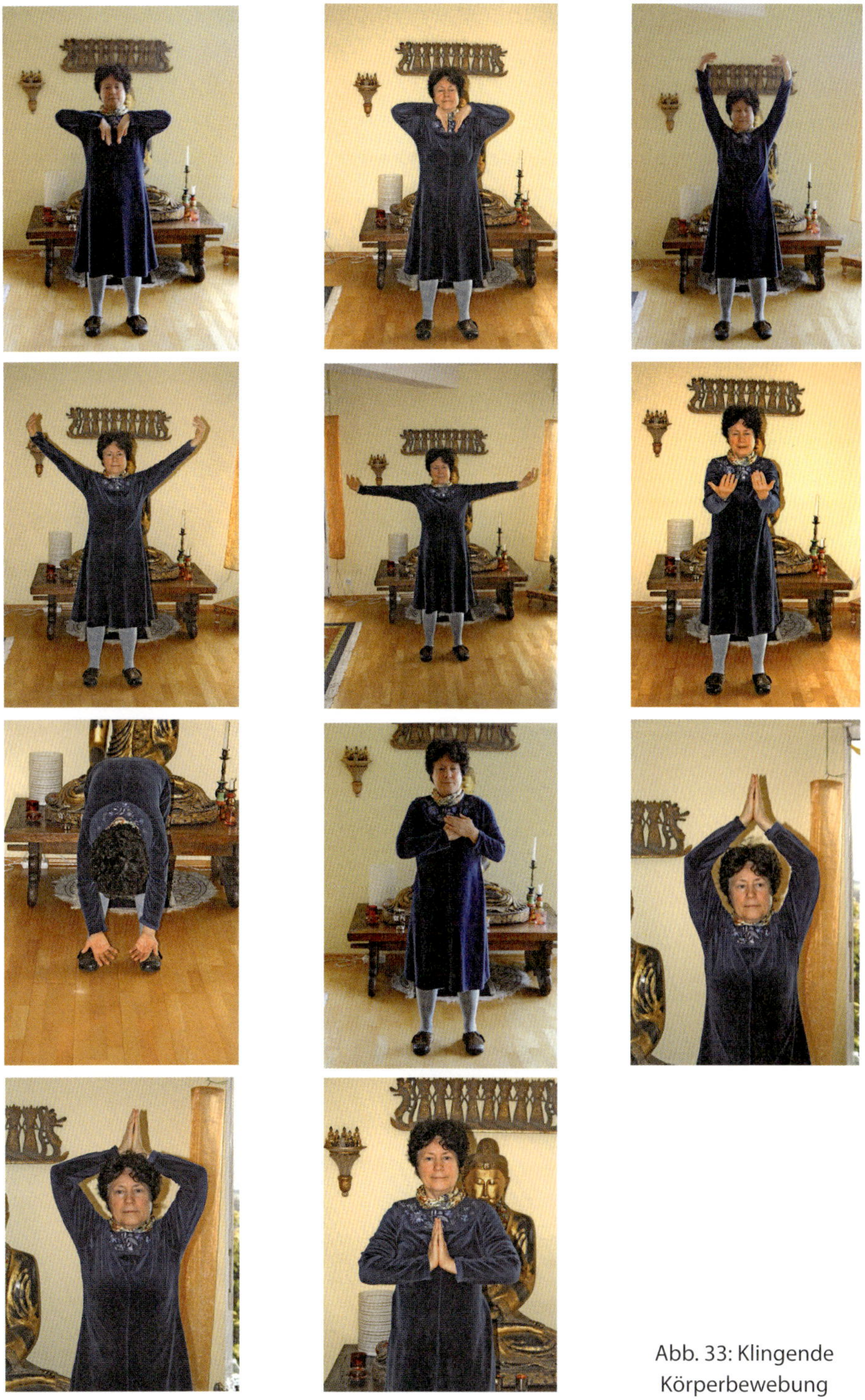

Abb. 33: Klingende Körperbewebung

Das ist eine der beliebtesten Übungen bei Therapeuten wie Patienten, weil Text, Geste und Melodie unmittelbar zum Erleben bringen, was Gelassenheit ist. Am Anfang sind die Bewegungen vielleicht noch eckig. Aber mit fortschreitendem Üben entsteht ein harmonischer Energiefluss.

Diese Übung ist ideal, um sich für die Nachtruhe vorzubereiten. Das Einschlafen fällt leichter. Gerade der gleichmäßige Atem und das Wissen um die Wirklichkeit einer geistigen, göttlichen Intelligenz sind extrem wichtig für das Einschlafen. Über den Atem strömen die kosmischen, göttlichen Kräfte in uns hinein und über den Blutstrom erreichen sie jede Zelle in uns. Vertrauen wir uns ihnen an, haben wir Zuversicht in ihr Wirken, können wir während des Schlafens Heilkraft erfahren. Unsere Gedanken beim Einschlafen verwirklichen sich dann. Das Lebensnervensystem führt im rhythmischen Pulsieren von Herzschlag und Atem aus, was wir ihm bewusst über das Arbeitsnervensystem beim Einschlafen auftragen. Wir können uns also gesund schlafen.

Auch das Sprechen eines eigenen erhebenden Gebetes hilft, Abstand zum Tagesgeschehen zu bekommen und gibt uns gleichzeitig gute Gedanken mit in den Schlaf (►Abb. 34).

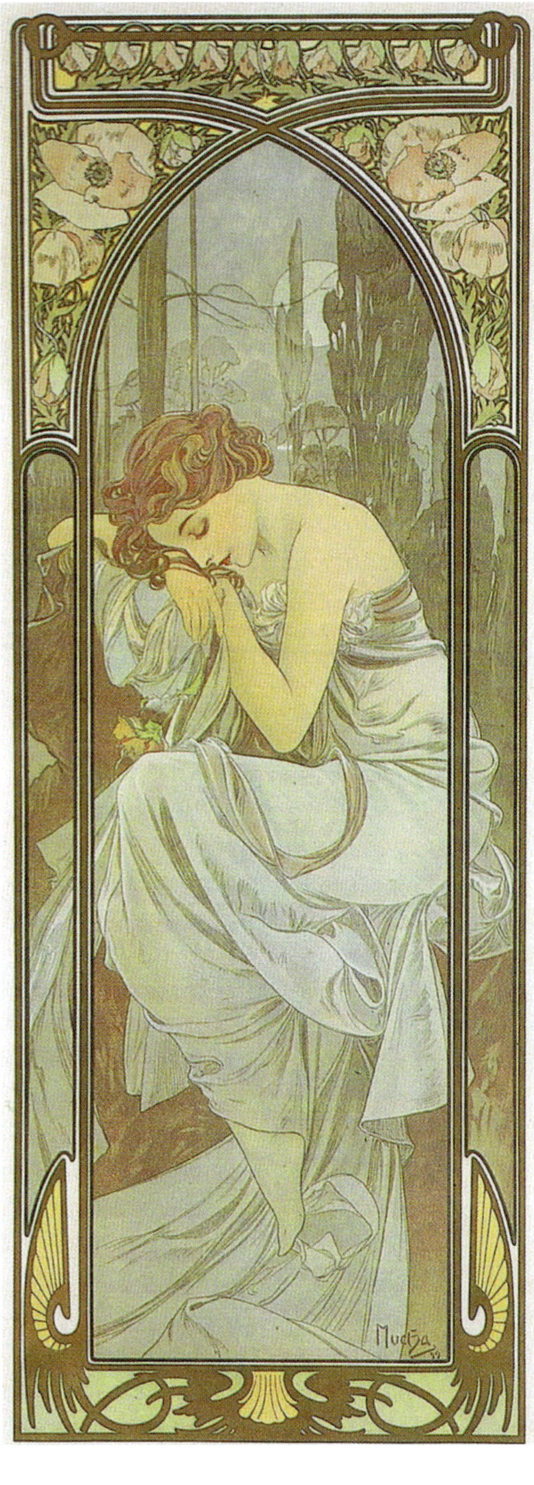

Abb. 34 Nachtruhe

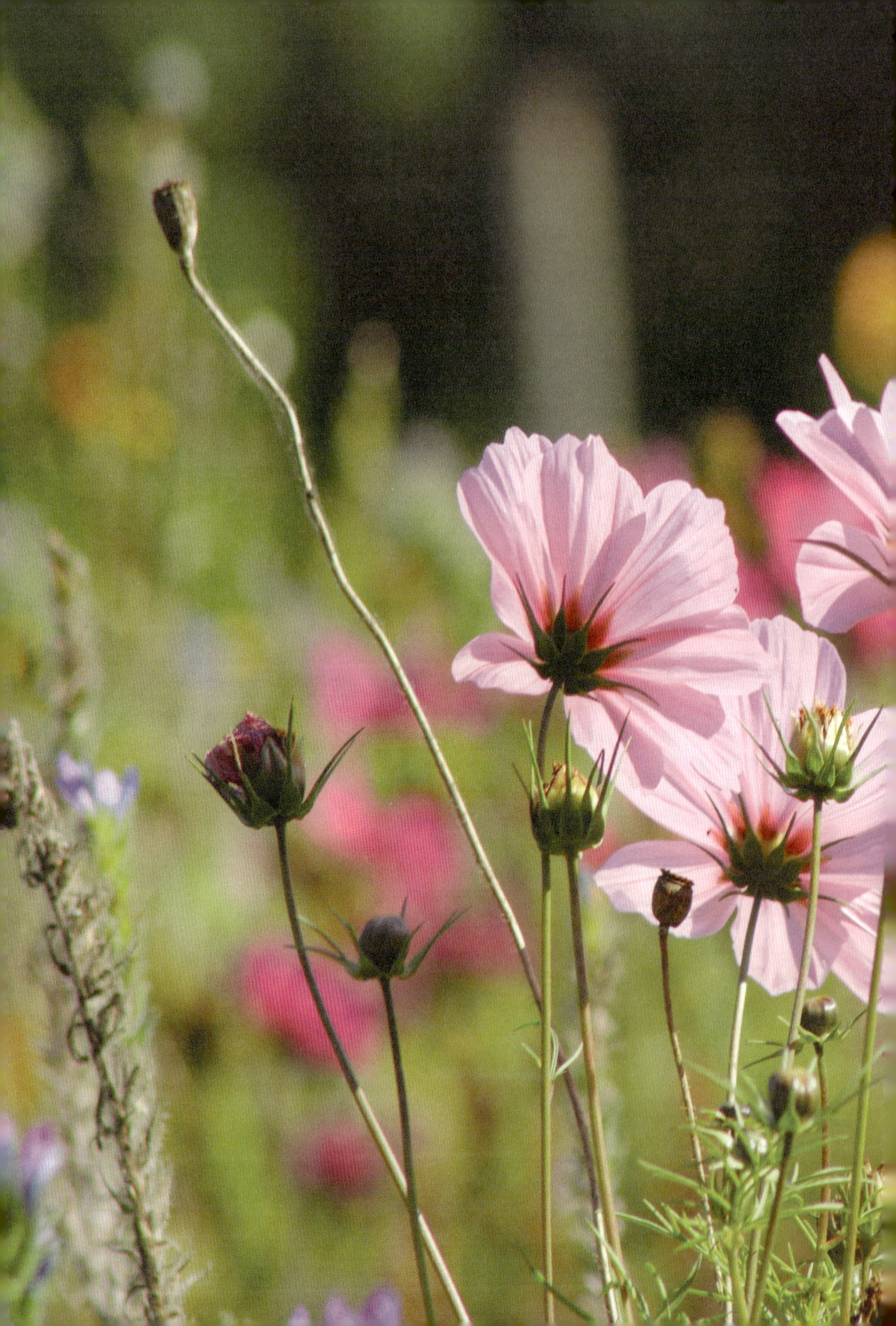

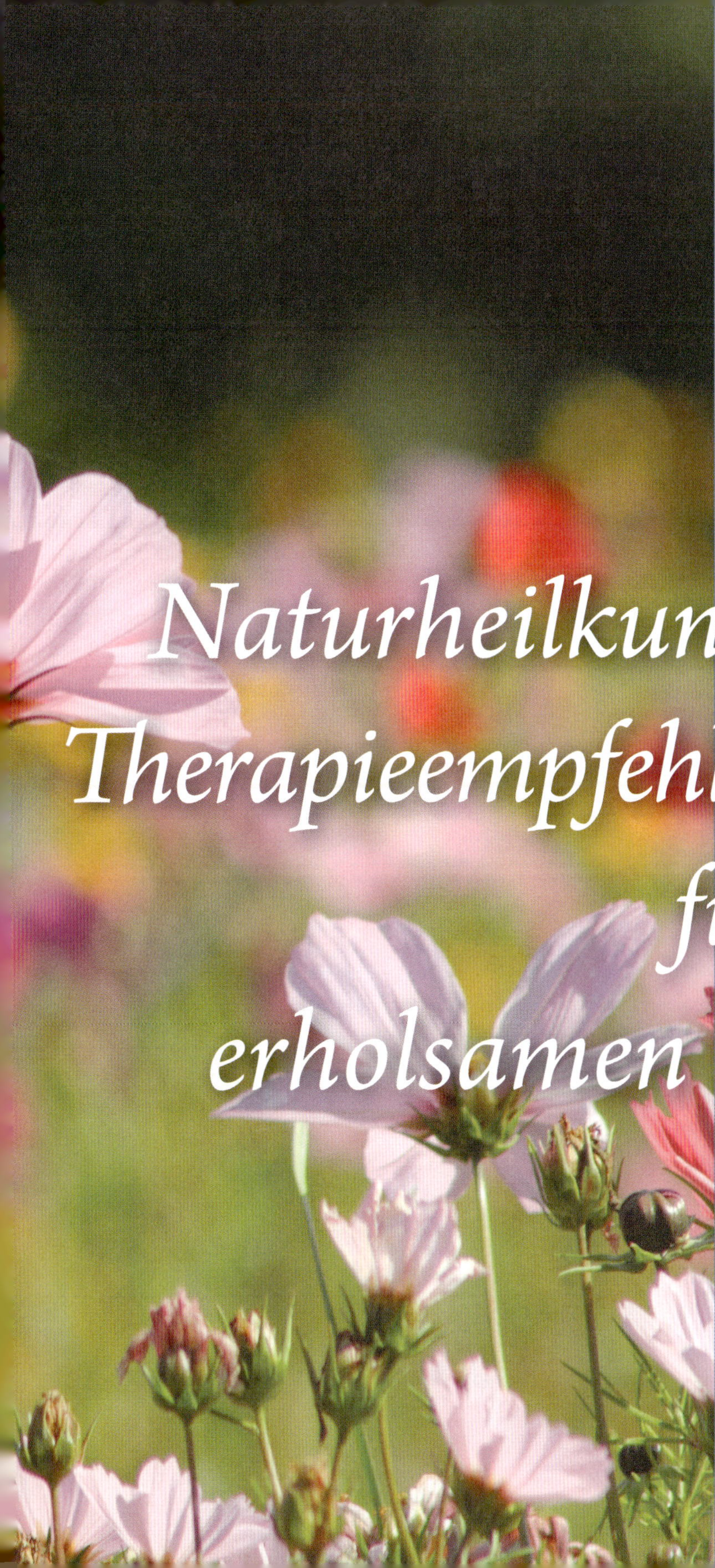

4

Naturheilkundliche Therapieempfehlungen für den erholsamen Schlaf

Die Eigeninitiative des Menschen bei Schlafstörungen ist unabdingbar, denn die rhythmisierenden Übungen helfen, in den natürlichen Wach- und Schlafrhythmus zu finden. Wie wichtig das ist, wollen wir noch einmal an folgender Grafik veranschaulichen (► Abb. 35).

Wir sehen, dass der Tag- und Nachtrhythmus in der Mitte des Geschehens steht. Er ist tatsächlich der Dreh- und Angelpunkt unserer Gesundheit. Sowohl die größeren Rhythmen wie Woche, Monat und Jahr als auch die schnellen Rhythmen der inneren Organe werden von unserem Bewusstsein beeinflusst. Die Gestirne ziehen zwar ihre Bahn, aber wie ihr Einfluss von uns erlebt wird, entscheidet über ein Krankheits- oder Gesundheitsgefühl. Denken wir nur an die vielen Menschen mit Wetterfühligkeit, Winterdepression, Montagsmigräne oder Frauen mit Menstruationsproblemen. Diese Symptome verschwinden nicht etwa allein durch gut gewählte Arzneien. Sobald sich die Betroffenen in den naheliegenden Rhythmus von Tag und Nacht wieder einfinden, wirkt sich das auf alle größeren und kleineren Rhythmen aus. Erst müssen wir in die Mitte kommen, dann können wir vom Zentrum aus nach außen agieren.

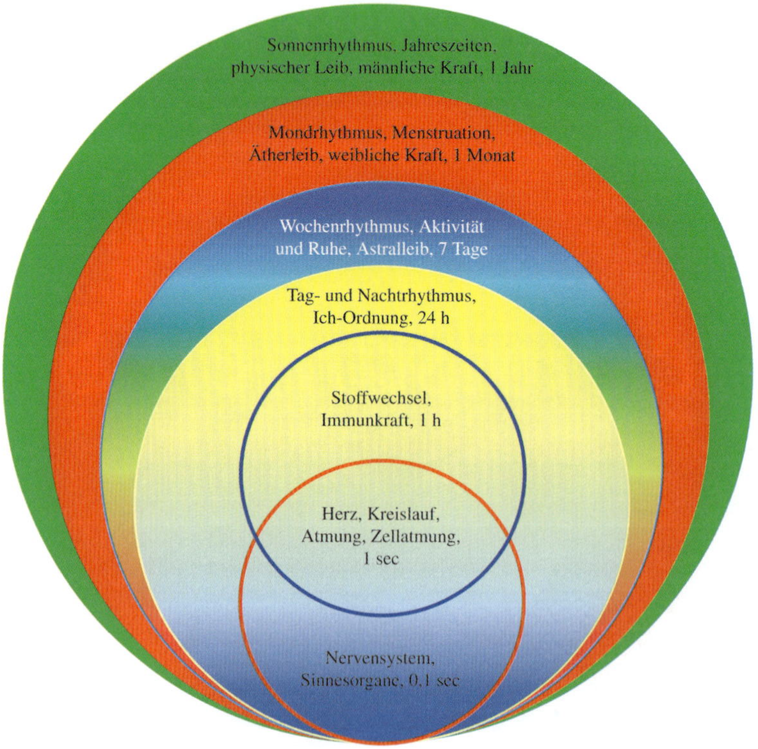

Abb. 35 Natürliche Rhythmen

4.1 Heilkräuter, Bachblüten und Baumessenzen

Mit dem Blick in die Schatzkiste der Naturheilkunde bewegen wir uns allmählich in Richtung Therapie. Dennoch stellen wir in diesem Kapitel Maßnahmen vor, die jeder zu Hause selbst anwenden kann.

4.1.1 Heilpflanzen zur Verbesserung der Träume

Oft ist der Schlaf durch unangenehme oder negative Träume unerquicklich, von Albträumen gar nicht zu reden. Doch es ist wichtig zu träumen. In unserer Praxis animieren wir die Patienten, sich ihre Träume zu merken, denn sie geben deutlich Aufschluss über den Heilungsprozess im Unterbewusstsein. Uns interessieren nur die Traumthemen, wir deuten die Träume nicht im üblichen Sinne. Was immer im Traum geschieht, sind Widerspiegelungen unseres Ego-Bewusstseins. Folglich sagen sie etwas über uns selbst aus. Mag sein, dass sie symbolisch verschlüsselt sind. Doch zielen die Symbole nicht auf etwas oder jemanden im Außen, sondern spiegeln innere Prozesse.

Immortelle – Verstärkung der Traumfähigkeit

Diese Heilpflanze wächst in den Mittelmeerländern auf kargem Boden und wird aufgrund ihrer Farbe auch als „Strohblume“ oder „Sonnengold“ bezeichnet. Ihr Duft, als Trockenstrauß im Zimmer oder als Duftsäckchen unter dem Kopfkissen, verstärkt die Traumfähigkeit. Die Botschaften werden klarer und auch die Erinnerung an Träume verbessert sich. Sie hilft, über die Träume innere Verspannungen zu lösen.

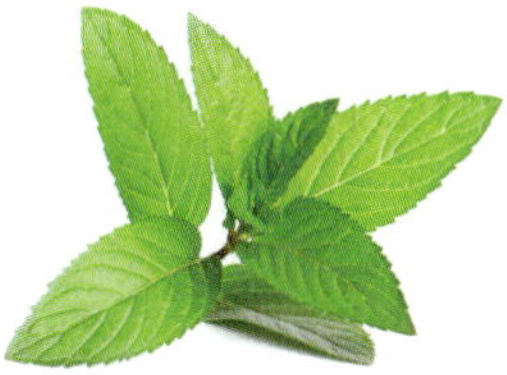

Melisse – bei unruhigen Träumen

Trinken Sie Melissentee (zur Zubereitung ► 4.2) oder reiben Sie Schläfen und Herz mit dem Tee, der Tinktur oder auch Melissengeist ein.

Walnussbaumblätter – für sanfte, angenehme Träume

Man fülle ein Kissen mit den Blättern des Nussbaumes. Ihr Duft hat eine ausgleichende, entspannende Wirkung auf den Schlafenden.

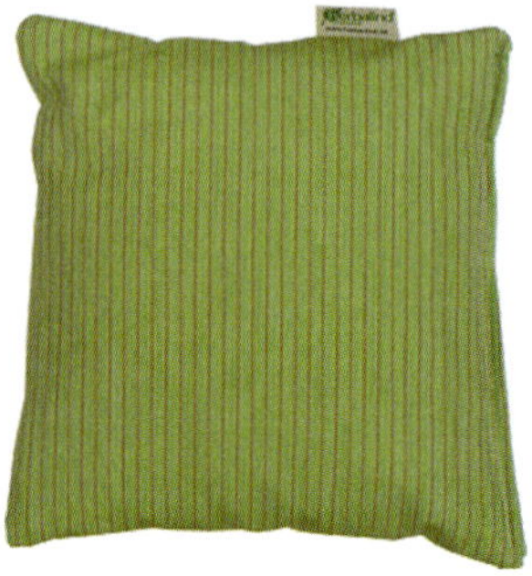

4.1.2 Heilpflanzen zur Zubereitung von Schlafkissen

Früher war es fast selbstverständvlich, heute dringt es erfreulicherweise wieder ins Bewusstsein – das Schlafkissen. Die Heilkräuterkissen wirken entweder aufgrund des ausströmenden Duftes der Kräuter oder auch aufgrund ihrer Wärmewirkung günstig auf den Schlaf ein.

Waldmeister oder Liebfrauenwallstroh (Asperula odorata)

Dem zarten Duft dieser Pflanze wurden früher verjüngende Eigenschaften zugesprochen und sein Tee wurde daher gegen das Altern eingesetzt. Ein mit Waldmeister gefülltes Kopfkissen duftet herrlich, gibt wunderbaren Schlaf und ist auch hilfreich bei Kopfschmerzen. Morgens erwacht man munter und wohlgestimmt.

Fichtennadeln

Man nehme die jungen Nadeln der Fichte und fülle damit ein Kissen. Das Aroma hat schlaffördernde und nervenstärkende Wirkung.

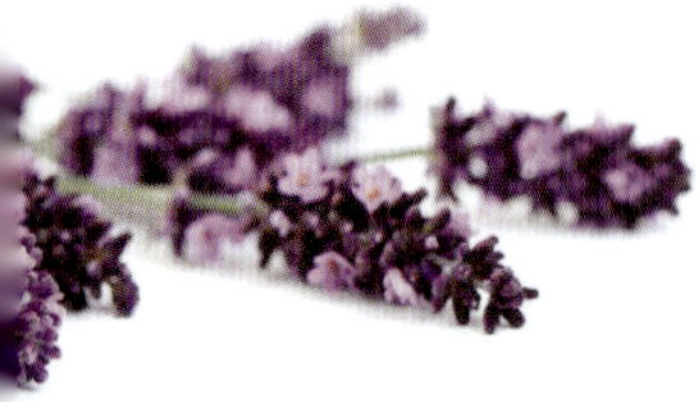

Lavendelblüten

Früher hat man häufig Säckchen mit Lavendelblüten in die Kleiderschränke gelegt. Man kann mit Lavendelblüten aber auch die Schlafkissen füllen, da dieser Duft einen entspannten, geruhsamen Schlaf fördert.

Bärlappkissen (Lycopodium)

Bärlappkissen sind hilfreich bei schmerzhafter Verkrampfung der Muskulatur. Dazu gehören auch Fuß- oder Wadenkrämpfe. Außerdem wird es auch bei hohem Blutdruck eingesetzt, wenn dieser von den Nieren verursacht wird. Dann soll man das Kissen auf die Niere auflegen. Auch Strahlungen aus der Erde hält der Bärlapp ab.

Kirschkernkissen

Ein solches Kissen wird gerne als wärmende Auflage verwendet – bei Verkrampfungen in Magen und Darm.

Hirsekissen

Seine Wirkung richtet sich auf die Wirbelsäule. Die Ruhestellung des Kopfes und des Rückens stellt sich wie von selbst ein. Sind beide in der richtigen, gelösten Lage, ist ein entspannter Schlaf möglich.

Heublumenkissen

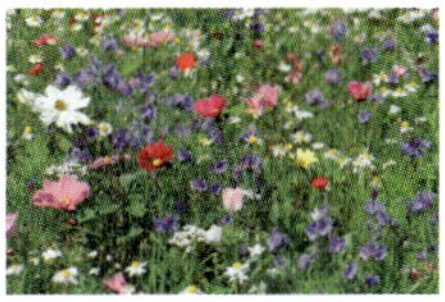

Von Pfarrer Kneipp einst empfohlen, wird das Heublumenkissen heute vor allem bei Fastenkuren eingesetzt. Es dient als heiße Auflage zur Leberentlastung. Meist treten schnell Müdigkeit und Schlaf ein. Allerdings erfordert dieses Kissen mehr Arbeitsaufwand, da man das Heublumenkissen im heißen Wasserdampf erhitzen muss. Zwischen Bauch und Kissen muss ein Handtuch gelegt werden, damit man sich nicht verbrüht.

4.1.3 Bach-Blüten

Wer Mühe hat, frisch und positiv in den Tag zu gehen, kann sich mit Essenzen helfen.

Clematis (Weiße Waldrebe)

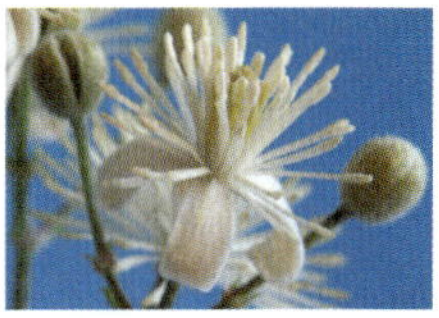

Edward Bach empfiehlt sie für Tagträumer und für Schläfrige, die nie so richtig wach werden und kein besonderes Interesse am Leben haben.

Olive (Olivenbaum)

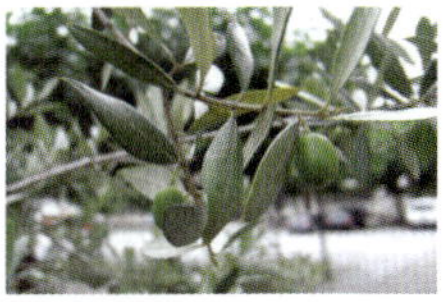

Menschen, die so ausgepowert sind, dass sie keine Kraft mehr haben, den Tag zu bewältigen.

Walnut (Walnuss)

Sie gilt als die „Verwirklichungsblüte", die Kraft und Vertrauen in den eigenen Weg gibt.

White Chestnut (Weiße Kastanie)

Auch die Situation nach dem vollbrachten Tagewerk braucht bisweilen eine Unterstützung durch Kräutertees und Essenzen, denn das Loslassen des Tages, das Abschalten der ewig kreisenden Gedanken fällt nicht immer leicht. Sie hilft wenn sich immer wieder unerwünschte Gedanken in unser Bewusstsein drängen, wenn wir stets im inneren Dialog sind.

Praxistipp

- Es gibt fertige Heilkräuter- und Abendteemischungen im Handel, die uns auf dem Weg in die Entspannung begleiten können.
- Ein Bad mit entspannenden Kräutern wie Lavendel oder Melisse ist sehr wohltuend zum Abschalten.

4.1.4 Baumessenzen

Grundsätzlich sind es vor allem die Nadelbäume, die uns Stärke verleihen.

- Die ***Tanne*** stärkt unsere Aufrichtekraft.
- ***Wacholder*** schenkt uns Spannkraft.
- Die ***Eibe*** jene geheimnisvolle Kraft, die in der Stille liegt.
- Die ***Kiefer*** unterstützt die Selbstverwirklichungskräfte.
- Sie helfen auch, wenn wir uns schwer tun, abzuschalten und den Tag hinter uns zu lassen. Hilfreich sind die Linde (inneres Heilsein), die Stechpalme (Nervenausgleich) und Weide (Kraft der Wandlung).

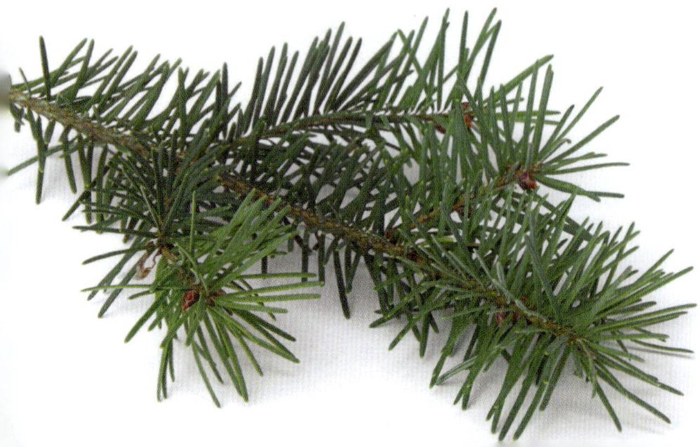

4.2 Organstärkende Heilkräuter

Manche Menschen mit Schlafstörungen sprechen sehr gut auf Heilkräuter an, sei es als Tee, Dragees oder Kapseln. Anderen bekommen wässrige, ölige Auszüge oder pulverisierte Heilkräuter überhaupt nicht. Es gilt also genau zu prüfen, welche Applikationsformen für den Patienten besonders geeignet sind.

Praxistipp

- Generell hat sich folgende Anwendung bei Kräutertees bewährt: Überbrühen Sie einen EL mit ½ Liter kochendem Wasser. Lassen Sie je nach Geschmack den Tee zwischen 10-20 Minuten ziehen. Danach seihen Sie ab. Füllen Sie sich erste Tasse ab und lassen Sie den Tee etwas abkühlen, bevor Sie ihn schluckweise trinken. Den Rest des Tees kühlstellen. Somit haben Sie eine Tagesration, denn 3-4 Tassen täglich sind meist ausreichend. Wichtig ist, dass Sie zur Teezubereitung stets Keramik- oder Porzellangefäße und keine Metallgefäße verwenden. Rühren Sie auch nicht mit einem Metalllöffel um. Günstig ist es, den Tee mindestens15 Minuten vor den Mahlzeiten einzunehmen und etwa ½ Stunde, bevor Sie zu Bett gehen.
- Tinkturen und Öle von Kräutern sollten in lauwarmem Wasser eingenommen werden. Beginnen Sie mit 2-3 Tropfen auf eine Tasse, um die Wirkung auszutesten. Bei Bedarf können Sie die Tropfenmenge bis auf maximal 10 Tropfen steigern.
- Einige Kräuter werden auch in Tablettenform gepresst. Es gibt Menschen, die vertragen diese Form der Einnahme besser als die in wässriger Form. Falls Sie sich für diese Form der Einnahme entscheiden, richtigen Sie sich am besten nach den Vorschriften auf der Packungsbeilage.
- Hinweis: Stellen Sie stets sicher, dass die Kräuter aus nachhaltigem, ökologisch- biologischen Anbau stammen.

4.2.1 Heilkräuter zur Beeinflussung der Leber

Wie zuvor schon angeführt, ist die Leber mit für die Steuerung des bildhaften Schlaf- oder Nachtbewusstseins verantwortlich. Belasten wir am Abend die Leber durch zu viel Nahrung oder Alkohol, zwingen wir ihr eine Mehrarbeit auf, was sie nicht zur Ruhe kommen lässt. Das zeigt sich dann daran, dass wir unruhig träumen und schlecht schlafen. Einige schlaffördernde Kräuter stehen in Zusammenhang mit der Leber.

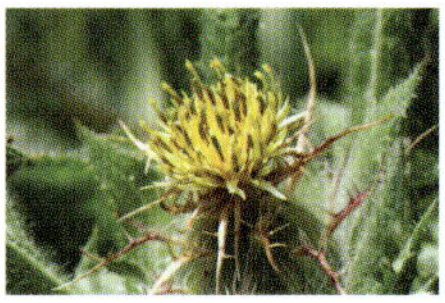

Benediktenkraut

Dieses Kraut wirkt vor allem auf die Galle und eignet sich für Menschen, die viel Ärger haben und diesen in sich hineinfressen. Ihre Verletzlichkeit ist übergroß, weshalb sie die Welt als unwirtlich und voll widriger Umstände erleben. Daraus kann Melancholie und Hypochondrie erwachsen. Solche Zustände vermögen natürlich einen gesunden Schlaf zu verhindern.

Praxistipp

Jaap Huibers, einer der besten Kenner der Heilkräuter, empfiehlt dreimal täglich 5 Tropfen der Tinktur einzunehmen.

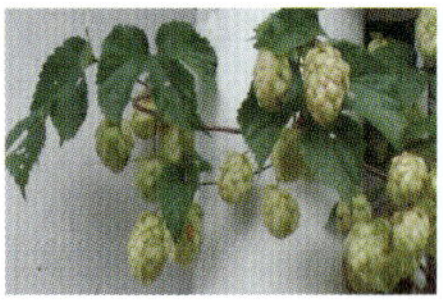

Hopfen

Dass Hopfen entspannend wirkt, das wussten schon die frühen Bierbrauer. Da er Bitterstoffe enthält, wirkt er günstig auf die Leber. Hopfen ist vor allem bei jenen Menschen angezeigt, die einen starken Ehrgeiz und ein starkes Geltungsbedürfnis haben. Sie wollen mit allen Mitteln vorankommen, versuchen alles dafür zu nutzen und einzuspannen. Diese Menschen haben viel Energie, sind „überpotent" und kommen daher nicht zur Ruhe. Ruhe ist für sie Stillstand, ein untragbarer Zustand. Solchen Menschen kann Hopfen helfen, ein Gleichgewicht der Kräfte zu erreichen.

Praxistipp

Jaap Huibers empfiehlt einen Tee bestehend aus drei Teilen Hopfen und jeweils einem Teil Kamille und Goldrute. Einen EL der Mischung auf einen ½ Liter kochenden Wassers. 2-3 Tassen täglich davon über vier Wochen.

4.2.2 Heilkräuter zur Beeinflussung der Atmung (Haut, Nachtschweiß)

Da die Atmung den Ausgleich zwischen den Nervensystemen herbeiführt, eine Balance zwischen Spannung und Gelöstheit im Organismus bewirkt, ist sie wichtig für einen guten Schlaf. Sind wir verspannt, ist unser Organismus verschlackt und verschleimt, so beeinträchtigt dies den Atemfluss. Unrhythmisches Atmen und Schnarchen können die Folge sein, aber auch vermehrter Nachtschweiß.

Salbei

Lunge und Darm stehen in enger Beziehung. Ein schlechter Zustand des Darms äußert sich oft über Probleme im Atemsystem. Salbei wirkt reinigend und sogar desinfizierend. Das Kraut eignet sich insbesondere für Menschen, die ständig nur produktiv und auf Leistung ausgerichtet sind. Sie nehmen sich keine Zeit für Muße und Ruhe, weshalb sie Eindrücke und Nahrung nicht vollständig verarbeiten. Ruhe braucht der Körper auch für die Reinigung.

Praxistipp

Ein altes Hausmittel für einen guten Schlaf ist die **Salbeimilch:** Genießen Sie den Tee in Ruhe, ca. eine ½ Stunde vor dem Schlafengehen.

- Erhitzen Sie Milch auf maximal 70 °C.
- Nehmen Sie den Topf von der Herdplatte und geben in die Milch 2-4 Blättchen Salbei und lassen sie 10 Minuten ziehen.
- Bei starkem Nachtschweiß, der oftmals ein Hinweis auf eine starke Stoffwechselbelastung ist, wirkt **Salbeitee** günstig.
- Nehmen Sie einen gehäuften TL Salbei pro Tasse und lassen den Tee eine knappe Minute ziehen.
- Trinken Sie morgens nüchtern schluckweise eine Tasse und am Abend ebenfalls eine Tasse vor dem Schlafengehen.

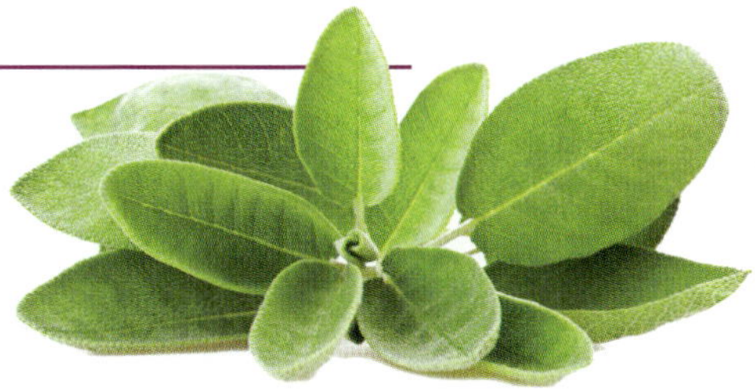

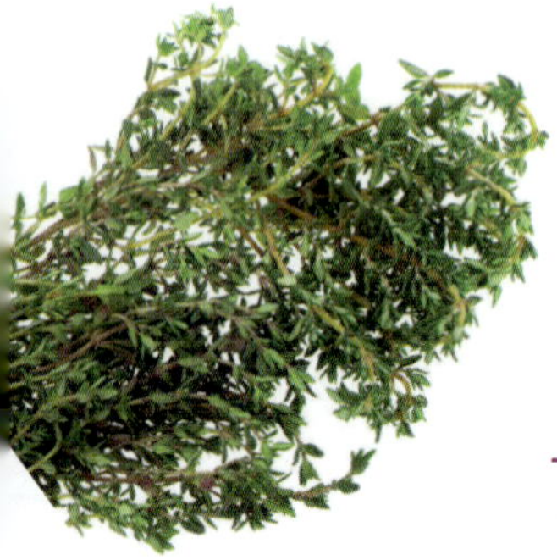

Thymian

Diese wirkt nicht nur, wie allgemein bekannt, schleimlösend, sondern sie beruhigt auch das Denken. Menschen, die zu sehr im Denken, in der Vernunft sind, die alles genau wissen wollen, haben zumeist eine flache, hohe, unrhythmische Atmung. Das verhindert Entspannung und Einschlafen. Zu einem erholsamen Schlaf verhilft Thymian in Form eines Fußbads.

Praxistipp

- Gießen Sie gut heißes Wasser in eine Fußbadewanne, sodass die Fußknöchel vom Wasser bedeckt sind.
- Geben Sie 2 EL Thymiankraut hinein.
- Baden Sie darin die Füße, bis das Wasser kühl wird.
- Trocknen Sie die Füße ab und massieren Sie sie tüchtig mit leicht geölten Händen.
- Verwenden Sie ein biologisches Pflegeöl ohne synthetische Zusätze.

4.2.3 Heilkräuter zur Beeinflussung des Darms

Verdauungsprobleme wirken sich negativ auf den Schlaf aus. Vor allem sind es Gasansammlungen im Darm, die eine Überreizung des Organismus erzeugen und zudem das Zwerchfell nach oben drücken, sodass es dem Herz eng wird. Mithilfe des Darms verarbeiten wir die stoffliche, äußere Welt und ziehen Essenz aus ihr. Kommen wir mit den Eindrücken aus der Außenwelt nicht zurande, so nehmen wir sie mit in uns hinein und unser Verdauungssystem muss sich damit auseinandersetzen. Wir fühlen uns bedrückt und nehmen dieses Gefühl mit in den Schlaf. Das bekannte Albdrücken (z. B. Gefühl von Enge, Ersticken) hat hier oftmals seine Wurzeln, da es zumeist den gut genährten, vollblütigen Typus trifft, der noch am Abend sich den Magen mit schweren Speisen überlädt. Letztendlich hilft nur die konsequente Einhaltung von Ernährungsregeln, aber auch die Überprüfung, wie wir uns psychisch, seelisch ernähren. Welche Energien lassen wir zu uns herein oder auch nicht?

Es gibt Kräuter, die den Darmproblemen entgegenwirken und meistens auch lösend (entspannend) wirken. Sie helfen, aber wir müssen die Ursache ergründen und lösen!

Bärlauch

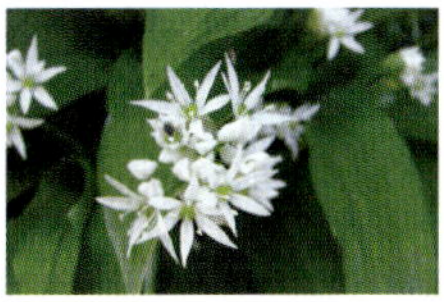

Das im Frühling frisch gesammelte Kraut wirkt günstig auf Magen und Verdauung. Schlafstörungen, die in diesem Organbereich ihre Ursache haben, können über Bärlauch günstig beeinflusst werden. Am besten esse man es als Salat oder koche damit. Dies natürlich niemals am Abend. Ist die Blütezeit des Bärlauchs vorbei, so hilft man sich mit Bärlauchessenz. Man nehme davon dreimal täglich bis zu zehn Tropfen ein (siehe aber auch die Firmenhinweise).

Beifuß (wilder Wermut)

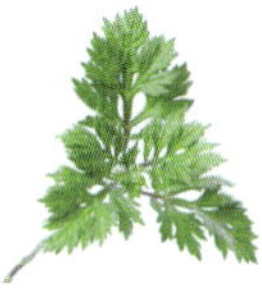

Wermut ist ein großes Heilkraut, das vor allem bei Verdauungs- und Lungenleiden angezeigt ist. Siedet man das Kraut in Essig, so kann man damit Umschläge machen.

Praxistipp

- Geben Sie eine Handvoll Wermutkraut in einen Topf und gießen ½ l Essig darüber.
- Lassen Sie den Essig leicht simmern, etwa 10 Minuten lang.
- Lassen Sie den Essigsud abkühlen und geben ihn in ein Vorratsgefäß.
- Tauchen Sie ein Leinentüchlein in die abgekühlte Flüssigkeit und legen es auf die Stirn. Das hilft bei überstarker Nervosität und Schlafstörungen.

Dill

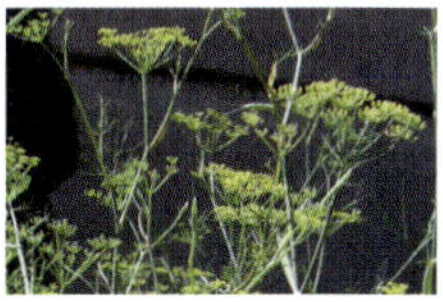

Diese Pflanze eignet sich für träge, antriebsschwache Menschen. Mangelt es jemandem an innerem Feuer, wird er träge. Er arbeitet sich nicht aus, wird also auch nicht müde. In einem solchen Zustand – nicht fit, nicht müde – schleppt er sich durch den Tag. Dill bringt Wärme, heizt den Körper energetisch auf und wirkt ausgleichend. Das Dillkrautöl kann ebenfalls eingesetzt werden.

Praxistipp

Täglich ½ TL Dillöl 15 Minuten vor der Mahlzeit einnehmen und danach eine Tasse warmen Tee trinken oder etwas Suppe essen. Bei Nieren- und Blasenproblemen kann Dillöl äußerlich appliziert werden, bei Schlaflosigkeit kann man auch Nacken und Stirn mit dem Öl einreiben.

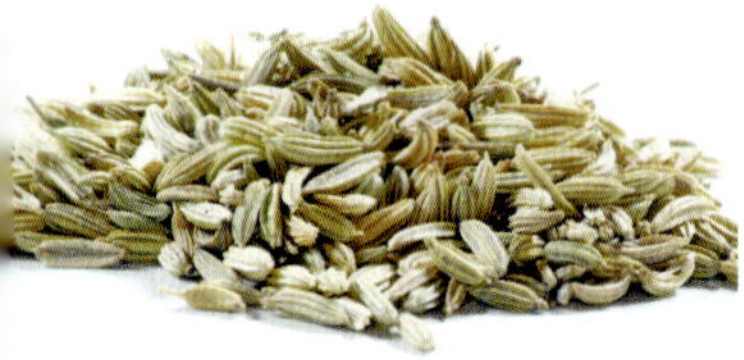

Fenchel

Dauerhafte Hochspannung der Nerven führt zu Verkrampfungen. So eignet sich diese Pflanze für jene Menschen, die der Lebenssituation nicht gewachsen sind, die im Tumult unterzugehen drohen. Das hat seine Wirkung auf den Darm, der die Säfteproduktion drosselt oder gar abbricht. Der Speisebrei bleibt liegen und beginnt zu gären. Im Prinzip ist es ein Zustand, als würde man die Luft anhalten. Fenchelsamen wirkt Darmgasen entgegen und lösend auf die Nerven.

Praxistipp

Kauen Sie nach dem Essen eine Prise Fenchelsamen.

Petrolatum (russisches)

Dies ist ein dickflüssiges, gereinigtes Mineralöl, das innerlich bei allerlei Darmleiden eingesetzt wird. Es ölt den Verdauungstrakt, ohne dass es ins Blut übergeht und bindet ungünstige Stoffe im Darm. Zudem erleichtert es den Stuhlgang. Petrolatum wird vom menschlichen Körper nicht verdaut und hat dadurch eine giftbindende Wirkung und wirkt der Gasbildung entgegen. Vor dem Schlafengehen nimmt man einen EL davon ein und trinkt ein Glas heißes Wasser danach.

4.2.4 Heilkräuter zur Beeinflussung des Nervensystems (nervöse Einschlafbeschwerden, Schlafwandeln, Schlafstörungen)

Die übermäßige Kopfarbeit und starke Beanspruchung der Nerven in unserer Leistungsgesellschaft, aber auch der moderne unrhythmische Lebenswandel haben ihren Preis. Mangelnde Schlafqualität ist daher weit verbreitet. Zweifelsohne hat jede Epoche ihre Anforderungen an den Menschen und unser Organismus muss sich damit abfinden. Nur so ist ja eine Weiterentwicklung möglich. Die Natur bietet uns dabei aber ihre Unterstützung an.

Baldrian

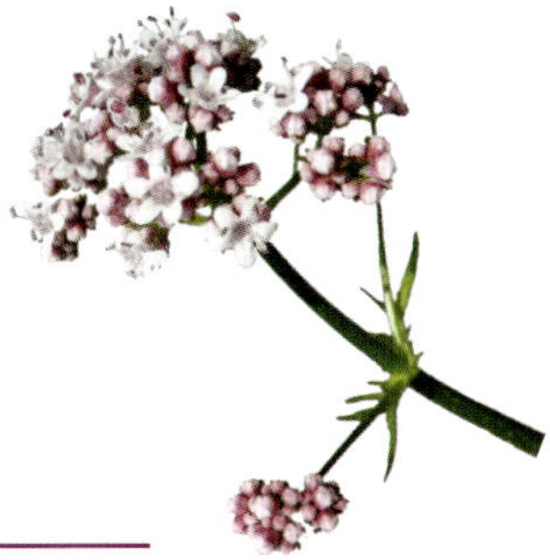

Wenn unsere Gedanken ständig hin- und hergehen, ist Baldrian ein gutes Mittel zur Beruhigung. Es eignet sich für den verstandesbetonten Menschen, der sich unwohl fühlt, in dem Ängste und Unruhe aufsteigen, wenn er etwas nicht analysieren und ordnen kann. Er hat in gewissem Sinne Angst, das Bewusstsein aufzugeben oder zu verlieren.

Praxistipp

Wer Baldriantee gut verträgt, sollte abends eine Tasse dünnen Tee trinken. Es gibt auch gute Baldriandragees für diejenigen, die lieber das Kraut in gepresster Form einnehmen. 1-3 Dragees kann man mit einem Glas handwarmem Wasser schlucken.

Johanniskraut

Das Johanniskraut ist eine Lichtpflanze und kann mithelfen, Lichtdefizite, seien sie körperlicher oder psychischer Art, auszugleichen. Wenn Stresszustände, nervliche Schwäche, überspanntes oder negatives Denken uns den Schlaf rauben, ist diese Pflanze hilfreich. Als günstig hat sich die Tinktur erwiesen. Man nehme davon dreimal täglich zehn Tropfen (oder siehe die Firmenhinweise). Eine der Einnahmen erfolgt am besten vor dem Zubettgehen. Auch Johanniskrautöl ist sehr gut verträglich, zum Beispiel in Form von Kapseln. Die neuere Hirnforschung bestätigt, dass Johanniskraut die Melatoninausschüttung im Gehirn anregt.

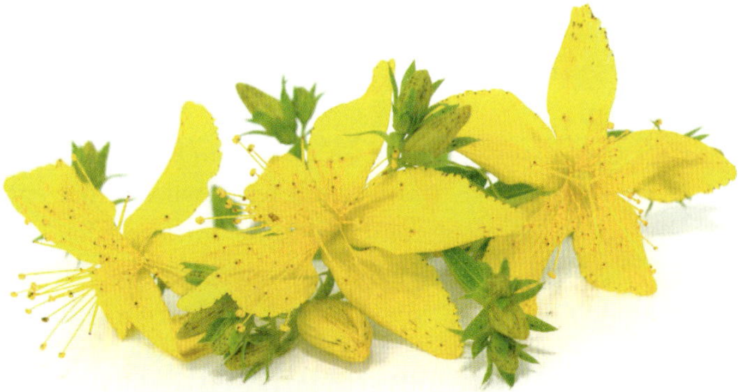

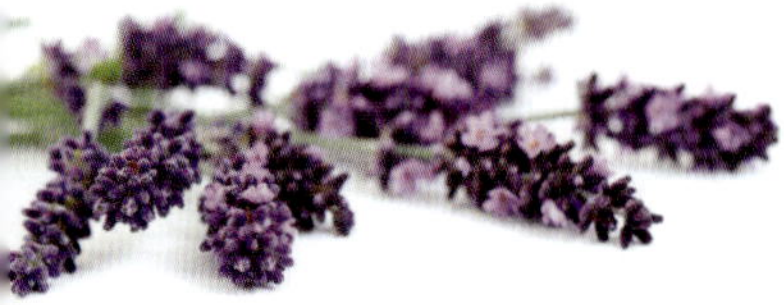

Lavendel (► auch Lavendelkissen)

Diese Pflanze gehört zu jenem Menschen, der unter emotionalen Spannungen leidet. Die Umwelt mag zur Belastung werden oder die Diskrepanz zwischen dem eigenen Anspruch und dem Erreichten ist zu gewaltig. Es geht letztendlich stets um das Thema des „kleinen Ichs", das sich innerhalb größerer Kräfte behaupten und durchsetzen muss. Manch einen lässt das nicht mehr zur Ruhe kommen.

Praxistipp

- Bereiten Sie abends einen dünnen Lavendelblütentee, indem Sie eine Prise Lavendel in eine große Tasse geben und mit heißem Wasser auffüllen.
- Lassen Sie ihn etwas abkühlen und trinken ihn schluckweise.

Lindenblüten

Der Tee der Lindenblüten ist vor allem günstig, wenn Kinder unruhig schlafen. Ebenfalls sind Bäder mit Lindenblüten hilfreich.

Melisse

Diese Sonnenpflanze eignet sich besonders für sensible, zartfühlende Menschen, die sich durch äußere Umstände leicht aus dem eigenen Rhythmus bringen lassen. Das sind meistens Umstände, in denen es um Kontakt, Zuneigung und Beziehung zu anderen Menschen geht. Probleme in diesem Bereich verfolgen sie bis in den Schlaf, sodass Schlaflosigkeit die Folge davon ist. Hier kann die Melisse ausgleichend wirken, als Tee oder auch als Tinktur. Auch das Einreiben des Solarplexus mit Melissengeist ist hilfreich. Melisse gibt es auch als Badeöl.

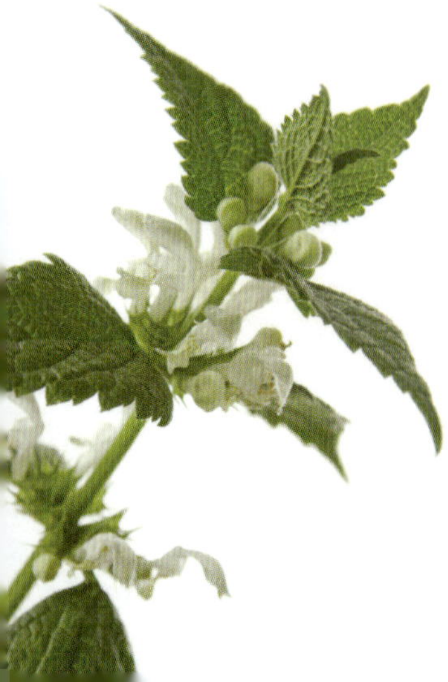

Taubnessel

Der Tee aus ihrem Kraut oder auch die Tinktur, die aus den Blüten hergestellt wird, wirken nervenberuhigend, schwach narkotisierend und Schlaf fördernd. Bei Unruhe und Schlaflosigkeit ist dieses Heilkraut angezeigt. Die Taubnessel passt gut zu den Menschen, die wenig vitale Energie besitzen und eher schwächlich und blass wirken. Ihre Nerven sind zu stark gespannt, was zu nervlicher Erschöpfung führt. Innerliche Unruhe, Schlaflosigkeit, Hörschwäche können die Folge sein.

Praxistipp

Man trinke täglich 2 Tassen Tee der Taubnessel oder verwende die Tinktur (► 4.2).

Weidenrinde

Weidenrinde beruhigt, zieht zusammen und hilft spürbar auch bei Rheuma. Der Weide wird eine nervenstärkende Wirkung nachgesagt. Während die Taubnessel angezeigt ist bei Nervenschwäche aufgrund mangelnder Vitalität, ist die Nervenschwäche bei der Weide seelisch bedingt: Die durch entsprechende Erlebnisse herabgedimmte flexible Spannkraft weicht einem Zustand aus Freudlosigkeit, Verkrampfung und Versteifung. Dr. Edward Bach ordnet bei seinen Bach-Blüten die Themen Groll, Verbitterung und Opfergefühl der Weide zu. Verständlich, dass bei solchen inneren Verkrampfungen, die jegliche Lebensbewegung immer mehr einengen, auch der Schlaf betroffen ist.

Praxistipp

Einen EL zerkleinerte, getrocknete Weidenrinde mit ¼ l kaltem Wasser drei Stunden ansetzen. Danach aufkochen, 15 Minuten ziehen lassen und abseihen. Den Tee eine Stunde vor dem Schlafengehen trinken. Auch das Sitzen unter einer Weide wirkt beruhigend. Ebenfalls ist es günstig, sich ein Stückchen Weidenholz an einem Band um den Hals zu hängen. Das Hölzchen sollte jede Woche erneuert werden.

Honig

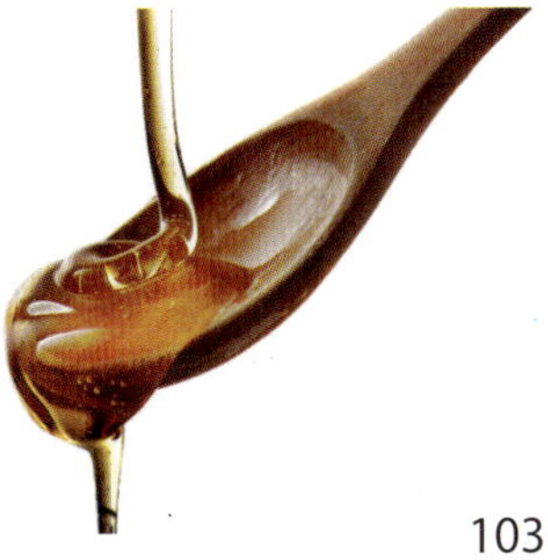

Er wirkt aufgrund seiner ätherischen Öle und Pflanzennährsalze auf die Nerven stärkend und beruhigend ein. Daher sagt der Volksmund, dass am Abend ein Stück Brot mit Honig bestrichen guten Schlaf bringe.

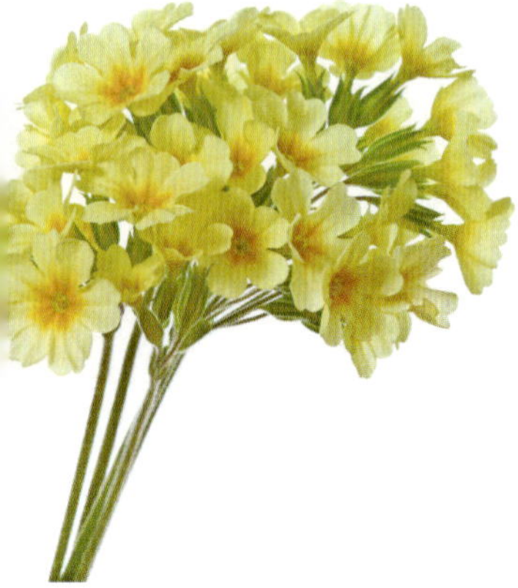

4.2.5 Heilkräuter zur Beeinflussung des Herzens

Das Herz lässt uns manchmal nicht zur Ruhe kommen. Es schlägt zu schnell oder unrhythmisch. Die Ursachen dafür können stoffwechselbedingt oder seelischer Natur sein. Generell unterstützen regelmäßige Atemübungen das Herz. Schlägt das Herz zu schnell, so übe man das verlängerte Einatmen. Das verlängerte Ausatmen hilft, Dinge loszulassen. Zusätzlich können Kräuter hilfreich sein.

Schlüsselblume

Diese Blume ist ein wirksames Heilkraut bei vielen Krankheiten, so auch bei Schlafstörungen, die durch die Nerven und das Herz bedingt sind. Es wirkt beruhigend und blutreinigend, beseitigt die Schlaflosigkeit.

Praxistipp

Maria Treben empfiehlt folgende Teemischung bei Schlaflosigkeit:

- 50 g Schlüsselblumen, 25 g Lavendelblüten, 10 g Johanniskraut, 15 g Fruchtzapfen vom Hopfen, 5 g Baldrianwurzel.
- Nehmen Sie einen gehäuften TL für eine Tasse, aufbrühen und 3 Minuten ziehen lassen.
- Geben sie etwas Honig in den Tee. Trinken Sie vor dem Schlafengehen den Tee schluckweise.

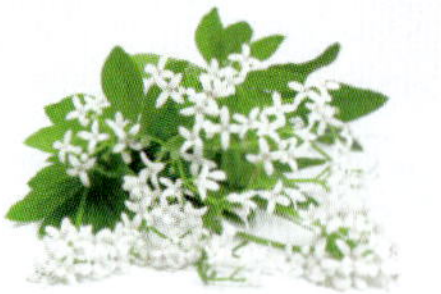

Waldmeister

Waldmeister wird in der Volksheilkunde als „Herzfreund“ bezeichnet. Nervöse Herzbeschwerden können aus einer Verschlackung des Körpers und einem gestörten Stoffwechsel entstehen. Menschen, die zu viele Eindrücke ansammeln und sie nicht verarbeiten, leiden häufig darunter. Die Seele wird ihnen dann schwer. Waldmeister kann hier helfen, da er unsere seelischen Gemütskräfte stärkt. Da das Kraut Cumarin enthält, muss es vorsichtig angewendet werden, sonst können Kopfschmerzen auftreten – wie bei der Maibowle). Der Tee sollte sehr dünn zubereitet werden.

Praxistipp

- Am besten ist es, vor der Anwendung fachkundigen Rat einzuholen. Wenn Sie es ausprobieren möchten, nehmen Sie eine Messerspitze Waldmeister auf eine Tasse.
- Als Kräuterduftkissen lässt sich Waldmeister ohne Probleme auch äußerlich anwenden.

Weißdorn

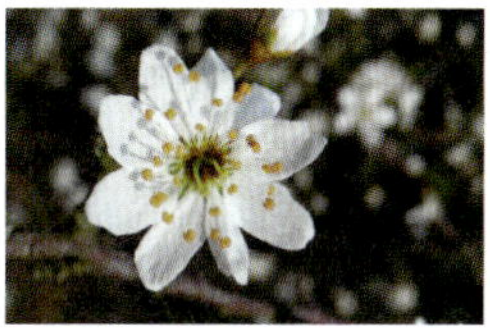

Gerade heute erleben wir viele Menschen, die in sich gespalten sind. Sie sind gefühlsbetont, weich und haben doch auch eine Härte in sich. Das moderne Berufsleben erfordert vor allem Härte. Daher sind sie im Zwiespalt und schnell aufgeregt und verärgert. Weißdorn als Tee, Tinktur oder Tabletten gleicht die Energien aus und beruhigt das Herz.

Praxistipp

Wichtig ist, Weißdorn niedrig zu dosieren: Eine Tasse dünnen Teeaufguss pro Tag, sechs Tropfen in ein Glas Wasser oder eine Tablette mit Wasser.

Kamille

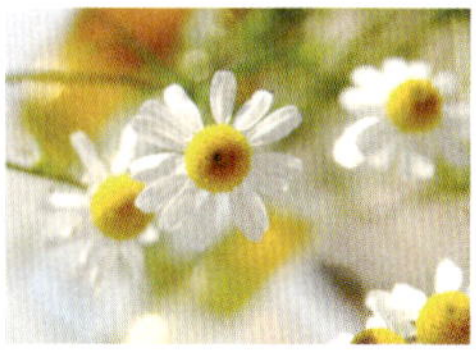

Dieses Kraut wird häufig eingesetzt, wenn Schlaflosigkeit aufgrund von Verkrampfung auftritt und mit Herzklopfen, Ohrensausen oder Beklemmungsgefühlen in der Brust einhergeht. Oft finden wir solche Symptome bei Menschen, die zu stark auf ihr Ich konzentriert sind, die sich selbst zu viel abverlangen. Echte Kamille als Tee dünn aufgebrüht, ist ein Labsal für Nerven, Herz und Magen.

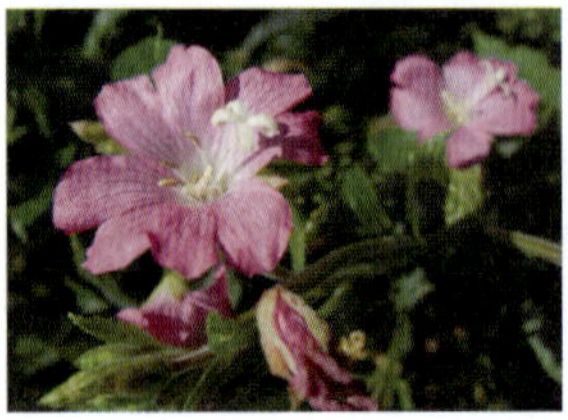

4.2.6 Heilkräuter zur Beeinflussung der Niere, Blase

Der berühmte Druck auf der Blase während des Schlafes kann sehr störend sein. Man wacht auf, muss zur Toilette und das erneute Einschlafen fällt schwer. Da ist es vor allem natürlich hilfreich, am Abend wenig zu trinken. Betroffen von dieser Problematik sind häufig Männer in höherem Alter.

Kleinblütiges Weidenröschen

Der Tee dieser Pflanze über längere Zeit getrunken, ist hilfreich bei allen Prostataleiden und mindert den nächtlichen Harndrang.

Praxistipp

In diesem Zusammenhang muss auch das Bettnässen erwähnt werden: Bei Kindern und Jugendlichen taucht dieses Phänomen immer wieder einmal auf. Neben seelischen Ursachen kann es auch daran liegen, dass die Hypophyse ihre Kontrolle über den Organismus noch nicht richtig ausübt. In solchem Falle lasse man das Kind die Vertiefung hinter den Ohren samt dem vorspringenden Knochen kräftig massieren. Dann frottiere man dessen Füße kräftig mit einem Wolltuch. Die erzeugte Wärme wirkt auf die Blase. Man führe das – wenn möglich – alle sechs Stunden durch. Selbstverständlich muss auch der Konflikt hinter dem Symptom aufgedeckt und gelöst werden. Maria Treben empfiehlt bei Bettnässen eine Teemischung aus Zinnkraut und Johanniskraut. Ein bis zwei Tassen soll der Patient davon täglich trinken. Am Abend gibt es nur trockene Kost. Andere Heilkräuterkundige empfehlen eine Mischung aus Johanniskraut, Schafgarbe und Knöterich als Tee.

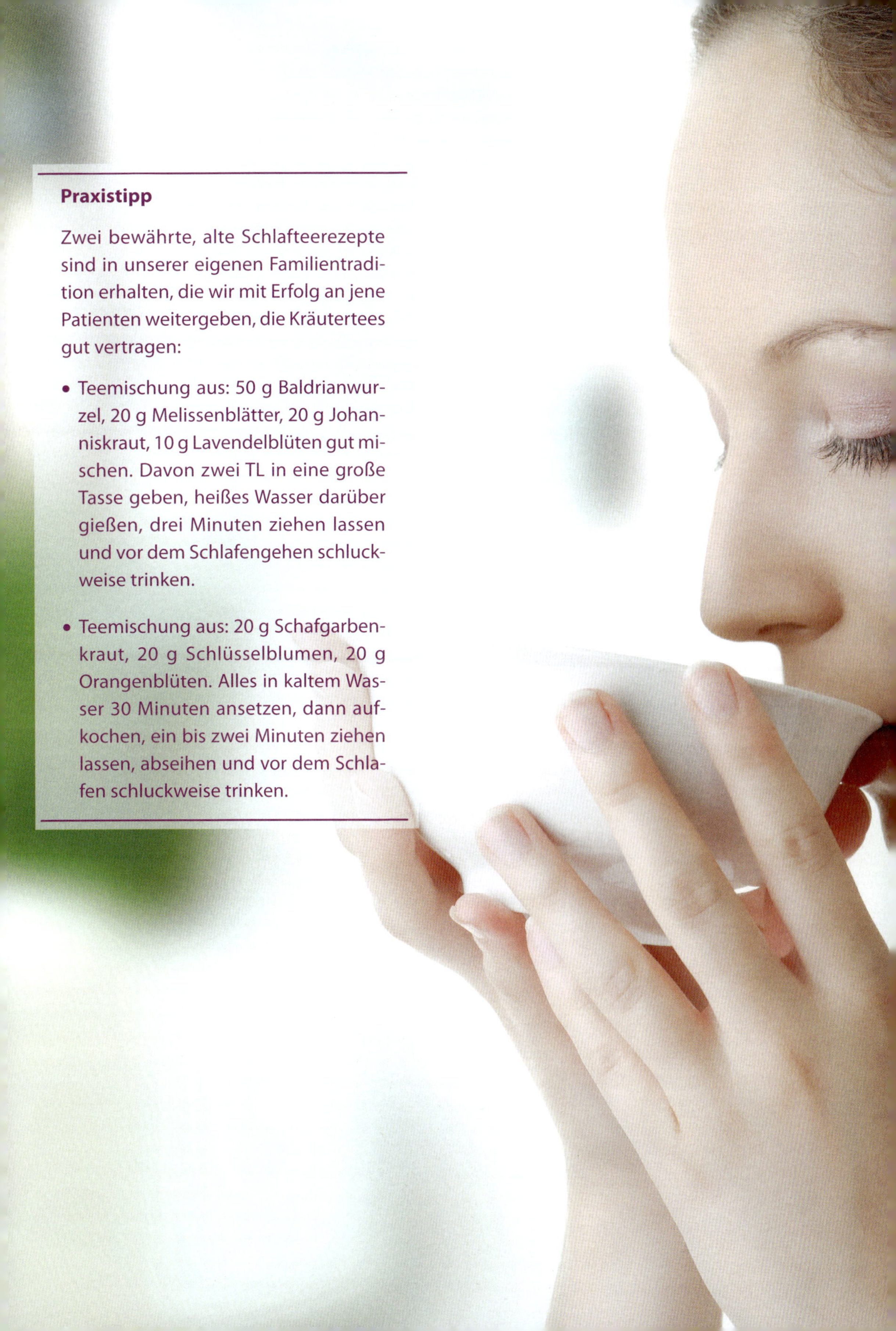

Praxistipp

Zwei bewährte, alte Schlafteerezepte sind in unserer eigenen Familientradition erhalten, die wir mit Erfolg an jene Patienten weitergeben, die Kräutertees gut vertragen:

- Teemischung aus: 50 g Baldrianwurzel, 20 g Melissenblätter, 20 g Johanniskraut, 10 g Lavendelblüten gut mischen. Davon zwei TL in eine große Tasse geben, heißes Wasser darüber gießen, drei Minuten ziehen lassen und vor dem Schlafengehen schluckweise trinken.
- Teemischung aus: 20 g Schafgarbenkraut, 20 g Schlüsselblumen, 20 g Orangenblüten. Alles in kaltem Wasser 30 Minuten ansetzen, dann aufkochen, ein bis zwei Minuten ziehen lassen, abseihen und vor dem Schlafen schluckweise trinken.

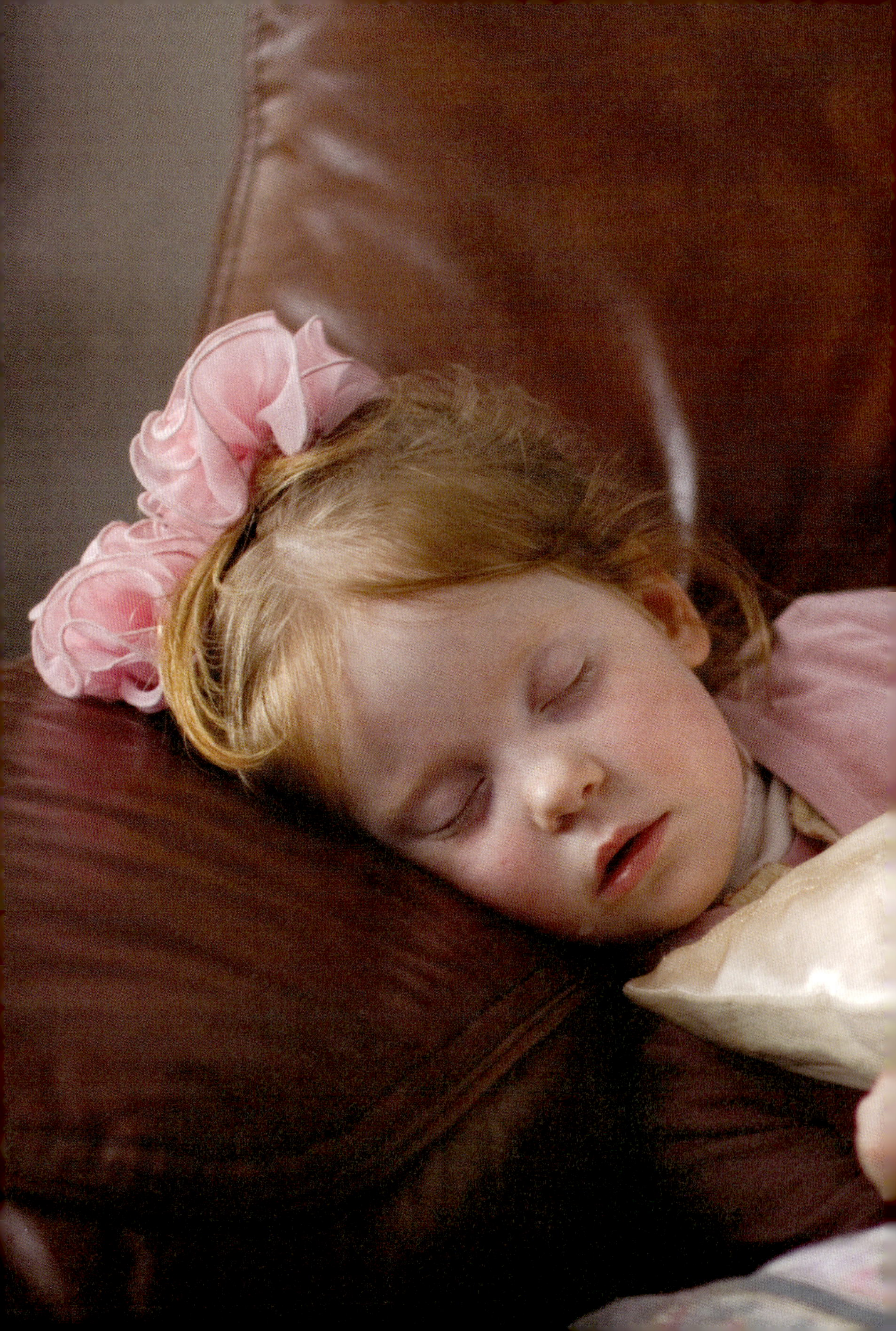

5

Homöopathische Behandlung von Schlafstörungen

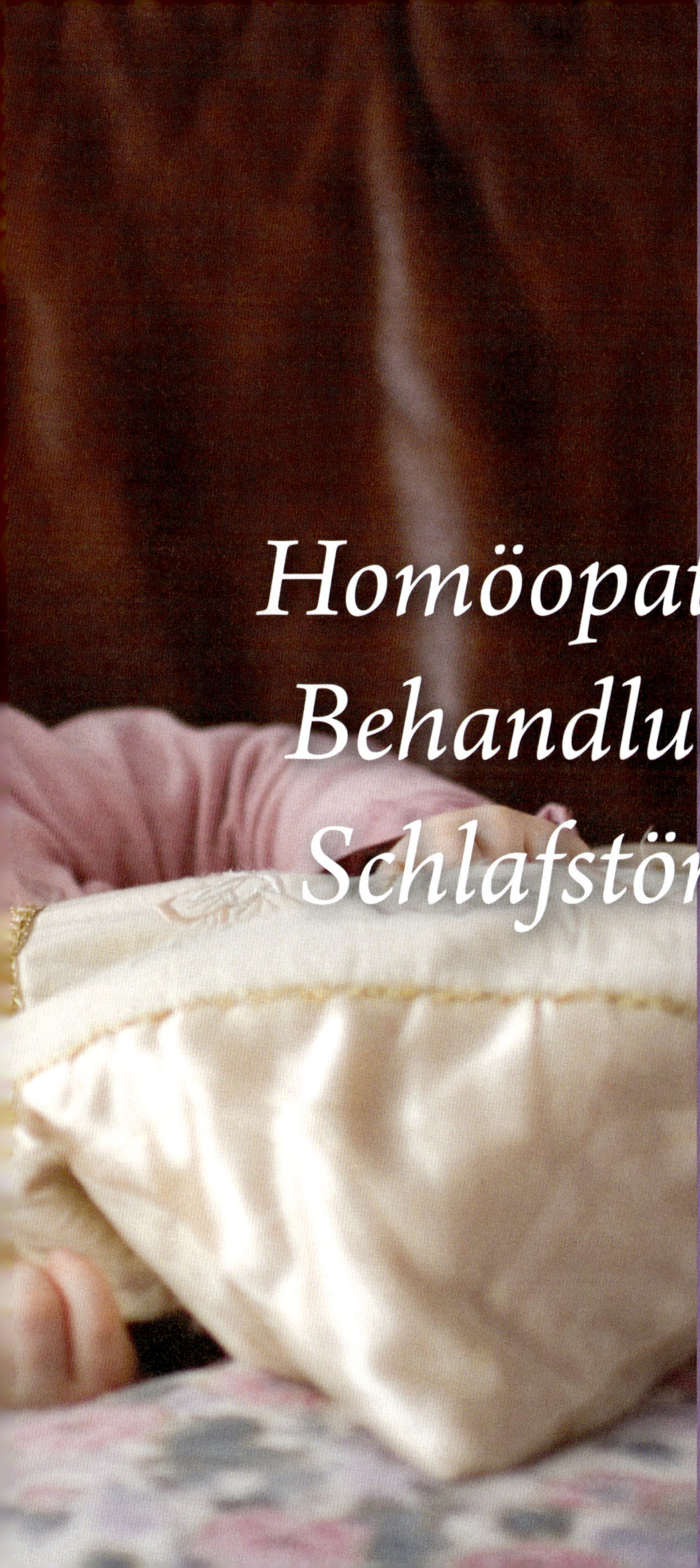

Ein gesunder Schlaf und ein erholtes Aufwachen sind ein Grundbedürfnis menschlichen Seins. Daher sollten wir Schlafstörungen, Schlaflosigkeit, chronische Müdigkeit durch Schlafmangel und Störungen des Schlaf-Wach-Rhythmus, wie dies im Schichtdienst üblich ist, als Behandlungsanliegen sehr ernst nehmen.

5.1 Voraussetzungen einer erfolgreichen homöopathischen Behandlung

In keiner Therapierichtung geht man so detailliert auf eine Krankheit ein wie in der Homöopathie. So gibt es z. B. zum Thema „Schlaf" mehr als 100 kleine Rubriken, in der verschiedene Mittel abgebildet sind. Damit jeder das nachfolgende Schlaf-Repertorium nutzen kann, möchte ich ein paar Erklärungen vorausschicken.

5.1.1 Aufspüren möglicher Konflikte

- Die Beziehung der Arznei zu dem Ort eines Organs ist wichtig, denn dadurch wird der Konflikt hinter dem Schlafproblem transparent. Ich werde entweder einen oft vorkommenden Konflikt nennen oder anregen, bestimmte Fragen an den Patienten zu stellen.
- Homöopathische Mittel sind hervorragend geeignet, den Prozess der Konfliktlösung sowohl in Gang zu bringen als auch zu fördern. Die besten Heilungsverläufe erleben wir, wenn der Patient während der Einnahmezeit bzw. Wirkungszeit eines Mittels den Konflikt löst. Auch dazu gebe ich Anregungen, was sich erfahrungsgemäß bewährt hat.
- In den Rubriken zum Thema Schlaf finden wir in der Literatur viele Zeitangaben. Es reicht mir nicht, zu wissen, wann jemand aufwacht, wann jemand nicht einschlafen kann usw. Ich ergründe mithilfe der Organuhr, welcher physisch-psychische Konflikt sich über die Uhrzeit mitteilt. Wir müssen ja bedenken, dass die Gründe von Schlaflosigkeit und Schlafstörungen ganz verborgen liegen oder ins Unterbewusstsein abgetaucht sein können, sodass uns der Patient gar nichts Konkretes sagen kann. Hier ist sowohl eine Entsprechungslehre als auch der Organ-Konflikt-Bezug hilfreich. Daher stelle ich auch immer die Assoziationskette dar und empfehle Fragen, die dem Patienten gestellt werden sollten, um auf die Spur zum Konflikt zu gelangen.

5.1.2 Miasmatisch orientiertes Vorgehen (Ursachenbehandlung)

- Im Rahmen der Homöopathie wird das Thema „Schlaf" in verschiedenen, ausführlichen Repertorien abgehandelt. Sie vermitteln aber nur, welche

Mittel zu welcher Rubrik und Unterrubrik gehören und sind hierarchisiert in drei-, zwei- und einwertige Arzneien. Das hilft einem in der Praxis nur bedingt, denn die Arzneien haben eine unterschiedliche Tiefenwirkung.

- Da es noch Homöopathen gibt, die die miasmatische Therapie als schwierig erachten oder meinen, ohne sie auskommen zu können, möchte ich das Prinzip der Miasmatik in einfacher Art erklären. Denn, mit Schlafproblemen sind auch andere Therapeuten konfrontiert. Therapeuten verschiedenster Ausrichtung und Methodik haben bei mir die Miasmatik verstanden und wenden sie problemlos in der Praxis an.
- Die miasmatische Grundlage einer Krankheit zu erfassen und zu behandeln ist zwar ein Geniestreich des menschlichen Geistes und den verdanken wir Samuel Hahnemann. Aber sie ist kein Privileg der Homöopathie und von dieser abhängig. Es ist völlig egal, welche Heilmethode angewendet wird. Man muss nur die Grundprinzipien der Ursachenbehandlung begreifen und diese in die eigene Heilmethode integrieren. Außerdem finde ich es angemessen, als Homöopath frei wählen zu können, ob ein Konstitutionsmittel, eine miasmatische Therapie, eine organotrope Akutbehandlung oder Begleit-Therapie zu anderen Maßnahmen notwendig ist. Da der Organbezug einer Arznei auch Hinweis auf die miasmatische Schicht ist, stelle ich diese Bezüge tabellarisch immer an den Anfang. Zum einen erleichtert das die Orientierung und erklärt zum anderen, warum ein Mittel gerade bei dieser oder jener Schlafsymptomatik Wirkung verspricht.

5.1.3 Welche Art von Mitteln

- Ich unterscheide nicht zwischen großen und kleinen Mitteln. Wenn ein Mittel wirkt, hat es immer Größe. In der miasmatischen Therapie bestätigen wir die Erfahrung von Ramakrishnan sowie unserer Vorfahren in der Homöopathie, dass meistens zwei Arzneien im Wechsel gegeben bessere und kürzere Heilungsverläufe ergeben, wenn es sich um schwere Pathologien handelt.
- Bei einer schweren, durch ein Trauma verursachten Schlafstörung ist diese viel tiefer in das Energiesystem eingedrungen, als wenn jemand gelegentlich unter Schlafstörungen leidet. Da ich hauptsächlich miasmatisch = ursachenorientiert arbeite, achte ich darauf, wie tief ein Mittel wirkt und welchen organischen Funktionskreis es hauptsächlich erreicht.

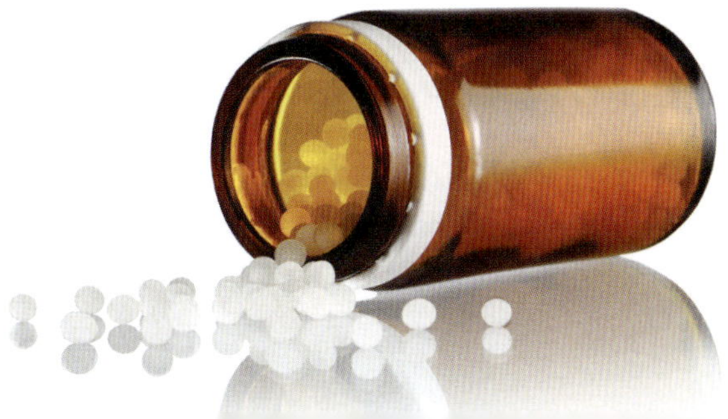

5.1.4 Homöopathie als Teil eines ganzheitlichen Behandlungskonzepts

- Einerlei, welche Säule der Homöopathie wir nutzen – Miasmatik, Konstitution, Organotropie – die homöopathischen Arzneigaben werden immer in ein ganzheitliches Behandlungskonzept eingebettet, sodass die Bedürfnisse des Organismus zu ihrem Recht kommen, der Patient AKTIV an seinem Heilungsprozess beteiligt wird und die Konfliktlösung dabei im Zentrum steht.
- Bei mittelschweren und leichten psychosomatischen Krankheitsbildern, vor allem, wenn das Immunsystem des Patienten intakt ist, hat sich eine Konstitutionstherapie mit einem Mittel eventuell in Hochpotenz gut bewährt. Doch wird auch sie in eine ganzheitliche Körper-Geist-Behandlung gebettet und nicht darauf gewartet, dass das Mittel das Problem löst. Der Patient **ist** das Problem, folglich muss er es auch lösen. Anstatt eine Konstitution festzulegen und vorgegebene Typen zu beschreiben, ziehe ich es vor, Fragen vorzuschlagen, die man an den Patienten richten kann. Aus der Art der Fragen lässt sich erahnen, welche Problematik zu ermitteln ist. Bei bekannten Arzneien tragen wir als Homöopathen schon ein bildhaftes Psychogramm der Konstitution. Aber bei weniger bekannten Mitteln ist es hilfreich, Wegweiser zur Verfügung zu haben, welche psychisch-mentalen Themen im Untergrund schwelen und welche Fragen eine Spur dorthin legen. In meinem Verständnis von Konstitution kommt es nicht auf die Vielzahl der Gemütssymptome an, sondern, dass ich eine Persönlichkeit **mit allen Sinnen** wahrnehme ohne jegliche Bewertung, vor allem, wenn sie noch nicht bewusst auf die Anamnese eingestellt ist und nonverbale Botschaften in Hülle und Fülle sendet. Wie geht, steht, sitzt, spricht, schaut der Patient, ehe er Platz nimmt? Wie nimmt sie/er dann vor mir Platz? Körperhaltung, Kleidung, Farben? Meistens kommt es ja zu einem Gespräch. Wie ist die Sprache, welche Konsonanten werden gut, welche verwaschen ausgesprochen? Welche Vokale dominieren usw. Hier muss jeder seine eigenen Parameter der Beobachtung von Menschen **ohne Wertung** bestimmen.
- Das folgende **Schlaf-Repertorium** in Tabellenform (Tab. 4–Tab. 10) dient als Grundlage einer ganzheitlichen homöopathischen Behandlung. Ich erhebe nicht den Anspruch, alle Symptome und Untersymptome abzuhandeln. Dafür beherrschen wir das Handwerk der Repertorisation. Ob sie heute noch „von Hand“ geschieht, sei dahingestellt. Hat man ein zeitsparendes Computerprogramm zur Verfügung, empfehle ich, die gewonnene Zeit ausschließlich dazu zu nutzen, den Patienten mit allen Sinnen zu erfassen und nicht, wie leider häufig üblich, mit einem Ohr zuzuhören und mit beiden Händen permanent die Infos ins Laptop zu tippen.

Dazu eine denkwürdige Begebenheit

Ich gab in Birmingham (England) 2002 einen Homöopathiekurs, stellte zunächst meine ganzheitliche Arbeitsweise vor und lud die 90 Homöopathen zu einer Nachmittags-Session ein, wie man den Patienten mit allen Sinnen erfassen kann. Es war eine englische Patientin eingeladen, die unter Schlaf- und Menstruationsstörungen, Depression, Fatalismus und Fettsucht litt. Am Nachmittag war ich doch sehr überrascht, als im Raum alle Homöopathen startbereit an ihrem Laptop saßen. Das hatte ich nicht erwartet und ahnte, dass meine Vorträge am Vormittag auf nicht allzu fruchtbaren Boden gefallen waren. Anstatt die Ärzte zu belehren, entschied ich mich für eine im wahrsten Sinne leibhaftige Erfahrung. Die Therapeuten konnten 15 Minuten lang Fragen an die Patientin stellen, repertorisieren und eine ganzheitliche Therapie vorschlagen. Die Patientin bewies englischen Humor und Standfestigkeit, im Hagel der Fragen zu bestehen. Es wurden sehr viele verschiedene Gemütssymptome, Zeiten der Schlafstörung und Körpersymptome gesammelt und mit Fleiß in den Laptop eingetippt. Manche Homöopathen hatten einen hochroten Kopf, andere tiefe Falten auf der Denkerstirn vor Anstrengung. Jeder wandte sich der Patientin kurz zu, um seine Frage zu stellen und starrte dann auf sein Gerät. Die Atmosphäre war von Spannung, Anstrengung, Tippgeräuschen erfüllt. Die Patientin saß auf der kleinen Bühne, schaute etwas ratlos auf die Heerschar der tippenden Ärzte. Sie wirkte unglücklich, obgleich sie unzählige Frage gestellt bekam.

Nach 15 Minuten schrieb ich auf das Flipchart die von den Therapeuten gewählten Arzneien, darunter Medorrhinum, Thuja, Sepia. Wie zu erwarten, gab es noch viele andere Mittelvorschläge, obgleich fast alle mit demselben Computerprogramm arbeiteten. Nun bat ich alle Anwesenden, ihr Laptop zu schließen, den Stecker zu ziehen und sich ganz der Patientin zuzuwenden und ich stellte folgende Fragen:

- Was sind die größten positiven Potenziale der Dame? Welche Gaben, Fähigkeiten, Talente stehen ihr zur Verfügung, um sich selbst zu heilen?
- Was haben Sie gefühlt, gehört, gesehen, gerochen, geschmeckt, als Sie die Dame auf sich haben wirken lassen?
- Was haben Sie in der Persönlichkeit wahrgenommen, ehe die Dame sich hier hingesetzt hat?
- Welchen Konflikt konnten Sie erkennen, den die Patientin zu lösen hat?
- Wenn Sie Ihr gewähltes Mittel diesbezüglich betrachten – welche Kraft hat es, um den Konflikt lösen zu helfen?
- Wie sieht Ihr ganzheitliches Behandlungskonzept aus?

Homöopathie ist allein noch nicht ganzheitlich.

- Was sagt es Ihnen denn über die Ursache der Krankheit, wenn Sie aus der Vita der Patientin erfahren haben, dass sie schon als Kind fischig riechenden Ausfluss, verklebte Augen, später immer wieder einseitige Kopf- und Knieschmerzen hatte? Welche Botschaft steckt in diesen verstreut im Leben auftauchenden Symptomen? (Zur Information: Dies sind Symptome einer hereditären Gonorrhö.)

Wie zu erwarten, konnten die Kursteilnehmer fast nichts antworten. Sie waren nur mit der technischen Seite befasst und nicht mit Herz und vollkommener Wachsamkeit bei der Patientin gewesen. So gab ich die Antworten, was ich bei der Dame alles wahrgenommen hatte. Sie war hoch erfreut, plötzlich im Zentrum des therapeutischen Interesses zu stehen, konnte alles bestätigen, fühlte sich verstanden und war bereit, an zwei Konflikten zu arbeiten:

- Pflichterfüllung ohne Freude, Lustlosigkeit in der Beziehung zu ihrem Mann, cholerische Überreaktion wegen Kleinigkeiten. Dabei wurde sie von ihrem Konstitutionsmittel *Sepia* C200 unterstützt.
- Mangelnder Mut zu unkonventionellen Ideen der Selbstverwirklichung – das Hauptthema einer hereditären Gonorrhö. Dabei half ihr eine Behandlung mit *Medorrhinum* und *Thuja* in C200.
- Diese hilfreichen Arzneien wurden durchaus von einigen Homöopathen ermittelt. Aber die Lektion war eine andere, nämlich dass es nicht allein auf eine korrekte Mittelverschreibung ankommt, sondern darauf, den Kranken als Ganzes körperlich-psychisch-mental zu erfassen und ihm/ihr aus dieser Wahrnehmung heraus sagen zu können, was der Konflikt hinter der Symptomatik ist, welche miasmatische Ursache unter den Symptomen schwelt und welche Hausaufgaben ein Patient zu erfüllen hat.

Endlose Therapiegeschichten entstehen, wenn wir Mittel auf Mittel folgen lassen, ohne dass der Patient aktiv an seinem Heilungsprozess mitarbeitet. Auf diese Weise bleibt das Krankheitsbewusstsein erhalten. Eine gute Geschichte hat jedoch einen Anfang, einen dramatischen Höhepunkt und ein Ende. Das gilt auch für homöopathische Heilungsgeschichten. Es ist das Recht des Patienten, seinen Konflikt zu verstehen und ihn als mündigen Menschen zu lösen.

Der einfachste Weg, den Konflikt zu ermitteln, ist zu wissen, in welches Organsystem ein Mittel hauptsächlich reicht und was die polaren Themen des Organsystems sind. Denn, wo das Problem ist, dort liegt auch die Lösung.

Die englische Patientin wurde tatsächlich von einem Homöopathen ganzheitlich über sieben Monate behandelt und er bewies Kreativität in der Wahl von Hausaufgaben, die ihr halfen, ihre beiden Hauptkonflikte zu lösen.

Die Botschaft ganzheitlicher Behandlung im Bewusstsein bewahrend, ordne ich die verschiedenen Aspekte von Schlafstörungen thematisch vom Einschlafen über den Schlaf und Traum bis zum Aufwachen. Da es kaum eine Arznei in der Materia medica gibt, die nicht mit dem Thema „Schlaf" auf irgendeine Weise verknüpft ist, beschränke ich mich auf die Hauptmittel, die erfahrungsgemäß die Konflikte hinter Schlafstörungen lösen helfen.

Damit sich auch ein „Laien-Homöopath" oder ein Therapeut, der Homöopathie zusätzlich zu seiner Heilmethode einsetzen möchte, in der Arzneiauswahl zurechtfindet, kennzeichne ich die Mittel durch Farben:

- Die in **Rot** geschriebenen Arzneien stehen für schwere Pathologien, für schwerwiegende Schlafstörungen und Krankheiten, die tief in den Organismus und in die Psyche greifen.
- Die in **Blau** geschriebenen Arzneien kennzeichnen mittelschwere chronische Zustände, die noch nicht zur Regel geworden sind und nicht jahrelang währen.
- Die in **Grün** geschriebenen Arzneien stehen für leichte Schlafstörungen, die sporadisch oder periodisch auftauchen.

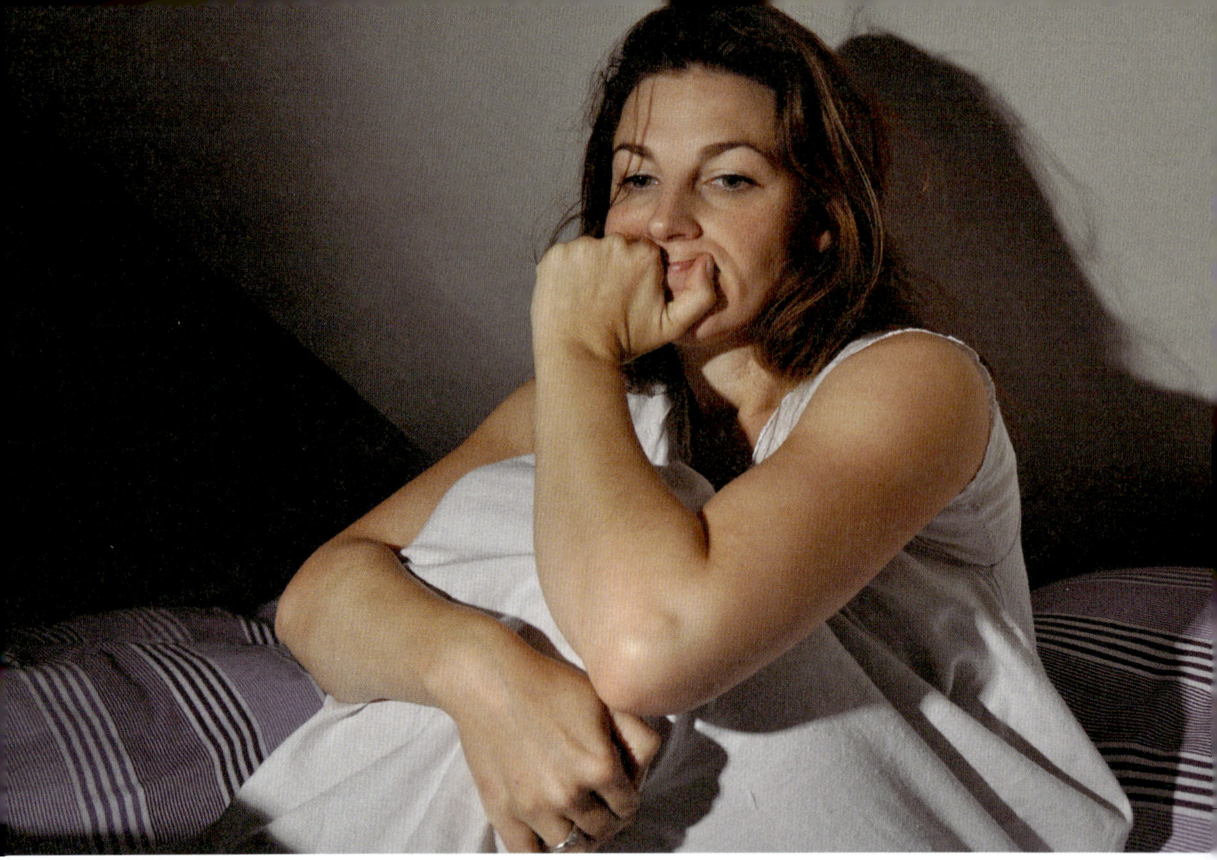

5.2 Einschlafstörungen

Jeder Mensch, der unter Einschlafstörungen leidet, sinnt auf Abhilfe. Manche nehmen einfach Schlaftabletten, andere „zählen Schäfchen", wieder andere trinken heiße Milch. Aber es gibt auch sonderbare Lösungen, auf die vor allem Kinder kommen, die meines Wissens noch wenig hinterfragt wurden. Dazu zählt zum Beispiel das exzessive Kopfrollen. Entweder wirft das Kind den Kopf mit halb geschlossenen Augen hin und her und wiegt sich selbst in den Schlaf. Hier könnte ein Thema der Mutter-Kind-Beziehung unerlöst im Hintergrund schwelen: Schaukelbewegung erinnert an die Zeit im Uterus. Oder das Kind lallt, während es den Kopf rhythmisch hin und her rollt. Das kenne ich von meinen Cousinen und Cousins, die allesamt Schlafwandler waren (▸ 5.5) und sich fast jede Nacht auf diese Weise in den Schlaf „sangen".

Abgesehen von diesen individuellen Einschlafritualen möchte ich unterscheiden zwischen dem generellen Problem einzuschlafen, egal zu welcher Abend- oder Nachtzeit, und dem Problem zu einer bestimmten Zeit nicht einschlafen zu können. Ferner ist zu unterscheiden, ob es sich um ein Hauptproblem des Patienten handelt oder um eine Begleiterscheinung anderer Beschwerden.

Praxistipp

- Fragen Sie immer zuerst den Patienten, ob er eine Ursache kennt. Zum Beispiel „Ich kann nicht einschlafen, weil ich nicht abschalten kann. Die Gedanken kreisen unaufhörlich." Oder: „Ich kann nicht einschlafen, weil ich zu spät gegessen habe, aber ich kann nur abends spät essen, wenn ich von der Arbeit komme … Fragen Sie, ob die Einschlafschwierigkeit immer zu einer bestimmten Zeit besteht.
- Vertrauen Sie Ihrer Intuition, wenn Sie ein tief liegendes Problem beim Patienten ahnen, er aber nichts dazu sagen kann. Lange bestehende Einschlafschwierigkeiten zu bestimmter Zeit beruhen oft auf einer traumatischen Erfahrung, die der Patient innerlich abgespalten hat.
- Fragen Sie nach Begleitsymptomen der Einschlafstörung, wie z. B. nervöse Beine, plötzliches Hitzegefühl, Schweißausbruch, Muskelzuckungen, vor Müdigkeit kurz einschlafen und dann wie elektrisiert wieder aufwachen, freudige Erregung, Vorfreude auf ein kommendes Ereignis, jemand schläft im Sitzen vor dem Fernseher ein, aber findet im Liegen dann keinen Schlaf usw.

Tabelle 4 Einschlafstörung durch Schwitzen

Arznei	Organsystem/ Psyche	Indikation	Typische Ursachen
Arsenicum album	Atmung, Nerven, Blut, Herz, Milz	Schläft mühsam ein, wacht sofort durch kalten Schweiß auf, friert.	Angst vor etwas, Herz-, Nierenschwäche, flache Atmung.
Conium	Nerven, Drüsen, (weibliche) Sexualorgane	Schwitzen mit körperlicher Unruhe beim Einschlafen.	Überanstrengung durch sexuelle Exzesse oder unterdrückte Sexualität, Masturbation mit Schuldgefühl.
Hyoscyamus	Nerven, Gehirn, Muskeln	Fühlt sich erhitzt und erregt, wirft sich im Bett herum und schwitzt dabei, sexuelle Fantasien.	Sexuelle Übererregung, unterdrückte Sexualität, zu eiweißreiche Kost am Abend.
Mezereum	Haut, Knochen, Nerven	Heißes Schwitzen beim Einschlafen, will und kann etwas nicht vergessen (Trauma!), Angst vor den Bildern, die auftauchen.	Emotionale Unterdrückung im Taggeschehen, findet kein Gehör, keine Erfüllung im Leben.

Arznei	Organsystem/ Psyche	Indikation	Typische Ursachen
Platinum	Weibliche Sexualorgane	Anstrengender Koitus vor dem Einschlafen, Schwitzen durch Stress bei sexuellen Praktiken.	Sexuelle Praktiken mit Schmerz, sucht nach immer stärkerem Reiz, weil sie sich nicht mehr spürt.
Podophyllum	Rektum, Duodenum	Angstschwitzen beim Einschlafen wegen körperlicher Schmerzen, nach Diagnose und Prognose „Sie haben Krebs, Sie haben nur noch eine Lebenserwartung von…"	Verlust von Selbstwertgefühl, kann sich oder jemandem nicht verzeihen wegen einer entwürdigenden Tat.
Silicea	Ernährung, Nerven, Drüsen	Kann nicht ganzkörperlich schwitzen (Fieber, Anstrengung, Bewegung, Sauna), nur beim Einschlafen oder an den Füßen oder in den Achseln (stinkend!).	Starke, lange Zeit währende Versäuerung von Blut und Gewebe, Folgen von unterdrücktem Schweiß und Fieber, Stress durch Leistungs- und Perfektionswahn.
Thuja	Urogenitaltrakt, Nerven, Drüsen, Haut	Schwitzen beim Einschlafen durch Quecksilbervergiftung, Amalgambelastung, nicht ausgeheilte Gonorrhö oder aktive hereditäre Gonorrhö, erschöpfendes Schwitzen nach Impfungen.	Impfschäden, permanentes Krankheitsgefühl trotz vieler Therapien (hereditäre Gonorrhö!), verborgenes, abgespaltenes Trauma.
Belladonna	Nerven, Haut, Schleimhäute	Schwitzen beim Einschlafen durch Fieber, Ängste (Kinder!), Schmerzen.	Nervenüberreizung, Aufregendes sehen vor dem Schlafengehen (Krimis), zu viel zuckerhaltige Nahrung am Abend.
Chelidonium	Pfortadersystem, Leber	Schwitzen beim Einschlafen, wenn die Wetterlage wechselt, kann Ärger über etwas/ jdn. nicht abschalten.	Leberüberlastung durch spätes, fettreiches Essen, Alkohol, Kompensation von Frustration durch Essen (oft Fastfood!).
China	Blut, Kreislauf, Verdauungsorgane, Leber	Schwitzen beim Einschlafen durch Erschöpfung, Schmerzen, Anämie, Blähungen.	Trinkt zu wenig, isst zu viel trockene Nahrung, zu spät, „Frustesser" vor dem Fernseher (Chips u.ä.).
Opium	Nerven, Gehirn, Atmung, Verdauungstrakt	Schwitzen beim Einschlafen aus Angst vor Schreckensbildern, Bett erscheint zu heiß.	Alkohol, weiche Drogen, Medikamentenabusus, Unterdrückung von Schweiß, Fieber und/ oder Hautausschlägen.

Arznei	Organsystem/ Psyche	Indikation	Typische Ursachen
Pulsatilla	Venen, Schleimhäute, Urogenitalorgane	Schwitzen beim Einschlafen durch wechselhaftes Unwohlsein, leichte Übelkeit, schlechte Verdauung, „sauer“ auf etwas/jdn. sein, das/der keine Ruhe lässt.	Schwere, späte, fettreiche Mahlzeit abends, weiß das, ändert es nicht. Sturheit, Mangel an (rhythmischer) Bewegung, viele ungelöste Konflikte („Baustellen“) in Beziehungen.
Rhus toxicodendron	Haut, Zellgewebe, Bänder, Fasern, Drüsen, Nerven, Rückenmark	Schwitzen beim Einschlafen wegen Schmerzen (Gelenke, Muskeln), findet in keiner Position Ruhe.	Starke Persönlichkeit, kann einen Selbstwerteinbruch nicht „verdauen“, Selbstvorwürfe, Schuldgefühl.
Tuberculinum	Lungen, Drüsen, Kopf	Schwitzen beim Einschlafen durch Atemschwäche/-not.	Ständige Unzufriedenheit, Gier nach immer mehr aus innerer Leere und Hunger nach Heimat/ Beziehung/Sicherheit.
Sulphur	Haut, Schleimhäute	Schwitzen beim Einschlafen, sofortiges wieder Aufschrecken mit der Vorstellung, dringende Arbeit erledigen zu müssen. Füße hängen aus dem Bett (Leberhitze!).	Mangelnder Lebensrhythmus zwischen Aktivität und Ruhe. Schiebt Pflichten vor sich her und ist dann überfordert, alles erledigen zu müssen. Mangelnde Disziplin, schlechte Ernährung (Fastfood!).
Ignatia	Nervensystem	Schwitzen beim Einschlafen wegen kreisender Gedanken um Sorgen, Ärger, Kummer.	Mangel an Mut, Konflikte anzuschauen und zu klären, zu viel reden über..., statt in die Tat zu kommen.

Bei allen genannten Arzneien muss überprüft werden, ob jemand auf einem geopathischen Störfeld schläft, im Schlafraum elektronische Geräte oder schnurlose Telefone vorhanden sind oder Haustiere schlafen. Diese Störfaktoren müssen ausgeräumt werden. Tiere gehören nicht ins Bett!

Tabelle 5 Einschlafstörungen verschiedener Art

Arznei	Organsystem/ Psyche	Indikation	Typische Ursachen
Bryonia	Atemorgane	Hustenanfälle im Liegen, quälender Husten beim Einschlafen.	Chronische Bronchitis, aber auch der Konflikt, dass etwas nicht ausgesprochen werden kann.
Carbo vegetabilis	Schleimhäute, Verdauungstrakt	Erschöpfende Krankheit wie Krebs, Angst, am nächsten Morgen nicht mehr aufzuwachen.	Flüssigkeitsverlust, Dehydrierung des Körpers (Kachexie), Sterben wird aus dem Leben ausgeschlossen, Folge von materieller Verschwendungssucht und zu reichlicher Nahrung.
Carcinosinum	Alle Organsysteme	Erschöpfende Krankheit wie Krebs, Sorgenfülle, schläft immer nur kurz ein und wacht – scheinbar grundlos – immer wieder auf.	Diagnose- und Prognoseschock, Fülle von Unterdrückungen und unerlösten Konflikten je nach Manifestationsort des Tumors/ Krebses.
Calcium carbonicum	Ernährung, Drüsen, Knochen, Haut	Einschlafen mit Angst und Sorge um die Zukunft, Kinder und Beziehung, aktive Skrofulose.	Braucht viele Menschen um sich herum, um nicht an seinen Konflikten arbeiten zu müssen, Therapiesucht, Mangel an Selbstvertrauen durch Vergleich mit anderen (Mangelbewusstsein), unerlöstes Elendsthema (Skrofulose).
Nux vomica	Nerven, Verdauungstrakt, Magen, Leber, Atemorgane	Wechsel zwischen Schwitzen und Frieren, Gliederzucken, Nervosität, Unruhe.	Arrhythmischer Lebenswandel, Mangel an Bewegung, Fastfood-Esser.
Phosphorus	Nerven, Blut, Knochen, Lungen	Schlechtes Einschlafen durch Vorfreude, Angst, Aufregung, Begeisterung, wacht mit Herzklopfen/ -beschwerden auf.	Konflikt: Kann nicht abschalten, ist immer auf Empfang, Angst, etwas im Leben zu verpassen.
Sepia	Venöser Kreislauf, weibliche Beckenorgane, Nerven	Fühlt sich entweder „quietschfidel" oder „hundsmiserabel" beim Einschlafen oder nach dem Erwachen, wacht häufig nachts mit Herzklopfen auf.	Verlust von Lebensrhythmus, unerlöste Partnerschaftskonflikte, kann etwas nicht verzeihen, ist nachtragend.
Coffea	Nerven, Kreislauf, Herz	Sinne sind aufgewühlt, starke Gefühlsregungen, wirft sich im Bett herum.	Zu spät zu viel gegessen und getrunken, zu viel Kaffee tagsüber.

Rot = schwere Pathologien. **Blau** = mittelschwere chronische Zustände. **Grün** = leichte Schlafstörungen.

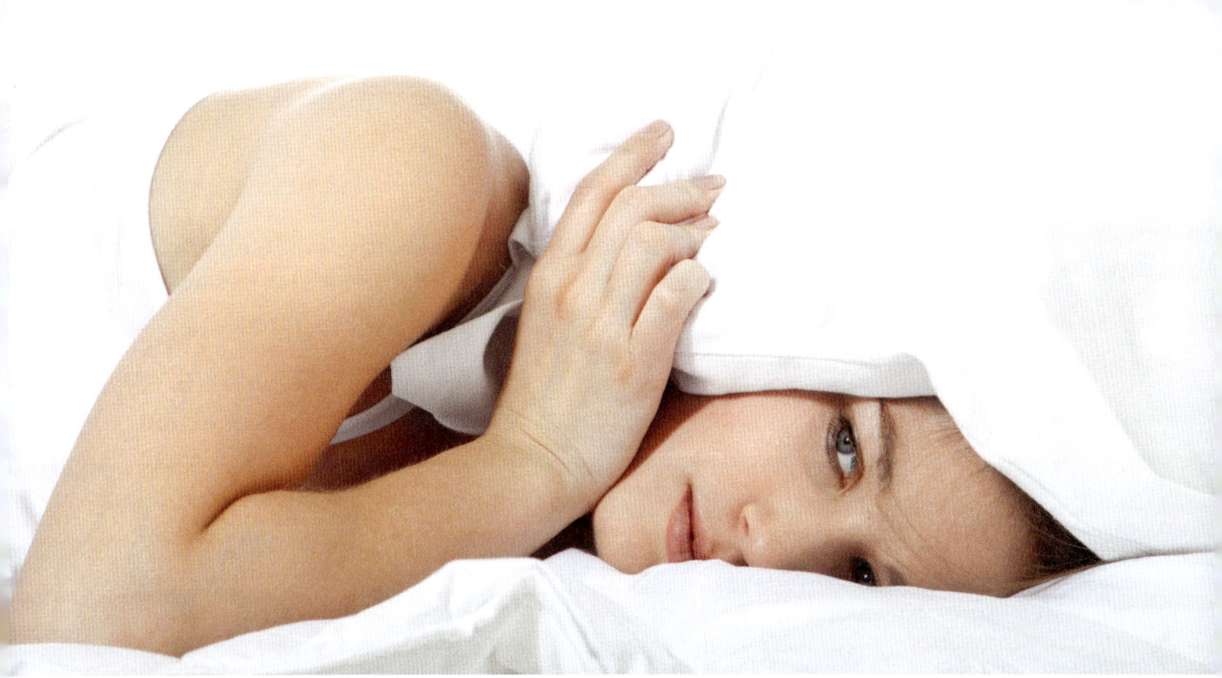

5.3 Durchschlafstörungen

Ist man eingeschlafen, sollte der Schlafprozess in seinem wellenartigen Prozess ablaufen. Tiefschlafphase und REM- oder Traumphase sollten sich abwechseln, bis schließlich die Aufwachphase den Menschen wieder zurück in seinen physischen Leib ins Hier und Jetzt bringt. Von Durchschlafstörungen spricht man, wenn Betroffene mehr als dreimal pro Woche nach einer Schlafzeit von weniger als sechs Stunden vorzeitig erwachen und anschließend, obwohl sie noch müde sind, nicht wieder einschlafen können. Doch abseits der klinischen Zuordnungen kommt es vor, dass manche Menschen immer wieder aufwachen, manche sogar stündlich, andere haben Albträume und wieder andere wachen zu bestimmten nächtlichen Stunden auf. Auch körperliche Beschwerden und Zustände wecken den Menschen auf. Auch die Qualität des Schlafprozesses kann verschiedene Grade annehmen. Manche Menschen haben einen leichten Schlaf. Das geringste Geräusch weckt sie oder schreckt sie auf. Manche verbringen die Nacht im Halbschlaf, also halb schlafend, halb wachend, da die Tiefschlafphase fehlt.

Es ist zwar normal, dass man sich im Schlaf mehrmals mit dem ganzen Körper dreht, die Seitenlage wechselt und verschiedene Körperstellungen einnimmt. Aber sich im Bett unruhig herumzuwälzen oder seltsame Lagen einzunehmen, gehört zu den Störungen. Die Lage des Körpers spielt eine wesentliche Rolle. Dazu gibt es in den Repertorien viele Angaben, wie jemand Kopf, Arme, Hände und Beine hält. Aber hier sollten wir genauer differenzieren. Die Haltungen an sich sind nicht pathologisch. Erst wenn sie vom Schläfer als störend und unangenehm empfunden werden und sich dadurch jemand beim Aufwachen wie gerädert, bleiern oder miserabel fühlt, gehen wir dem nach. Wir dürfen nie vergessen, dass der Körper alles weiß und spontan Heilungsversuche unternimmt, noch ehe uns ein Problem bewusst ist. Er reagiert und kompensiert stammhirngesteuert und sucht sofort nach biologischen Lösungen. Das heißt, viele Schlafstörungen, gerade was Haltung und Körperlage angeht, sind Heilungsversuche des Körpers. Daher finden wir es angebracht, erst einmal diese nonverbale, biologische Sprache des Körpers zu verstehen, denn er macht nie etwas Sinnloses. Unser Verstand ist es, der ihn nicht versteht und nicht sofort seine Botschaft aufgreift, um die biologische Lösung in eine intelligente, also bewusst vollzogene Lösung zu überführen.

Wie schon an anderer Stelle erwähnt, wechselt die Länge des Schlafes von Mensch zu Mensch und in verschiedenen Altersstufen. Wenn jemand von kurzem oder langem Schlaf erholt erwacht, ist das in der Ordnung des individuellen Energiesystems. Junge Menschen brauchen mehr Schlaf als alte Menschen. Trotz langer Schlafzeit müde und erschöpft zu erwachen, ist hingegen behandlungsbedürftig.

Praxistipp

- Das Aufwachen während der Schlafzeit ist generell ein biologisches Wecksystem des Organismus und signalisiert, dass etwas im Körper oder in der Psyche nicht stimmt. Der Schlaf ist der „kleine Bruder des Todes". Folglich wird eine Bedrohung verschiedener Grade vom Unterbewusstsein wahrgenommen. Die Reaktion auf die Bedrohung kann aber nur im Wachzustand geschehen, weshalb der Mensch aufwacht.
- Das regelmäßige Aufwachen zu einer bestimmten Zeit muss, auch wenn der Patient keinen Zusammenhang (mehr) erkennt, auf eine traumatische Erfahrung hin überprüft werden.
- Die häufigsten Zeiten im Falle von Übergriffen, sexuellen Belästigungen oder gar Vergewaltigungen liegen zwischen 23 und 1 Uhr.
- Die Aufwachzeiten von 2 bis 4 Uhr sind fast ausnahmslos Folgen unpassender Ernährung, von Stoffwechselstörung und zu flacher Atmung.

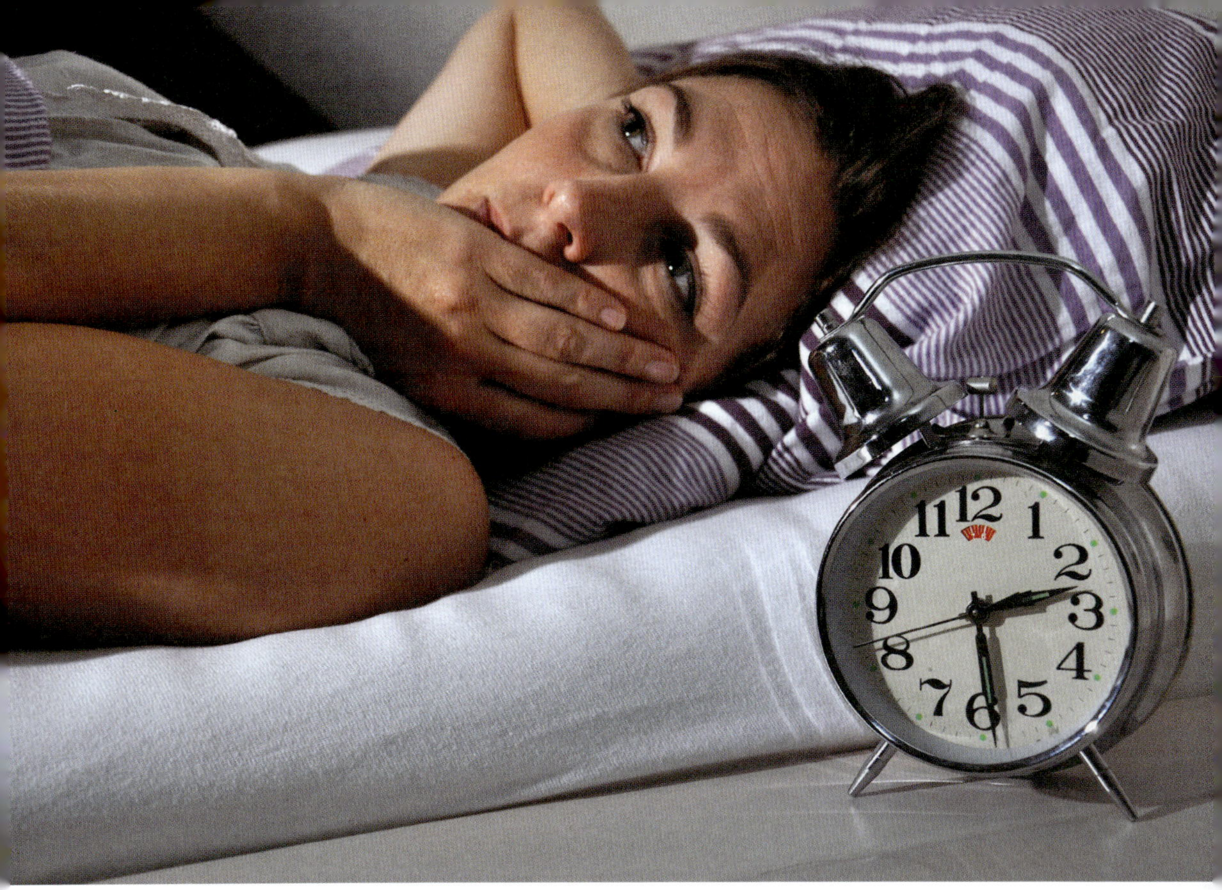

5.4 Schlaflosigkeit

Keinen Schlaf zu finden, die ganze Nacht wach zu liegen, das ist die Steigerung von Einschlafschwierigkeiten. Schlaflosigkeit hat viele Grade. Der leichteste Grad wird durch Ernährungsfehler ausgelöst. Wird das Abendessen zu spät eingenommen, ist es zu üppig, zu eiweißreich, schläft niemand gut. Doch es gibt homöopathische Konstitutionen, die besonders heftig darauf reagieren wie *China, Lachesis, Nux vomica, Phosphorus, Silicea* und krank werden, weil sie ihrem Instinkt oder gesunden Menschenverstand nicht folgen, sondern wider besseres Wissen handeln und immer wieder das für sie Falsche zu spät essen. Erst die Wiederholung dieser Verhaltensweise macht krank. Sie ist ein gutes Beispiel dafür, dass es nicht allein damit getan ist, die passende Arznei zu verordnen, sondern, wie Samuel Hahnemann es einforderte, die krankmachenden Verhaltensweisen abzustellen. Wir können bestätigen, dass nichts so schwierig ist, wie die Essgewohnheiten und das Essverhalten zu ändern. Der Griff zur Schlaftablette ist schneller. Doch es führt kein Weg daran vorbei, alte Denk- und Verhaltensmuster zu ändern, möchte man Heilung bewirken und nicht nur kurzfristige Hilfe zukommen lassen.

Häufige und dauerhafte Schlaflosigkeit (► Tab. 6) zermürbt das Nervensystem und ist eine der häufigsten Symptome beim sogenannten „Burn-out-Syndrom“.

Tabelle 6 Schlaflosigkeit

Arznei	Organsystem/ Psyche	Indikation	Typische Ursachen
Arsenicum sulfuratum flavum	Nerven (Ischias), Atemorgane	Schlaflosigkeit durch Ischiasschmerzen, Angst, im Bett zu ersticken.	Nierenstau, Sicherheitsverlust im Privat- und/oder Berufsleben, etwas hat den Atem verschlagen.
Carcinosinum	Alle Organe können betroffen sein	Schlaflosigkeit durch eine schwere Erkrankung, Angst vor dem Sterben, Angst einzuschlafen und nicht wieder aufzuwachen.	Je nach Organ den Konflikt ermitteln.
Hepar sulfuris	Nerven, Drüsen, Schleimhäute der Atemwege	Schlafstörung durch Atemnot, starke Verschleimung, aufwachen nach Mitternacht.	23 – 1 Uhr: Gallenzeit. Prüfen, was ist in Planung, was muss entschieden werden?
Hydrogenium	Leber, Augen	Schlafstörung durch Depression, Gedanken an den Tod.	Identitätskonflikt bei Frau oder Mann, mangelndes Selbstwertgefühl, prüfen, welche Unterdrückungen in der Kindheit die Identität unterminiert haben.
Kalium arsenicosum	Kardiovaskuläres System, Nieren	Viele Beschwerden in den Nächten, ständiges Frieren, regelmäßiges Aufwachen zwischen 1 und 3 Uhr.	Leberzeit, prüfen, welcher Existenzkonflikt aktiv ist.
Medorrhinum	Nerven, Schleimhäute, Wirbelsäule	Schlaflosigkeit kommt periodisch durch rheumatische Schmerzen, Unwohlsein und das Gefühl, schwer krank zu sein und nie wieder gesund werden zu können.	Meistens liegt eine hereditäre Gonorrhö vor, abklären, ob die Körpersymptome: einseitige Gonarthrose, Konjunktivitis, fischig riechender Ausfluss im Leben aufgetaucht sind.
Mercurius solubilis	Blut, Schleimhäute, Drüsen, Genitalien, Zellgewebe	Schlaflosigkeit aufgrund schwerer Erkrankung oder degenerativer Prozesse, Schmerzen, starker Speichelfluss während des (kurzen) Schlafs, metallischer Mundgeruch und Geschmack im Mund.	Meistens Identitäts- und Abwertungskonflikt, schwerwiegende, unerlöste Übernahmen aus dem Familiensystem, hereditäre Syphilinie.

Arznei	Organsystem/ Psyche	Indikation	Typische Ursachen
Mercurius corrosivus	Rektum, Blase, Augen, Rachen	Schlaflosigkeit durch heftige brennende Schmerzen im Körper, wälzt sich ständig im Bett herum, hat ständig Urin- und Stuhldrang, quälender Tenesmus.	Hereditäre Syphilinie, schwerer Selbstwertkonflikt „Ich bin nichts wert", im Leben viele emotionale Unterdrückungen und/oder sexuelle Übergriffe.
Passiflora incarnata	Nerven, Muskeln	Schlaflosigkeit mit unbezwingbarer Unruhe in den Beinen.	Häufige Ursache: Zink- und/oder Kupfermangel.
Plumbum	Rückenmark, Nerven, Nieren	Lang währende Schlaflosigkeit, schleichende Lähmungen mit einschießenden, bohrenden Schmerzen, nimmt ungewöhnliche Stellungen im Schlaf ein (z. B. kniend).	Schwerer Identitätskonflikt, Existenzverlust „Hab und Gut verloren", Entlassung im Beruf, prüfen, ob diese Themen Übernahmen aus dem Familiensystem sind.
Senecio aureus	Weibliche Sexualorgane, Nieren, Rückenmuskulatur	Chronische Schlaflosigkeit geht mit Trägheit, Lustlosigkeit und fatalistischer Lebenseinstellung einher.	Frühstadium der Leberzirrhose, schwerer Existenzkonflikt.
Stramonium	Gehirn, Kreislauf	Schlaflosigkeit aus Angst vor Dunkelheit, beginnende oder fortgeschrittene Demenz, wacht schreiend auf bei M. Alzheimer.	Lebensüberdruss, Rückzug, „Speicher des Gehirns ist voll", Unfähigkeit Vergangenes loszulassen, kann den Verlust eines Angehörigen/ Partners nicht überwinden.
Syphilinum	Schleimhäute, Nerven, Knochen	Schlaflosigkeit durch destruktive Krankheiten, nächtliche Knochenschmerzen, schreckliche Verzweiflung und Depression, zermalmende Kopfschmerzen.	Meistens hereditäre Syphilinie, destruktive Prozesse in Körper und Geist, Thema „Destruktion" im Familiensystem vorhanden.
Thuja	Urogenitaltrakt, Nerven, Drüsen, Haut	Schlaflosigkeit durch unklare wandernde Schmerzen, Schwindel, schmerzhafte Erektionen und/oder Nasenbluten im Liegen, schreckhaftes Aufwachen zu einer bestimmten Zeit.	Häufig: hereditäre Gonorrhö und abgespaltenes Erlebnis eines Missbrauchs.

Arznei	Organsystem/ Psyche	Indikation	Typische Ursachen
Arsenicum album	Atmung Nerven, Blut, Herz, Milz	Schlaflosigkeit durch kalten Schweiß, unklare Angstgefühle, schläft mühsam ein, wacht aber nach 3 Uhr auf und kann nicht mehr einschlafen.	Flache Atmung am Tag, Verlust von natürlichem Tiefatem in der Nacht.
Borax	Nerven, Schleimhäute, Mund, Haut	Schlaflosigkeit beim geringsten Geräusch, schmerzhafte Aphthen im Mund.	Konflikt: Etwas kann nicht ausgesprochen werden, weil es zu ekelhaft, zu widerlich ist, Kränkung, Verletzung von Gefühlen.
Bryonia	Kreislauf, seröse Häute in Kopf, Brust, Gelenken, Abdomen	Schlaflosigkeit durch schmerzhaften, erschöpfenden Husten.	Konflikt: Etwas wurde mit Widerwillen herunter geschluckt/nicht ausgesprochen.
Cactus grandiflorus	Herz, Kreislauf	Schlaflosigkeit durch Zusammenschnürung von Herz und Brust, fühlt sich umklammert und bekommt keine Luft.	Konflikt: Etwas ging zu Herzen und wurde nicht geklärt, Verlust der Lebensfreude, Glaubenssatz: „Ich muss immer perfekt sein!“
China	Blut, Kreislauf, Verdauungsorgane	Schlaflosigkeit durch falsche Ernährung abends, ständiges Aufwachen durch lautes Aufstoßen, Leberdruck, Blähungen, evtl. übelriechende Diarrhö.	Häufigste Ursache: zu eiweißhaltige und/kohlenhydratreiche, späte Kost, Fehlverdauung, Uneinsichtiges Verhalten.
Cyclamen	Gehirn, Augen, Rückenmark, weibliche Sexualorgane	Schlaflosigkeit und viele visuelle Beschwerden vor der Menses, lang anhaltende Migräne.	Konflikt: Selbstvorwürfe wegen einer Tat, Schuldgefühle.
Cypripedium pubescens	Gehirn	Schlaflosigkeit durch Hypernervosität bei Kindern, Überreizung der Sinne.	Überreizung durch zu viel zuckerhaltige Nahrung, Handysucht, stundenlanges Fernsehen.
Hyoscyamus	Gehirn, Nerven, Muskeln	Schlaflosigkeit durch Spasmen, Zuckungen, Zittern, Angst vor Alleinsein, spricht wirres Zeug im Schlaf.	Konflikt: Eifersucht, kann tagsüber nicht darüber sprechen.

Arznei	Organsystem/ Psyche	Indikation	Typische Ursachen
Ignatia	Nerven	Schlaflosigkeit durch Seufzen und Schluchzen.	Häufigste Ursache: Ärger und Sorgen, die tagsüber nicht losgelassen werden können.
Lachesis	Nerven, Blut, Herz	Findet trotz großer Müdigkeit und Erschöpfung keinen Schlaf, starke Hitzewallungen, Schlaflosigkeit durch Ernährungsfehler.	Konflikt: Eifersucht, Neid, Kränkung werden trotz Geschwätzigkeit tagsüber nicht aufgearbeitet. Ebenfalls häufige Ursache: zu eiweiß- und kohlenhydratreiche Kost am Abend, hört nicht auf den Körper.
Natrium muriaticum	Drüsen, Herz, Verdauungstrakt	Schlaflosigkeit durch starke Gefühle, kreisende Gedanken, Kummer, Weinen.	Konflikt: Etwas hat die Hoffnung und Zuversicht unterminiert, oft nach der Diagnose zu einer Krankheit: „Was soll aus mir/den Kindern/der Familie werden?“
Nux vomica	Nerven, Verdauungs-, Atemorgane	Schlafstörungen durch Medikamente, aufwachen um Mitternacht, um 2 Uhr, mehrmals nachts durch Konvulsionen, Schlaflosigkeit durch abdominale Beschwerden, geistige Überanstrengung und falsche Ernährung.	Gallen-, Leberzeit, Belastung der Verdauungs- und Stoffwechselorgane durch spätes und fettreiches Essen, Verlust vom Lebensrhythmus. Uneinsichtig bezüglich des Essverhaltens und der Ernährung.
Opium	Nerven, Gehirn, Atemorgane	Schlaflosigkeit nachts bei Schläfrigkeit tagsüber, wacht regelmäßig zwischen 24 und 4 Uhr auf.	Leber- und Lungenzeit, Prüfen: Drogenkonsum, Medikamentenabusus, Nikotinsucht, meistens: Arzneikrankheit, die auf die Atmung wirkt.
Phosphorus	Nerven, Lungen, Kreislauf, Blut, Knochen	Schlaflosigkeit durch Angst vor Dunkelheit, Nasenbluten, Magenschmerzen, Taubheitsgefühl in den Fingern, brennende Schmerzen den Rücken hinauf, auch in der Wirbelsäule, heftige Durchfälle durch Ernährungsfehler.	Viele Krankheitszeichen weisen auf Störung der Blutparameter hin. Meistens ist ein Lymphozyten-Funktionstest nötig, um die Aktivität des Immunsystems zu überprüfen. Häufige Ursache auch: unzuträgliche Ernährung am Abend.

Arznei	Organsystem/ Psyche	Indikation	Typische Ursachen
Sepia	Venöser Kreislauf, weibliche Beckenorgane, Nerven	Schlaflosigkeit nach Mitternacht um 3 Uhr, kann dann nicht mehr einschlafen, Unwohlsein, Missmutigkeit, negative Gedanken, am Morgen „wie gerädert".	3 Uhr = Übergang von der Leber- zur Lungenzeit. Aufwachen zu dieser Zeit bedeutet: Leberbelastung behindert freie Atmung. Überprüfen: Ernährung, Abendessen.
Silicea	Ernährung, Nerven, Drüsen	Schlaflosigkeit durch Mangel an Abschalten, Fixierung auf bestimmte Gedanken, Probleme und durch Ernährungsfehler.	Häufiger Konflikt: Sucht nach Lob, Unversöhnlichkeit wegen Kränkung oder emotionaler Verletzung, fühlt sich nicht gebührend gewürdigt/ wahrgenommen. Ebenfalls Ursache: unzuträgliche Ernährung, zu eiweiß- und kohlenhydratreiche Kost am Abend.
Stannum	Nerven, Schleimhäute, Brust, weibliche Sexualorgane	Schlaflosigkeit durch extreme Schwäche, Schwermut, Ängste.	Konflikt meist sexueller Art: Fühlt sich abgelehnt, marode Beziehung ist nicht aufgearbeitet/losgelassen.
Staphisagria	Nerven, Zähne, Urogenitaltrakt, Drüsen	Schlaflosigkeit durch Schmerzen im ganzen Körper, hochgradige Verspannungen, krankhaft überempfindlich, unbefriedigtes Verlangen nach Sex, Verdruss, Kummer.	Häufiger Konflikt: Fehlender Mut, für die eigenen Bedürfnisse einzustehen, tagsüber Überarbeitung körperlich/ geistig. Beißt sich durch Anforderungen mit Willen durch, aber ohne entsprechenden Erfolg.
Zincum valerianicum	Nerven	Schlaflosigkeit durch Neuralgien, Kopf- und Rückenschmerzen.	Versinkt immer wieder in Melancholie.
Ambra grisea	Nerven	Schlaflosigkeit bei alten Menschen.	Häufigste Ursache: Austrocknung und Abmagerung durch nährstoffarme Nahrung und Getränke, kein Lebensziel.
Argentum nitricum	Nerven, Schleimhäute, Magen-Darm-Trakt	Schlaflosigkeit in kleinen Räumen, bei geschlossenen Fenstern, Prüfungsangst kann nicht abgeschaltet werden.	Stress, Erwartungsnervosität, zu viele leere Kohlenhydrate (raffinierter Zucker).

Arznei	Organsystem/ Psyche	Indikation	Typische Ursachen
Calcium carbonicum	Drüsen, Haut, Blut, Herz	Schlaflosigkeit bei Kindern, wachen regelmäßig zwischen 24 und 2 Uhr auf.	Überprüfen: Ernährung! Meistens Leberhitze, Stoffwechselbelastung.
Chamomilla	Nerven, Verdauungstrakt	Schlaflosigkeit bei Kindern, durch Zahnung wachen sie regelmäßig zwischen 24 und 2 Uhr auf.	Gefühl von Hilflosigkeit und Zorn.
Coffea	Nerven, Kreislauf, Herz	Schlaflosigkeit durch Vorfreude auf ein bevorstehendes Ereignis (Kinder), aufwachen nach Mitternacht oder mehrmaliges Erwachen, sehr unruhiger Schlaf.	Häufige Ursachen: Zu viel Tee oder Kaffee tagsüber, zu viel Fernsehen, Handybetrieb, PC-Arbeit bis abends, zu lebhaft vor dem Schlafengehen, Elektrosmog im Schlafraum.
Citrus vulgaris	Kopf, Magennerven	Gestörter Schlaf durch Magenschmerzen, Nervosität, Übelkeit, Schwindel.	Häufige Ursachen: Falsches Essen für den sensiblen Menschen, zu spät, zu eiweißhaltig, zu viel Fernsehen, Handybetrieb, PC-Arbeit bis abends, Elektrosmog im Schlafraum.
Ignatia	Nerven	Schlaflosigkeit durch (Liebes-)Kummer, erlittene Enttäuschung.	Konflikte: Beziehungsunfähigkeit (alle Beziehungen zerbrechen), Hunger nach Anerkennung durch Mangel an Selbstvertrauen und Selbstwertgefühl.
Lycopodium	Verdauungstrakt, Harnorgane	Geht vor Mitternacht zu Bett, Schlaflosigkeit durch Aufwachen um Mitternacht, Völlegefühl, Übelkeit, Verstopfungsgefühl, Rumpeln im Gedärm, viele Blähungen, redet viel im unruhigen Schlaf, Impuls: Muss nachts Kleiderschränke aufräumen/ ordnen.	Häufigste Konflikte: falsche Ernährung abends, schlechte Verdauung und Ausscheidung, kann Dinge, Gedanken, Ereignisse nicht loslassen.
Nux moschata	Sinnesorgane, Nerven, weibliche Sexualorgane	Schlechter Schlaf vor den Menses. Ansonsten überwältigende Schläfrigkeit ohne ersichtlichen Grund.	Häufige Ursachen: zu eiweißreiche Kost vor den Menses, Verspannungen in Rücken und Bauch

Arznei	Organsystem/ Psyche	Indikation	Typische Ursachen
Valeriana	Nerven	Schlaflosigkeit durch sensitive Wahrnehmung in der Dunkelheit (Licht, Farben), die Angst einflößen, sehr nervös durch Schwäche und/oder Wut.	Häufige Ursachen: Am Tag nicht in der Lage, emotionale Probleme zu lösen, ärgert sich über sich selbst.
Sulphur	Haut, Schleimhäute	Schlaflosigkeit durch nervliche Überreizung, wacht immer wieder auf, meistens zwischen 24 und 3 Uhr. Füße hängen aus dem Bett (Leberhitze!).	Mangelnder Lebensrhythmus zwischen Aktivität und Ruhe. Schiebt Pflichten vor sich her und ist dann überfordert, alles erledigen zu müssen. Ernährung abends zu spät und reichhaltig, Leberverstopfung mit der Folge von Juckreiz am ganzen Körper.

Rot = schwere Pathologien. **Blau** = mittelschwere chronische Zustände. **Grün** = leichte Schlafstörungen.

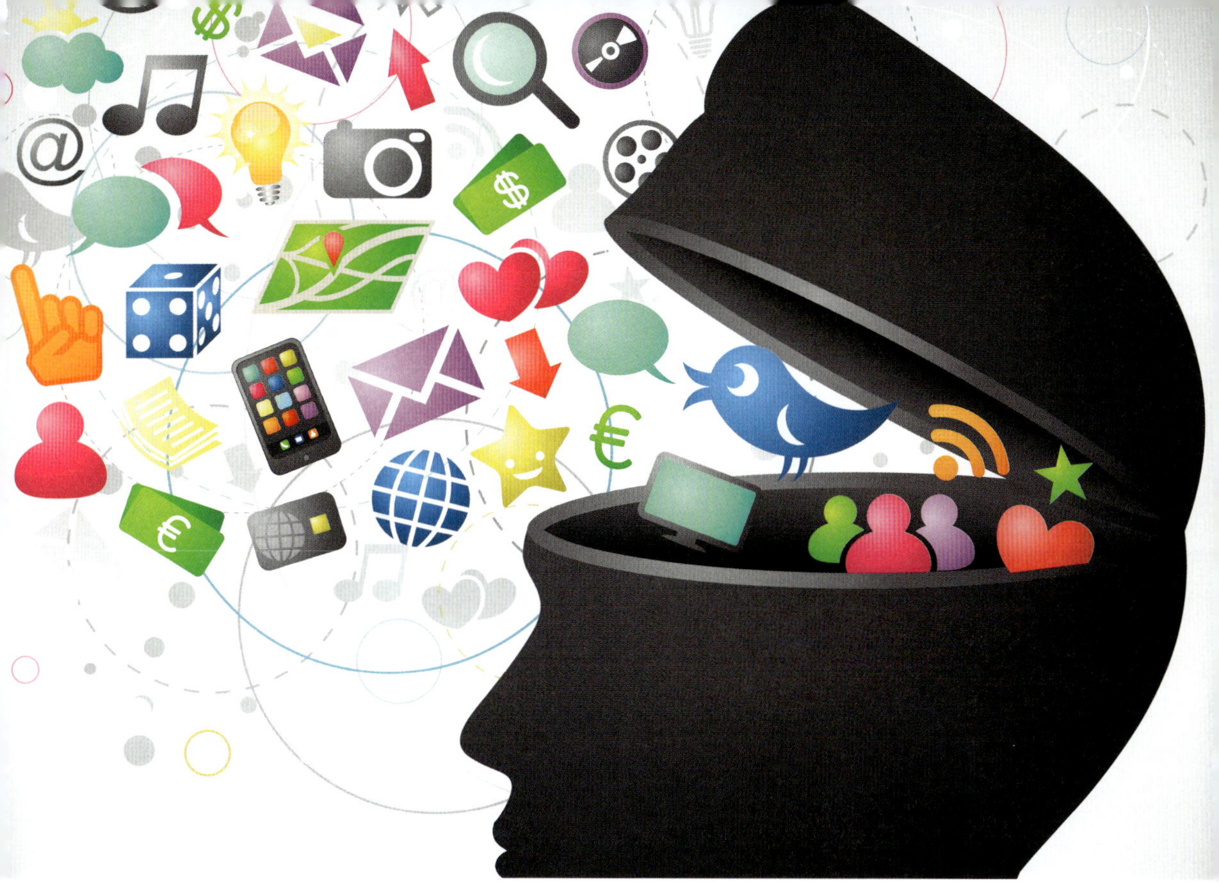

5. 5 Kreisende Gedanken

Jeder hat schon einmal erlebt, dass er hundemüde ins Bett fällt und keinen Schlaf findet, weil sorgenvolle Gedanken unaufhörlich im Kopf kreisen. Damit gehen muskuläre Verspannungen einher, die er vielleicht gar nicht bemerkt, so sehr ist der Intellekt mit wiederkehrenden Gedanken beschäftigt. Die Ursache ist klar: Mangelnde Fähigkeit abzuschalten und umzuschalten auf Entspannung und Schlafen. Zahllos sind die „Tricks", die den Menschen einfallen, um sich selbst zu überlisten. Doch führt auch hier kein Weg daran vorbei, die Ursache abzustellen und die naturgegebene Zeit des Abbaus von geistiger Aktivität am Abend mit der langsamen Entspannung in Einklang zu bringen. Mit dem Thema der immer gleichen kreisenden Gedanken ist leider ein weiteres verbunden, das nicht leicht zu behandeln ist: Bluthochdruck. Darunter leiden viele Menschen, sogar solche, die sich eine Meditationsform auserkoren haben, um zu schlafen und den inneren Druck loszuwerden. Doch jedes „Um-zu-Denken" verhindert Heilung. Andererseits lassen sich wiederkehrende Gedanken nicht einfach durch Umlegen eines Schalters abstellen. In der Homöopathie sprechen wir von einer Fixierung, die den kreisenden Gedanken unterliegt, und nennen es ein „sykotisches" Symptom. Ohne dies auf dem Hintergrund der Miasmenlehre zu reflektieren, kann jeder verstehen, wie hartnäckig eine Fixierung ist.

Praxistipp

Wie so oft ist die Wortwahl der passende Wegweiser: Hart-Näckigkeit ist das wichtigste körperliche Zeichen. Folglich ist es ein erster hilfreicher Schritt, nicht eher ins Bett zu gehen, bis ein heiß-feuchter Nackenwickel Genick und Schultergürtel gut durchblutet und entspannt hat. Das Blut wird aus dem Kopf etwas weiter nach unten gezogen und schon tritt mehr Ruhe im „Bienenkorb" des Gehirns ein. Wer will, kann noch eine entspannende Salbe mit Calendula auf den Nacken einreiben. Im Bett hat sich eine weitere Übung und Maßnahme sehr bewährt:

- Konzentrieren Sie sich auf Ihren Atem.
- Lassen Sie den Atem gleichmäßig strömen.
- Dann denken Sie an ein Schlaflied wie zum Beispiel „Guten Abend, gute Nacht" oder „Abendstille überall" oder „Der Mond ist aufgegangen".
- Atmen Sie im Rhythmus des Liedes und singen Sie mental das Lied.

Die Lösung ist einfach: Die anbrandenden, fixierenden Gedanken müssen durch rhythmische ersetzt werden. Unser Organismus reagiert immer heilsam auf Rhythmus, ob körperlich oder mental. Wer nicht abschalten kann, ist auch jemand, die oder der im Alltag bzw. Wachbewusstsein schwer loslassen kann. Eine typische Folge ist die Neigung zur Verstopfung. Wer alles festhält, nichts preisgeben, nichts nach außen zeigen will, verspannt sich unmerklich. Deshalb sorgen wir in der Behandlung gerade bei diesen Patienten für eine Darmpflege. Abends und morgens wird der Enddarm mit dem Klyso (▶ Abb. 36) gereinigt.

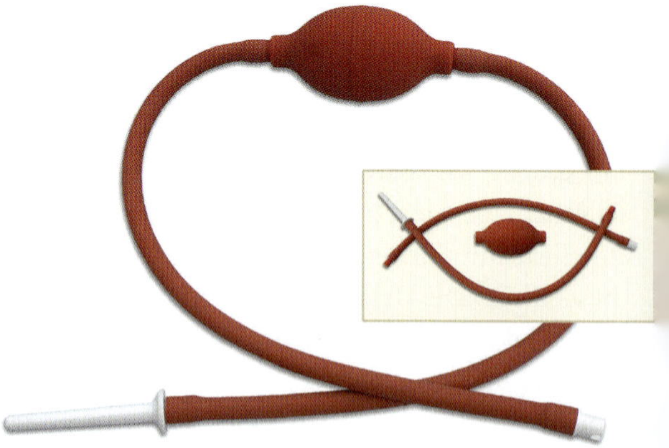

Abb. 36: Der Klyso besteht nur aus einem Schlauch mit zwei offenen Enden. Sie können dieses einfache Gerät zur Enddarmreinigung im Stehen anwenden.

Praxistipp

- Lassen Sie gut warmes Wasser ins Waschbecken fließen oder stellen Sie eine kleine Schüssel mit warmem Wasser ins Waschbecken. Reiben Sie das Einführrohr (weiß, links auf Abb. 36) mit etwas Öl ein, damit es sich leicht in den After einführen lässt.
- Legen Sie beide Rohrenden ins Wasser und pumpen Sie ein paar Male den Gummiball, damit alle Luft aus dem Schlauch entweicht.
- Nehmen Sie nun das Ende mit dem Einführrohr aus dem Wasser und halten die Öffnung zu, führen es zum After und schieben es ein. Vielleicht halten Sie den Schlauch ein wenig fest, damit er nicht aus dem After rutscht.
- Lassen Sie nicht mehr als zirka ½ l Wasser ins Rektum einfließen. Nehmen Sie das Einführrohr schnell aus dem After und legen es ins Wasser.
- Nun zupfen Sie die Haut auf dem Bauch, reiben den Bauch sanft ein paar Male im und gegen den Uhrzeigersinn. Dann gehen Sie zur Toilette und entleeren den Darm.

Nun kommen wir zu den homöopathischen Mitteln (► Tab. 7). Auch hier gibt es wieder eine Hierarchie, denn die kreisenden Gedanken können einen Menschen in verschiedenen Graden vom Schlaf abhalten.

Tabelle 7 Kreisende Gedanken

Arznei	Wirkungsort	Indikation	Konflikt/Ursache
China	Blut, Kreislauf, Verdauungsorgane, Leber	Schlaflosigkeit durch kreisende Gedanken um die eigene Gesundheit, Zweifel durch Überempfindlichkeit und Nervosität, Blutschwäche.	Schmerz zwischen den Schulterblättern: Zeichen, dass das Herz-Energiezentrum* überfordert ist oder eine Herzensangelegenheit nicht ausgesprochen werden kann.
Lachesis	Venöser Kreislauf, Blut, Genitalien	Schlaflosigkeit durch kreisende Gedanken um Eifersucht, Neid, ungerechte Behandlung, Probleme mit der Sexualität, dickes, klumpiges Blut, Thrombozytose.	Flacher, hektischer Atem durch aufsteigende Gefühle, die nicht sein dürfen, sexuelle Fantasien, die als sündig empfunden werden, Fixierung auf ein Bedürfnis, das nicht erfüllt wird, aber trotz Redeschwall nicht klar benannt wird: „Reden um den heißen Brei."

* Zum besseren Verständnis: Unsere Energiezentren (Chakras) strahlen am intensivsten am Rücken ab durch zentrifugale Kräfte.

Arznei	Wirkungsort	Indikation	Konflikt/Ursache
Nux vomica	Nerven, Verdauungsorgane	Schlaflosigkeit durch kreisende Gedanken um Arbeit, Beruf, Geld, Karriere.	Materialistisches Weltbild, Aktivismus durch Fixierung auf materielle Güter ohne Qualitätsgefühl: „Viel hilft viel" und „Alles muss schnell gehen."
Phosphor	Blut, Atemorgane, Darm, Nerven	Schlaflosigkeit durch kreisende Gedanken verschiedener Art, Gedankenfülle, die nicht abgestellt werden kann.	Fehlende Abgrenzung von Ich – Du – Wir.
Pulsatilla	Venen, Schleimhäute, Atemorgane	Schlaflosigkeit durch Fixierung von immer denselben Gedanken, Teufelskreis.	Konvention, Tradition: Erlernte Denkmuster, die man nicht abschütteln kann, emotional von etwas in Bann gezogen sein, das einen gar nichts angeht, Fixierung und mangelnde Flexibilität.
Silicea	Gewebe, Nerven, Drüsen, Knochen, Knorpel	Schlaflosigkeit durch kreisende Gedanken um Leistung, mangelhaftes Selbstbild.	Asketische Selbstzüchtigung, Perfektionismus, Leistungsdruck.
Calcium carbonicum	Ohren, Haut, Drüsen	Schlaflosigkeit bei Kindern, Blähsucht, verträgt Muttermilch, Milch allgemein oder andere Nahrung abends nicht.	Hauptursache: Überfütterung, zu kohlenhydratreiche, zuckerhaltige Kost.
Carbo vegetabilis	Schleimhäute des Verdauungstrakts, Herz, venöser Kreislauf	Schlaflosigkeit durch unzuträgliche Kost am Abend bei alten Menschen oder Rekonvaleszenten.	Häufige Ursache: zu wenig Bewegung an frischer Luft, Flachatem, schlechter Körperzustand, Nährstoffarmut.
Nitricum acidum	Körperöffnungen, Drüsen, Blut	Schlaflosigkeit durch Nahrungsunverträglichkeit während des Heilungsprozesses.	Ursache: Verordnung von Heilnahrung überprüfen, meistens zu eiweißreiche Kost am Abend.
Rhus toxicodendron	Haut, Fasergewebe, Gelenke	Schlaflosigkeit durch zu viel Nahrung nach sportlicher Betätigung und vor dem Schlafengehen.	Ursache sind meistens Obstsäfte (Schorlen): am Abend getrunken, säuern sie und behelligen die Gelenke!

Rot = schwere Pathologien. **Blau** = mittelschwere chronische Zustände. **Grün** = leichte Schlafstörungen.

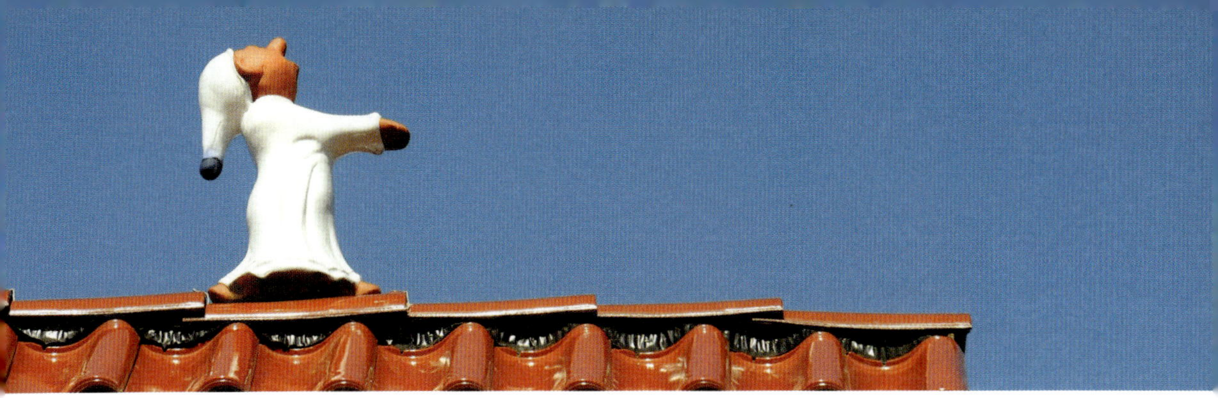

5.6 Schlafwandeln

Das Schlafwandeln ist ein Phänomen, das interessanterweise zyklisch in einer Kultur, an einem Ort und zu bestimmten Zeiten vorkommt. Heute hört man seltener von schlafwandelnden Kindern, die über Dächer, Brücken- oder Balkongeländer schreiten, die Augen offen und scheinbar ins Leere schauend. Auch unter Erwachsenen ist Schlafwandeln selten.

Rückblick

Ich stamme aus einer Familie, in der alle Kinder in der Mutterlinie Schlafwandler waren, die nachts auf fünfstöckige Häuser in Köln kletterten, durch enge Dachluken stiegen und auf dem Dachfirst wandelten. Die Eltern wurden jedes Mal in Angst und Schrecken versetzt, wenn jemand nachts ein oder zwei Kinder oben entdeckte und immer wieder die bange Frage auftauchte, wie man sie herunterholen könnte, ohne sie zu erschrecken. Es gehört zu den Rätseln, wie es Schlafwandler schaffen, gezielt Schlüssel, Leitern und Werkzeuge zu finden, um verschlossene Türen zu öffnen und unwegsame Hürden zu nehmen. Schon alleine durch eine Dachluke zu steigen und über das Dach mit nackten Füßen zu klettern, um den Dachfirst zu erreichen und dort sicheren Schrittes entlang zu wandeln, wäre im wachen Zustand eine große Herausforderung. Nicht so für die Schlafwandler. Es gibt für sie keine unlösbaren Hindernisse. Ich selbst gehörte zu den Tagwandlern, indem ich mit drei und vier Jahren regelmäßig in Abwesenheit meiner Mutter aus dem Mansardenfenster des fünften Stockwerks kletterte, mich in die Regentraufe setzte und mit „dem lieben Gott" redete. Ich fiel am helllichten Tag in einen leichten Schlaf, heute würde ich sagen in Trance. Ich sah von meinem Sitzplatz aus deutlich unten Menschen wild gestikulieren, jedes Mal ein rotes Auto (die Feuerwehr) und meine erschreckte Mutter, als wäre sie dicht bei mir. Wir Kinder hörten mit Beginn der Schulzeit schlagartig mit dem Schlafwandeln auf und zeigten keine negativen Auffälligkeiten in der geistigen Entwicklung. Wir wurden nie behandelt. Doch unsere Eltern waren mit den Nerven häufig am Ende, denn sie hofften, dass den Schlafwandlern nichts passiert, sie sich nicht erschrecken und aufwachen. Denn dann sind sie gefährdet.

Man kann viele Vermutungen anstellen, was das Schlafwandeln verursacht. Klar ist, dass der Mondstand eine Rolle spielt: Neumond oder Vollmond. Welche Energien vom Mond auf den Schlafenden einwirken, dass er den Körper bewegt, anstatt ihn regenerieren und ausruhen zu lassen, wissen wir noch nicht. Auch der Grund für die zyklische Erscheinung vom Schlafwandeln besonders nach Kriegen oder Katastrophen, Erdbeben oder anderen erschütternden kollektiven Erfahrungen von Menschen ist noch ein Geheimnis. Wie in den ersten Kapiteln von Harald Knauss dargelegt, verlassen wir im Schlaf für eine Weile den Körper und sind in der Lage, astral zu reisen, uns frei von Zeit- und Raumbegrenzung zu bewegen. Aus diesem Blickwinkel heraus verstehe ich das Schlafwandeln als Astralreise eines Menschen, der sich mühelos selbst auf unwegsamstem Terrain bewegt und der für den wachen Betrachter sichtbar wird. Daher erhebt sich für mich auch die Frage, ob ich Schlafwandeln als Krankheitssymptom bewerten soll.

Praxistipp

In der Materia medica werden *Aconitum, Anacardium, Cannabis indica, Luna, Natrium muriaticum, Opium, Phosphor, Stramonium, Sulphur, Tarantula* und *Zincum* als wichtige Mittel bei Schlafwandeln genannt. Doch bei der Verordnung ist unbedingt zu fragen, in welchem symptomatischen Zusammenhang das Phänomen auftritt und wie es dem Patienten damit geht.

Ich halte es so: Erwähnt ein Patient, als Kind Schlafwandler gewesen zu sein, prüfe ich, ob sich dieses Phänomen auf die Konzentrations- und Unterscheidungsfähigkeit von Schlaf und Alltagsrealität negativ ausgewirkt hat. Wenn nicht, bleibt es als Faktum erhalten, das nicht behandelt werden muss. In jedem anderen Fall ist eine ganzheitliche Behandlung angezeigt, bei der auch das positive Potenzial in der Sonderbegabung seinen Platz bekommt und ich die sensitive Begabung des Schlafwandlers prüfe. Die Tatsache, dass Menschen buchstäblich mit „schlafwandlerischer Sicherheit" über schmale Stege, steile Dächer und Dachfirste gehen, zeigt, dass Körper und Geist auf einer tiefen unbewussten Ebene miteinander verbunden sind. Das erinnert an die Nahtoderlebnisse vieler Menschen, die wir ja auch nicht a priori als krankhaft bezeichnen.

In den homöopathischen Repertorien gibt es eine Angabe in Bezug auf das Schlafwandeln, die eine Ausnahme darstellt und als Krankheitszeichen zu bewerten ist.

Wir erfahren über ***Zincum metallicum***:

- Schlafwandeln durch unterdrückte Gemütsbewegungen
- Schlafwandeln nach Verschwinden alter Hautausschläge

Von **Natrium muriaticum** erfahren wir: Schlafwandeln, um die Arbeit des Tages zu verrichten.

Das sind in der Tat gute Wegweiser zur pathologischen Seite des Schlafwandelns oder besser gesagt, zu Ereignissen, die beim Patienten im Schlaf geschehen, also im unbewussten Zustand. Hier ist das Schlafwandeln Teil einer Krankheit. Doch möchte ich auch das noch differenzierter sehen. Was Menschen im Schlaf tun – sei es sie reden, knirschen mit den Zähnen, sie schlagen um sich, rudern mit den Beinen und Armen, sie schlagen gezielt jemanden oder stehen auf, und verrichten im Haushalt Arbeit – all dies sind Zeichen dafür, dass im Tagbewusstsein Konflikte nicht erledigt werden. Wir meinen, Verdrängungen und Unterdrückungen würden etwas zum Verschwinden bringen. Doch das Universum, auch das Universum „Mensch", verliert nichts: Symptome verschwinden nicht durch medikamentöse Unterdrückung auf einer kosmischen Mülldeponie. Sie verschwinden nur von der Oberfläche eines engstirnigen Betrachters. Schlafwandeln kann wie bei **Zincum metallicum** auch eine Folge von unterdrückten Hautausschlägen sein. Jemand versucht sozusagen, aus der Haut zu fahren und verlässt dabei das Bett und wandelt umher – meist nur im Schlafzimmer.

Wie auch immer die Situation im Einzelnen sei, es ist sicher angeraten, dass der Patient lernt, seine Konflikte anzuschauen und bei vollem Wachbewusstsein zu lösen.

Beim Phänomen **„Sprechen im Schlaf"**„ das viele Grade annehmen kann, sind folgende Arzneien bewährt, hier nach Schweregrad (= alphabetische Reihenfolge) geordnet: **Arsenicum, Carbo animalis, Helleborus, Hyoscyamus, Lachesis, Muriaticum acidum, Stannum, Stramonium.**

Das Sprechen und Stöhnen im Schlaf ist bei diesen Arzneien mit großer Unruhe verbunden und an schwere belastende Konflikte gebunden.

- *Arsenicum* und *Hyoscyamus* enthüllen sogar im Schlaf, ähnlich einer Beichte, was im Argen liegt, welches Geheimnis oder Tabu im Familiensystem besteht, das sie im Tagbewusstsein nicht artikulieren können.
- *Helleborus* und *Stramonium* sind bei geistigen Behinderungen, Autismus und Rett-Syndrom hoch bewährt.
- Hinter *Stannum, Lachesis* und *Muriaticum acidum* verbirgt sich meistens ein schwerer sexueller Konflikt, den der Patient sykotisch ins Unterbewusstsein abgedrängt hat, um zu überleben.

Bei allen Arzneien liegen noch weitaus mehr Symptome von Schlafstörungen vor, ganz abgesehen von allen übrigen Krankheitssymptomen. Typisch ist, dass sich die Patienten im Schlaf wenig bewegen, während sie reden, meist eine bestimmte Haltung einnehmen – kniend, betend, beschwörend – oder aufstehen und stehend eine Rede halten. Patienten mit diesen Symptomen erwachen wie gerädert und spüren, dass sie aufgewühlt sind und nicht gut geschlafen haben.

Praxistipp

Unverständliches Reden im Schlaf: *Belladonna, Camphora, Cannabis indica, Cina, alle Kalium-Verbindungen, Natrium muriaticum, Opium, Sepia.*

Diese Arzneien stehen für das Phänomen, **viel, lange, laut** und **Unverständliches** zu reden *(Nat-m., Bell., Kali., Sep.)*, oder mit sanfter, wispernder Stimme *(Op., Cina, Cann-i., Camph.)*, oft die ganze Nacht hindurch. Hier sind heftige Körperbewegung, Zähneknirschen oder Umhergehen im Schlafraum oft Begleitsymptome. Die Patienten erwachen teils erschreckt von ihrer eigenen Stimme, teils erschöpft vom unruhigen Schlaf und wachen auch mehrmals nachts auf. Auffällig ist in diesem Zusammenhang, dass alle Kalium-Persönlichkeiten in verschiedenen Graden dazu neigen, am Tag eher wortkarg zu sein, im Schlaf aber reden. In der Therapie ist wichtig, dass sie lernen, im Wachzustand Dinge zu klären, zu kommunizieren und sich verbal auszudrücken.

Praxistipp

Bei den folgenden Mitteln geschieht das Reden im Schlaf nur kurzzeitig, begleitet von unruhiger Körperbewegung. ***Chamomilla, Gelsemium, Nux vomica, Pulsatilla, Rhus tox., Sulphur.***

Sie bauen den Stress des Tagesgeschehens ab. Manche erwachen erfrischt vom Schlaf, manche sprechen von nur gelegentlich erholsamem Schlaf, manche merken aber auch, dass sie nicht gut geschlafen haben. In allen Fällen müssen die Themen und Konflikte „auf den Tisch“ des Tagbewusstseins, müssen angeschaut und gelöst werden.

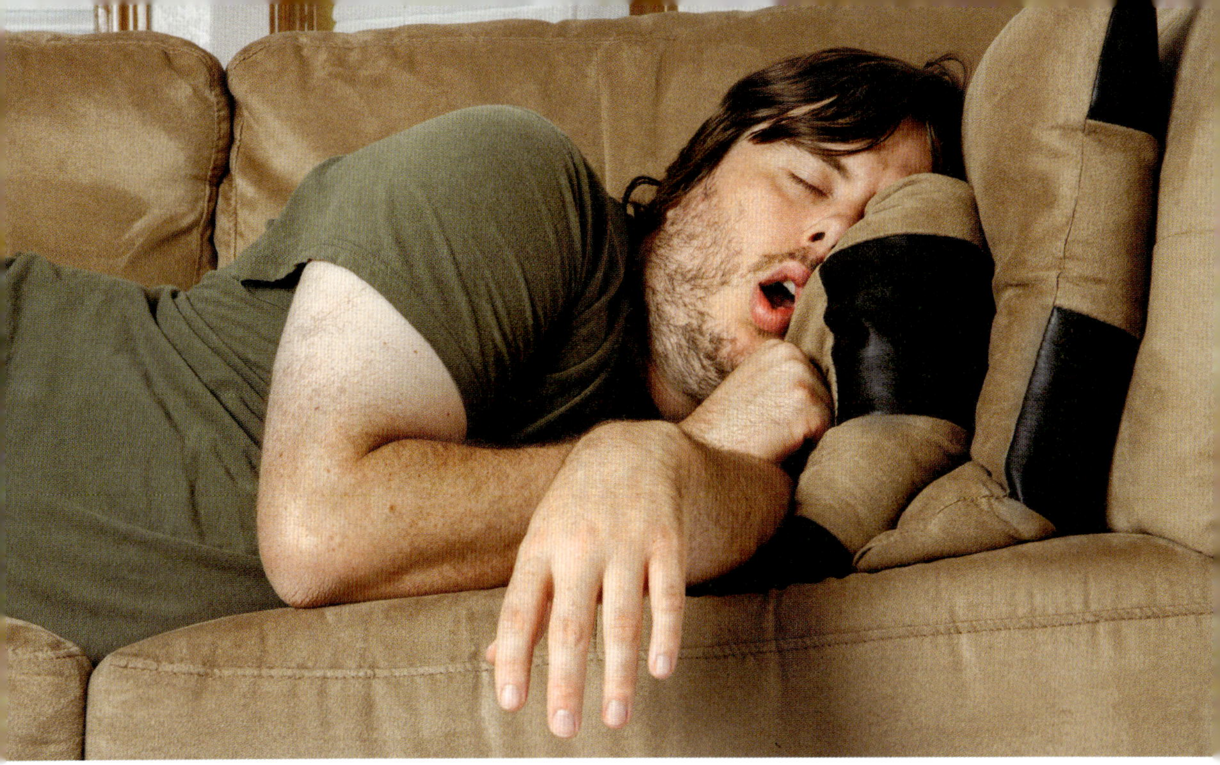

5.7 Schnarchen

Das ist fürwahr ein großes Thema, eine enorme Belästigung des Partners im Schlafraum oder der unmittelbaren Umgebung. Manche Menschen schnarchen ohrenbetäubend laut, als würden sie mit einem groben Sägeblatt ganze Wälder abholzen. Merkwürdigerweise wachen manche Schnarcher von ihrem eigenen Lärm nicht auf, wohl aber vom kleinsten Geräusch, das ihren „Luchsohren" nicht entgeht und sie weckt.

Ich finde es geradezu amüsant, was alles von der Gesundheitsindustrie erfunden wird, um das Schnarchen abzustellen: kleine Nasengeräte, Salben, Pillen, Turnübungen usw. Wie immer fange ich gerne beim Körper selbst an. Er vergisst nichts, weiß alles und spricht immer eine deutliche Sprache, der wir meistens absichtlich nicht zuhören wollen.

5.7.1 Fettreiche Nahrung als Ursache

Die erste Ursache muss abgestellt werden: fettreiche Nahrung spät abends, Wein, Bier, Cola, gesüßte Säfte, Schorlen, Nüsse, Käse und Milch, von Pralinen, Schokolade, Chips, Salzstangen und anderen Snacks gar nicht zu reden. Solche Genuss- und Nahrungsmittel produzieren Schleim, der sich in den Kopfhöhlen und Bronchien niederschlägt und im Schlaf die Nasengänge verstopft.

5.7.2 Falsche Körperhaltung als Ursache

Die zweite Ursache ist auch weit verbreitet und muss abgestellt werden: die Lagerung des Kopfes. Hier ist es hilfreich, etwas über die Atembetonung solar oder lunar zu wissen[11]. Die Liegeposition ist grundverschieden:

- Der **lunar betonte Einatmer**[12] liegt meistens gerne flach auf dem Rücken beim Einschlafen, um sich zu entspannen, dann auf der rechten Seite bei ziemlich flacher Kopflagerung. Er/sie verträgt keine hochgestellte Matratze am Kopfende, weil dann das Kinn zu sehr in Richtung Kehle drückt, für das tiefe und freie Einatmen aber der Hals frei sein und sich der Brustkorb optimal ausdehnen will.
- Der **solar betonte Ausatmer** liegt gerne beim Einschlafen auf dem Bauch zur Entspannung und vertieftem Ausatmen. Dann liegt er gerne auf der linken Seite mit erhöhtem Kopfteil der Matratze und manchmal noch zusätzlich hohen Kissen. In dieser Position ist die Bauchdecke entspannt und kann sich die Bauchatmung optimal entfalten.

Wenn in der Materia medica steht „Schnarchen beim Liegen auf dem Rücken“ – wie bei *Drosera, Dulcamara, Kalium chloratum, Magnesium chloratum, Sulphur* – sollten wir zunächst den Atemtypus ermitteln, denn solare Menschen liegen nicht gerne lange flach auf dem Rücken.

Besonders betroffen von ohrenbetäubendem Schnarchen sind solare Menschen mit Übergewicht. Ferner sind alle genannten Konstitutionen auch dafür bekannt, dass sie durch ihre Ernährung für eine Verschleimung der Atemorgane sorgen. Das gilt auch für *Alumina* beim Kurzschlaf nach dem Essen.

5.7.3 Anatomische Besonderheiten als Ursache

Eine dritte Ursache kann im Bau der Nase liegen. Sind die Nasenscheidewände geschwollen, zu eng, verbogen? Wurden in der Kindheit Nasenpolypen operativ entfernt? Nach Entfernung des vermeintlichen Hindernisses der Nasenpolypen stellt sich meistens Schnarchen ein. Interessanterweise ist das oft ein Phänomen der Konstitution *Carcinosinum* und *Kalium sulfuricum*. Unterdrückung und Wegschneiden ist nun mal keine Heilung! Der ursächliche Konflikt wird nur tiefer in den Organismus gedrückt und manifestiert sich an anderer Stelle. Sowohl bei *Carcinosinum* als auch bei *Kalium sulfuricum* badet der Mensch das besonders im Leberstoffwechsel aus, der schleichend zu langsam wird. Dadurch wird zu wenig Stoffliches in Lebensenergie umgewandelt. Andererseits bin ich stets von Ehrfurcht über die Heilkraft beider Arzneien erfüllt, die tief unter den desolaten Stoffwechsel greifen und die Lebenskraft anzufachen vermögen. Dies aber nur, wenn der Patient mit seinen Unterdrückungsmechanismen aufhört.

11 Siehe hierzu ausführlich Band 11 „Gliedmaßensystem“ der Reihe "Organ-Konflikt-Heilung“ und „Mutteratem“.
12 Ob Sie lunar oder solar Atmende sind, können Sie über www.einatmer.de ermitteln, indem Sie Geburtstag und Geburtsstunde eingeben.

Praxistipp

Schnarchen muss nach Abstellung der genannten exogenen Störfaktoren der Schnarcher behandelt werden; dazu sind folgende Arzneien zu empfehlen und auf die individuelle Verfassung und Konstitution des Patienten abzustimmen:

- ***Cuprum, Hepar sulfuris, Lac caninum, Lachesis, Laurocerasus, Opium, Stramonium***
- ***Bromium, Camphora, Nux vomica, Rhus toxicodendron***
- ***Chamomilla, China, Ignatia, Sulphur***

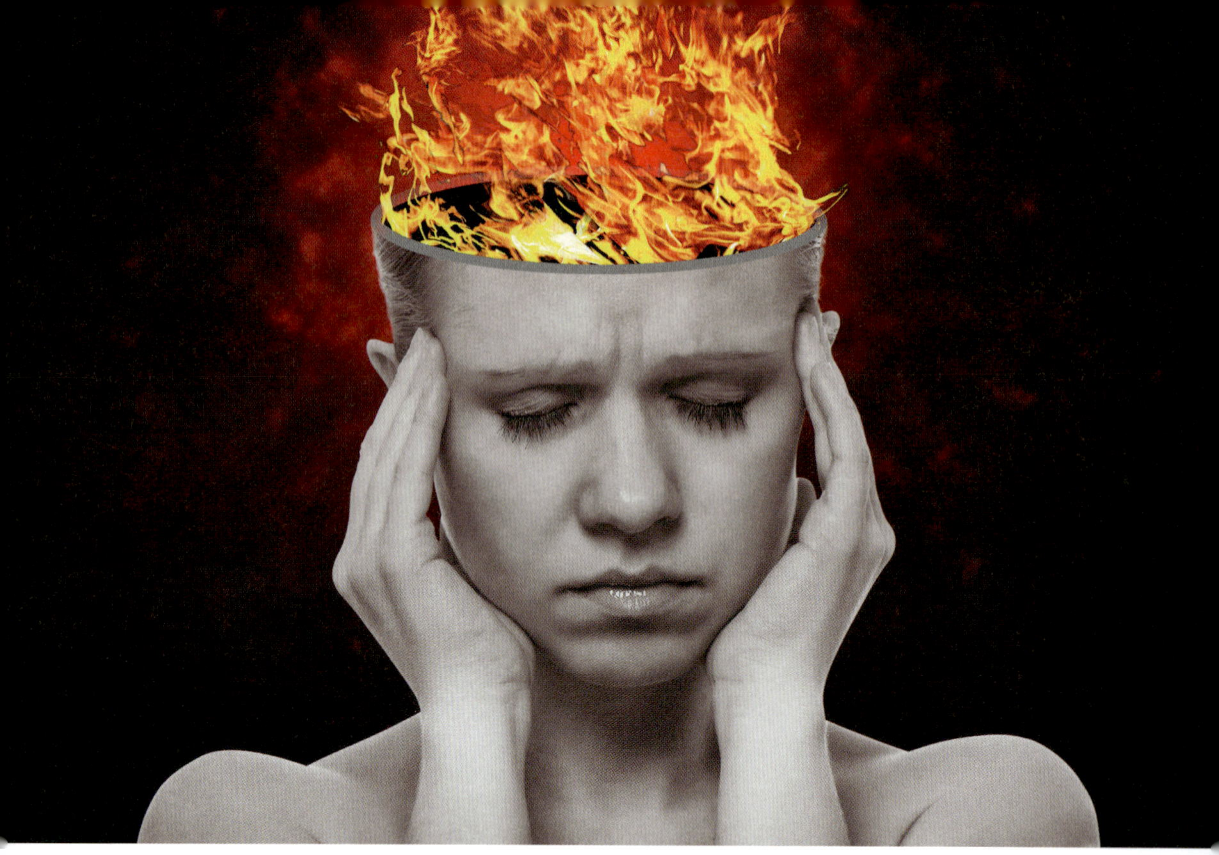

5.8 Der unerquickliche Schlaf

Auch dieses Symptom ist so häufig wie das Schnarchen und die Einschlafschwierigkeiten. Aber das Besondere liegt darin, dass zum einen die äußeren Gegebenheiten und zum anderen die Erinnerung an die Qualität oder besser mangelnde Schlafqualität fehlen. Einfach gesagt: Jemand wacht oft wie gerädert, völlig „durch den Wind", wie betäubt oder erschöpft und verdrießlicher Stimmung auf und weiß nicht warum. Ich habe Patienten erlebt, die ihre Bettstelle entstört haben, vor Mitternacht schlafen gehen, abends nichts Schweres speisen, gut einschlafen und dennoch morgens unerholt, unerquickt aus dem Schlaf erwachen. Sie leiden auch nicht an einer schweren Krankheit. Das ist verständlicherweise frustrierend.

Für mich ist das die große Stunde der Homöopathie, denn sie aktiviert die Selbstheilungskraft, die Heilenergie von höchster Intelligenz. Die Heilkraft weiß, wo sie im Körper-Geist-System gebraucht wird und fließt unverzüglich dort hin. Man kann nicht immer den Grund finden und verstehen. Wichtig ist, dass die Patienten sich besser fühlen und von erquickendem Schlaf, ausgeruht und voller Tatendrang aufwachen. Was immer im Schlaf ohne Traumerinnerung an Problemen oder Konflikten angetriggert werden mag, wir wissen es nicht und müssen auch nicht alles wissen. In vielen Fällen habe ich erlebt, dass die Patienten selbst zu einer Erkenntnis kommen und im ausgeruhten Zustand in der Lage sind, das eventuelle Problem anzuschauen und zu lösen.

Die hoch bewährten Arzneien sind, gemäß ihrem Schweregrad geordnet, folgende:

- ***Carcinosinum, Causticum, Helleborus niger, Nitricum acidum, Podophyllum, Phosphoricum acidum***
- ***Calcium carbonicum, Kalium chloratum, Lachesis, Lycopodium, Nux vomica, Phosphorus, Tuberculinum***
- ***Sulphur, Magnesium phosphoricum***

Je nach individueller Situation des Patienten können noch viele andere Arzneien in Frage kommen, die aber repertorisiert werden sollten. Die genannten Arzneien wende ich hauptsächlich konstitutionell an.

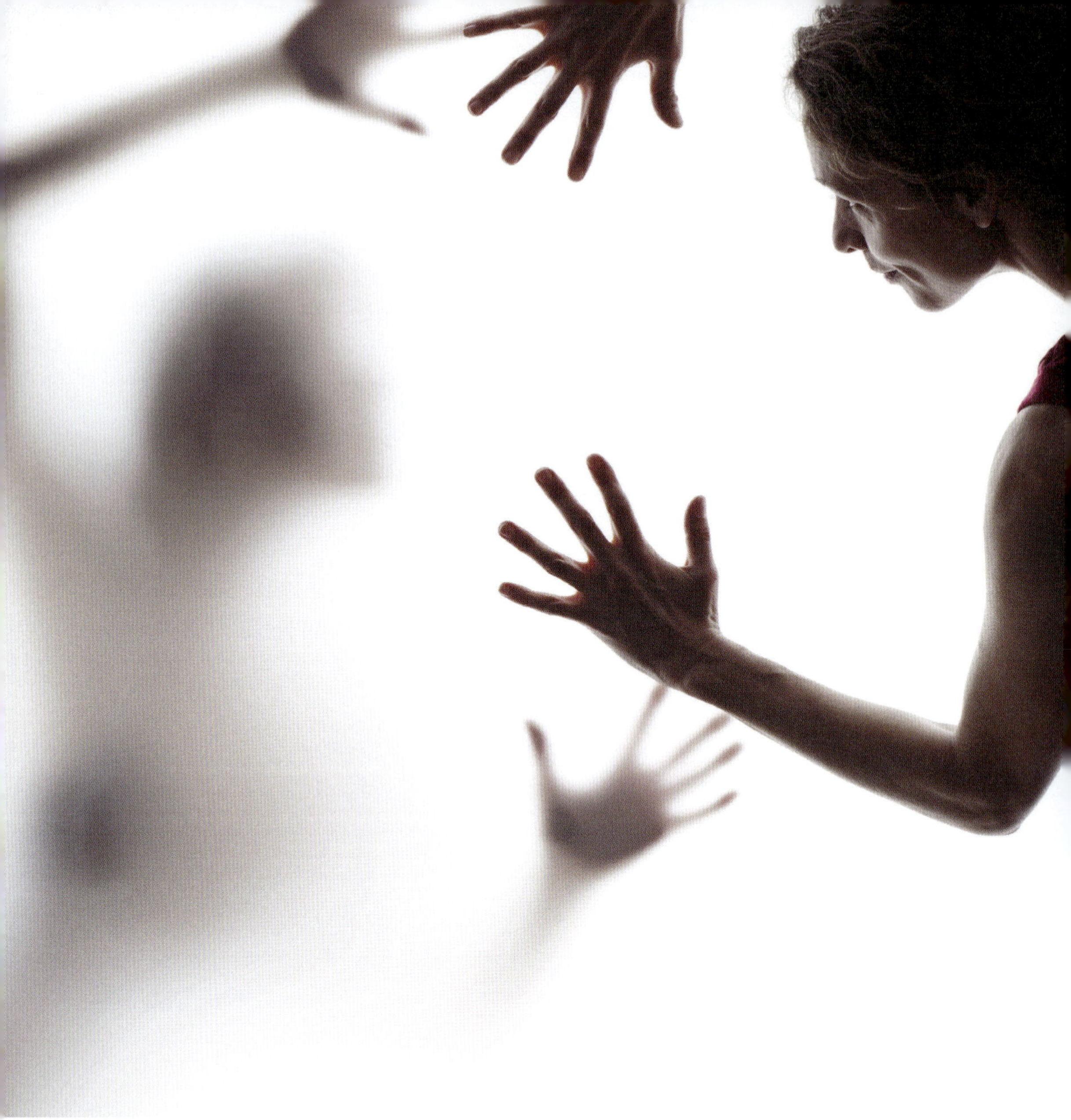

5.9 Träume, die die Schlafqualität beeinträchtigen

Wir wissen, dass die Traumphasen zum gesunden Schlaf gehören, ja sogar erwünscht sind, weil sie den Zugang zum Unterbewusstsein erlauben. Entscheidend ist auch hier: Erwacht der Mensch aus erholtem Schlaf oder nicht, wenn er sich seiner Träume erinnert? In der Homöopathie ist die Rubrik „Träume" so groß, dass sie ein eigenes Kapitel füllt. Es ist unglaublich vielfältig, welche Trauminhalte an welche Arzneien gekoppelt sein und was wir Menschen alles träumen können. Unverständlich ist mir allerdings die Unterrubrik „Angenehme Träume“, denn ich kann sie nicht als Zeichen innerer Unordnung (Symptom) einreihen, sondern betrachte sie als positives Potenzial. Dies vor allem, wenn ein Patient wegen aller möglichen Krankheitssymptome in die Praxis kommt. Was bewirken angenehme Träume? Wie wird der Schlaf empfunden? Ich habe bisher noch keinen Menschen erlebt, der sich über schöne, angenehme Träume beklagt hat. Ich wüsste auch nicht, warum luzid Träumende (wissen im Traum, dass und was sie träumen) in den Reigen der Kranken eingeordnet werden sollten. Ich gehöre ebenfalls zu den luziden Träumern und fühle mich sehr wohl dabei. Auch sensitive Begabungen wie präkognitive Wahrnehmungen oder das Erscheinen von Ahnen im Traum zähle ich nicht zu den Symptomen, wenn sie den Träumenden nicht in seinem Tagbewusstsein behelligen.

Ich möchte im Folgenden zunächst einige wichtige Traumthemen – Angst- und Albträume, Wahr- und Warnträume, erotische Träume – vorstellen und anschließend die Hauptmittel dazu. Denn oft ist es eine Arznei, die zwei oder alle drei Traumthemen abdeckt.

5.9.1 Angst- und Albträume

Das sind angsterfüllte, schreckliche und negativ besetzte Träume. Sie führen zu Schlafstörungen und mangelnder Schlafqualität. Aus solchen Träumen erwacht man panikartig, erschüttert, zitternd, schweißnass, angsterfüllt. Das Herz rast, auch wenn man erkennt, dass weder ein Mörder, Tiger oder Vergewaltiger im Raum ist, der einen verfolgt. Unser Gehirn arbeitet zum größten Teil in Bildern und unterscheidet nicht in den Botschaften an den Körper, ob etwas real passiert oder nur in der Vorstellung.

Die Traumdeutung ist in allen Kulturen üblich und hat somit eine lange Tradition. In meiner Arbeit ist es mir wichtig, dass der Patient die Botschaft seiner Träume versteht, denn Träume lassen sich nicht vermitteln. In der Therapie lege ich Wert darauf, dass jemand träumt und mir das jeweilige Traumthema mitteilen kann. Das hilft mir, die Logik des Heilungsweges zu verstehen, der ja im Wachbewusstsein und im Unterbewusstsein während des Schlafes stattfindet. Manche Patienten lösen ihre Konflikte buchstäblich im Schlaf bzw. durch klare Träume, die sie verstehen.

5.9.2 Wahr- und Warnträume

Eindrückliche, wenn nicht gar beängstigende Träume sind jene, die Warnungen vor einer Gefahr bedeuten und mehrmals hintereinander auftauchen. Der träumende Mensch steht hierbei vor einer lebenswichtigen Entscheidung, die das Leben in seinen Grundfesten verändert. Tauchen realistische Träume mehrmals in genau dem gleichen Ablauf auf, ist der Instinkt die Warninstanz.

Rückblick

Ich habe das schon erlebt und wurde durch die Beachtung des dreimalig auftauchenden Traumes vor einer Fehlentscheidung gewarnt. Ich hatte ein fantastisches Forschungsprojekt nach meiner Habilitationsschrift in Nepal bekommen: Gelder der Deutschen Forschungsgemeinschaft (DFG), Dolmetscher, Jeep und ein Haus in 4.000 Metern Höhe. Meine Universitätskarriere war gesichert, 40 Professoren hatten mein Forschungsvorhaben abgesegnet, was in den 1970er-Jahren für eine Frau außergewöhnlich war. Da träumte ich drei Nächte hintereinander, in dem nepalesischen Dorf in 4.000 Metern Höhe zu verbluten. Ich rief den damaligen Chef der DFG an und sagte mein Forschungsprojekt ab. Das war für ihn eine ungeheuerliche Dummheit. In fünf Minuten war mein Schicksal besiegelt: Raus aus dem Schutz der Geisteswissenschaften, kein Geld, keinen Beruf, nichts. Ich war für die Wissenschaft gestorben und stand buchstäblich auf der Straße. Jeder, der davon erfuhr, hielt mich für übergeschnappt. Doch genau an dem Tag, an dem ich in Nepal meine Arbeit hätte beginnen sollen, lag ich im Krankenhaus. Bei der Zugabe nach einem Konzert brach ich zusammen, Blut schoss aus Mund und After. Auf der Intensivstation stellte man fest, dass ein Ulcus duodeni (Zwölffingerdarmgeschwür) aufgebrochen war. In Nepal wäre ich gestorben. Als ich das dem Chef der DFG mitteilte, wurde er zumindest nachdenklich.

Es ist nicht einfach, seiner Intuition zu trauen, alles dafür loszulassen, alles aufzugeben, was vordergründig sinnvoll erscheint, sich aber noch nicht bewahrheitet hat, wenn die ganze Welt um einen herum den Traum nicht versteht und ihn völlig anders deutet. Mir haben viele Psychologen und Homöopathen den Traum gedeutet, den ich ihnen erzählte. Alle waren tief betroffen, wenn ich enthüllte, dass der Traum und meine Entscheidung mir das Leben gerettet haben. Auf diese Idee kann niemand kommen, selbst wenn man spürt, dass der Traum eine Vorwarnung und Vorahnung ist. Erst muss sich der Traum bestätigen, dann wird plötzlich alles logisch. In meinem Fall vergingen zwischen den drei gleichen Träumen und dem Zusammenbruch sieben Monate, eine lange Zeit, die einen schon verunsichern kann, ob nicht doch der Traum, wie der DFG-Chef sagte, verständliche Ängste vor solch einem großen Ereignis seien.

Ich erzähle das, weil mir das eigene Erlebnis klar gezeigt hat, dass nur der Träumer Zugang zur Bedeutung seiner Träume hat. Deshalb verstehe ich den Einsatz homöopathischer Arzneien nur als Hilfe für den Träumer, die Botschaft seines Traumes zu verstehen. Denn viele Patienten traf ich schon, die einen wiederkehrenden Traum zu berichten wissen und spüren, dass er eine wichtige Botschaft aus dem Unterbewusstsein für das bewusste Leben beinhaltet. Wir haben Überlebensinstinkte und können froh sein, dass sie funktionieren. Sie sind vielleicht nicht immer mit einer solchen lebensbedrohlichen Dramatik verbunden wie in meinem Fall, aber dennoch Wegweiser, etwas Bestimmtes zu tun oder zu lassen. Ich ermuntere daher die Patienten, über ihren wiederkehrenden Traum zu sinnen und in ihrem Alltag bzw. ihrer Lebenssituation ein Resonanzfeld zu finden, für die die Botschaft gedacht ist.

Es gibt keine Regel, welche Träume wiederkehren, denn sie sind an ein individuelles Resonanzfeld gebunden. Das ist auch der Grund, warum ein Außenstehender einen solchen Traum nicht verstehen und deuten kann – wie in meinem Fall elf Leute, die sich als erfahrene Traumdeuter verstehen, total verschiedene Deutungen abgaben. Sogenannte „Wahrträume" weisen auf Ereignisse hin oder warnen vor ihnen, die eng mit dem Leben des Träumenden verbunden sind und nur dort auch einen Sinn ergeben.

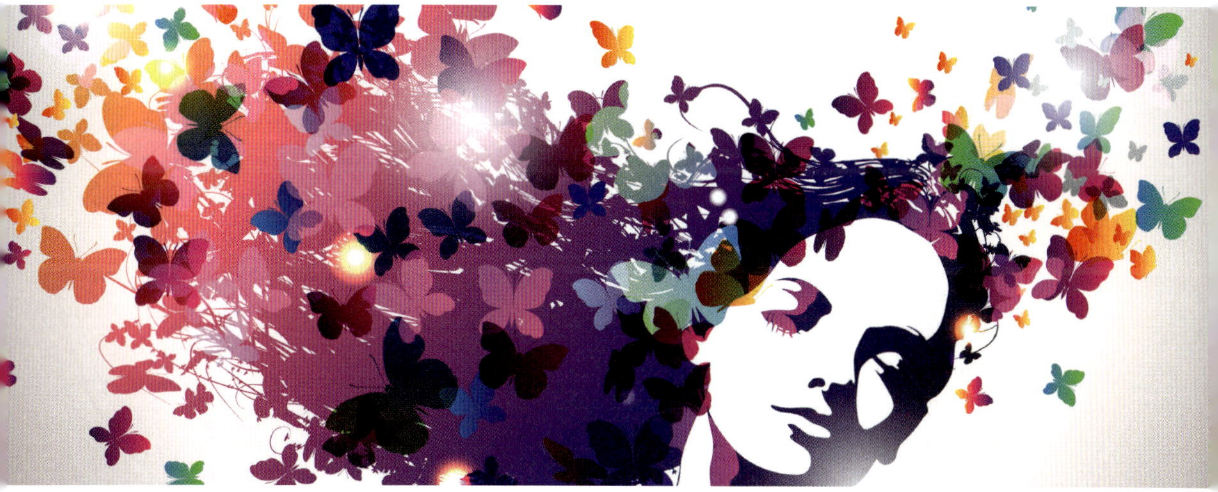

5.9.3 Erotische Träume

Ich halte erotische Träume für völlig normal, denn Sexualität und Erotik gehören zum Menschsein, ob sie nun real oder in der Vorstellung erlebt werden. Im prüden 19. Jahrhundert waren Arzneiprüfer in der Homöopathie schnell geneigt, erotische Fantasien als Krankheitssymptome zu bewerten. Über 2.000 Jahre sind uns durch die katholischen und evangelischen Amtskirchen und deren Sektenabkömmlinge die Leibfeindlichkeit und Angst vor Sexualität so tief eingeflößt worden und mittels der Inquisition seit dem Jahr 1213 Millionen Frauen und Männer auf Scheiterhaufen bei lebendigem Leibe verbrannt worden, dass wir uns über die Prüderie früherer Homöopathen nicht wundern müssen. Wir haben den zweifelhaften Ruhm im Abendland erreicht, 2.000 Jahre die Lust an Sexualität und Eros unterdrückt zu haben[13], eine Meisterleistung angstbesetzten negativen Denkens. Die meisten erotischen Träume und auch die Masturbation oder, wie man es heute etwas humorvoll formuliert, der „Sex for one", sind extrem mit Schuldgefühlen beladen. Erotische Fantasien zu haben, ist kein Problem oder Konflikt, sondern sie zu unterdrücken durch Angst, Scham-, Beschmutzungs- und Schuldgefühl, das wird in der Tat zu einem schweren Konflikt. Ich beargwöhne Menschen, die behaupten, nie erotische Träume und exklusive Fantasien gehabt zu haben. Oft erteile ich die Aufgabe, zu träumen und sich die Träume zu merken. Nicht einmal habe ich erlebt, dass im Heilungsprozess kein erotischer Traum, keine erotische Fantasie auftauchte. Wieso auch nicht?! Sexualität in ihrer physischen Form kann Leben hervorbringen, ein Kind. Dieselbe schöpferische Kraft kann aber auch geistige, künstlerische, spirituelle „Kinder" hervorbringen. Wieder einmal sind die Esoteriker gute Beispiele dafür, um zu erkennen, ob der Eros unterdrückt wird und deshalb vehement durch Träume (und viele andere Körpersymptome!) an die Oberfläche kommt. Oder ob unter den „Ego-Wolkenschiffchen", die in der Meditation nun mal vorbeisegeln, unter anderem auch erotische Fantasien erscheinen, die man genauso vorbeiziehen lässt, ohne an ihnen zu haften wie an jedem anderen Gefühl oder Bild.

Sexualität beinhaltet, wenn sie natürlich gelebt wird:

13 Vgl. hierzu: Rosina Sonnenschmidt, "Miasmen und Kultur."

- Begeisterung, Erregung,
- Beziehungsfähigkeit,
- Rhythmus,
- Vereinigung von Gegensätzen und
- den Wunsch, etwas Drittes, Neues aus der Zweiheit hervorzubringen.

Diese Anteile sexueller Vereinigung, für die wir ja bezeichnenderweise in unserer Sprache entweder nur lateinische oder vulgäre Wörter kennen, können wir auf physischer, psychischer, mentaler und spiritueller Ebene betrachten. Immer ist es dieselbe schöpferische Kraft unserer Sexualorgane, die ein „Kind" hervorbringt.

Der sexuellen und erotischen Fantasie sollte keine Grenze gesetzt werden, was moralisch oder unmoralisch ist. Entscheidend ist vielmehr, dass ein Mensch lernt: Es gibt nicht nur eine Ebene, seine schöpferische Kraft zu leben, sondern viele. Die Fixierung auf den Koitus ist das Problem. Wie oft sind die Paare, die regelmäßig miteinander sexuell intim sind, weit entfernt, sich zu lieben? Wie oft wird die Sexualität als „Kleber" und Ventil für Zerwürfnisse, Konflikte, Beziehungsprobleme missbraucht? Sexualität ist kein Konfliktlösungsmittel, sondern ein schöpferischer Akt, der beide beflügeln sollte, inspirieren und zufriedenstellen.

Eine der größten Ausdrucksstärken menschlichen Bewusstseins ist die Liebesfähigkeit. Jemanden uneingeschränkt zu lieben, mit allen „Ecken und Kanten", die Liebe zur eigenen Spezies „Mensch", sich selbst so anzunehmen, wie man ist – das ist eine der größten Herausforderungen, die tägliche Arbeit an sich selbst bedeutet. Sexualität als Ventil zu benutzen, ist vielleicht in der Pubertät vorübergehend nötig, aber dann sollte ein Mensch erfahren, dass die physische Sexualität nur eine Spielart von Liebe, Zuneigung, Beziehungsfähigkeit und schöpferischer Kraft ist. Viele junge Leute wissen alles über Sex, alle Techniken, alle Stellungen, aber nichts darüber, was man sonst noch mit dieser Energie tun könnte. Wen wundert's, dass uns in der Praxis so viele fantasielose junge und alte Menschen begegnen.

Es gab im alten Indien einmal eine Zeit, in der nach der arrangierten Heirat das Paar die Aufgabe hatte, erstens Liebeskunde zu lernen und zweitens kein Kind zu zeugen. Indiens Kulturgeschichte ist ein Musterbeispiel dafür, wie vielschichtig Eros und sexuelle Kraft gelebt werden kann. Die ganzen Yoga-Wissenschaften basieren auf der Möglichkeit, sexuelle Schöpferkraft zu transzendieren. Das war und ist aber nur möglich, wenn die Sexualität nicht unterdrückt wird, wenn sie ihren natürlichen Platz findet, wenn Träume und Fantasien erlaubt sind. Aus der Fülle der Möglichkeiten sich zum Beispiel eine Lebensform auszuwählen, ohne physische sexuelle Paarbeziehung (Ehelosigkeit, Zölibat), ist vollkommen in Ordnung, wenn die sexuelle Kraft einen schöpferischen Ausdruck findet und kanalisiert wird.

Menschen, die lustvoll etwas tun, die kreativ, humorvoll und ideenreich sind, leben ihre Sexualität auf künstlerischem oder geistigem Gebiet. Überall in unsere Taten sollte diese Kraft einfließen. Eben dies müssen viele Patienten erst einmal lernen.

Diesen großen Gedankenbogen spannten wir, um klarzumachen, wie frei und bar jeglicher Moralvorstellung wir den erotischen Träumen der Patienten begegnen müssen, wollen wir Heilung bewirken. Wir unterscheiden daher zwei große Kategorien erotischer Träume:

- Im Traum wird das gelebt, was am Tage unerlaubt, stressbesetzt, tabuisiert, verurteilt und unterdrückt wird. Folglich muss an diesen Themen gearbeitet werden, um Kopien von Glaubenssätzen abzulegen.
- Das Auftauchen erotischer Träume ist ein Heilungszeichen, wenn Menschen aus der Starre ihrer Krankheit wieder in die Ebene des Fließens und der Fülle gelangen (zum Beispiel Entwicklung von der Syphilinie oder Karzinogenie zur Sykose).

Hier ist zum Beispiel auch eine der Ursachen, warum ich bald nach Beginn einer Therapie Patienten anhalte, sich schöpferisch auszudrücken durch irgendeine künstlerische Richtung wie Malen, Tanzen, Singen, Plastizieren, inspiriert Schreiben, Dichten, Kalligrafieren, Theaterspielen usw.

Es gilt, auch Folgendes zu bedenken: Bei manchen chronischen Krankheiten verlischt die Möglichkeit der physischen Sexualität. Denken wir an Männer, die nach der Prostataoperation keine Erektion mehr haben, Frauen, die durch Operation an den Sexualorganen empfindungslos werden, Menschen, die keine physischen Orgasmus mehr erleben können. Sollen diese Voraussetzungen das Aus sexueller Kraft, der Libido und Selbstverwirklichung sein? Doch wohl kaum! Spätestens jetzt benötigen wir ein spirituelles Menschenbild, um diesen Menschen klarzumachen, dass wir auf der Ätherebene, wo die Bildekräfte für den materiellen Leib vorhanden sind, unversehrt alle Organe besitzen, so, wie wir als Mensch von der Natur gemeint sind. Das bedeutet, wir können immer die energetische Blaupause unserer Organe behandeln, wie die Akupunktur und Homöopathie ja hinreichend beweist. Solange wir leben können, sollten wir unsere schöpferische Kraft leben, uns für etwas oder jemanden begeistern, was uns durch und durch erregt, rhythmisch bewegt und zu einem schöpferischen Akt voranbringt. Darum sind auch rhythmische Atem- und Drüsenübungen so wichtig, um den sexuellen, erotischen Basisenergien einen Raum und einen Kanal zu bieten. Denn das entfacht wirklich die Lebenskraft. Jede Unterdrückung lähmt sie.

Tabelle 8 Angst-, Warn- und erotische Träume

Arznei	Wirkungsort	Traumthemen	Konflikt/Ursache
Aconitum	Gehirn, Nerven, Herz, innere Organe	Angstträume, hartnäckig wiederkehrende Träume gleichen Inhalts, Vorahnung von Gefahren.	Geistige Überanstrengung, Hinweis auf unerledigte, frühere, oft lange vergessene Ereignisse.
Alumina	Rückenmark, Rektum	Angstträume, erotische Träume und Pollutionen.	Anhaltender Ärger über eine unerledigte Sache. Bei älteren Menschen auch unterdrückte Sexualität durch Moralvorstellungen.
Ammonium muriaticum	Schleimhäute, Gallengänge	Angstträume, wacht aber morgens erleichtert auf, erotische Träume mit „hartem Sex".	Unterdrückte Sexualität, Moralvorstellungen, unterdrückte Wut (Leber, Galle).
Arsenicum album	Atmungsorgane, Nerven, Blut, Herz, Milz	Warn- und Wahrträume.	Eine schwerwiegende Entscheidung steht an.
Barium carbonicum	Ernährung, Drüsen, Hals, Blutgefäße	Angstträume, Fortsetzungsträume, die einen Sinnzusammenhang ergeben.	Mangelndes Zutrauen zur eigenen Intuitionsstärke.
Calcium carbonicum	Ernährung, Drüsen, Haut, Knochen	Alpträume, Angstträume, wacht aber morgens erleichtert auf, hartnäckige, stets wiederkehrende Träume gleichen Inhalts, erotische Träume und Pollutionen, Träume vom Fallen, Vorahnungen von Gefahren, Unglück, Unfall, die sich bewahrheiten, träumt vom eigenen Tod.	Hinweise auf unerledigte, frühere, oft lange vergessene Ereignisse. Auch Erwachen einer sensitiven Begabung, die nicht positiv gelebt wird.

Arznei	Wirkungsort	Traumthemen	Konflikt/Ursache
Cannabis indica	Urogenitaltrakt	Erotische Träume mit Erektionen und Pollutionen, Vorahnung von Gefahren.	Unerledigte Suchtthemen.
Carcinosinum	Alle Organsysteme	Angst- und Alpträume, Träume von Vergewaltigung.	Hinweis auf tatsächlich erlebte Traumata, die aber verdrängt wurden.
Graphites	Ernährung, Haut, Kreislauf	Angstträume, wacht aber morgens erleichtert auf, hartnäckige Träume gleichen Inhalts, Warn- und Wahrträume, Vorahnung von Gefahren/Unfall/Unglück, erotische Träume mit Pollutionen.	Geistige Überanstrengung, anhaltender Ärger über eine Sache, mangelndes Vertrauen in die eigene Intuition. Moralpredigten über Sexualität.
Ignatia	Nerven	Hartnäckige Träume gleichen Inhalts, Fortsetzungsträume, die einen Sinnzusammenhang ergeben.	Anhaltender Ärger über eine unerledigte Angelegenheit.
Kalium carbonicum	Muskeln, seröse Häute, Herz	Angstträume, erotische Träume und Pollutionen. Träumt vom eigenen Tod, Wahr- und Warnträume.	Hinweis auf unerledigte, frühere, oft lange vergessene Ereignisse.
Lachesis	Venöser Kreislauf, Blut, Genitalien	Erotische Träume, Vorahnung von Gefahren, träumt vom eigenen Tod.	Unterdrückte Sexualität, mangelndes Vertrauen in die sensitiven Begabungen. Es gilt, etwas Altes loszulassen.
Lycopodium	Verdauungsorgane, Harnorgane	Angstträume, erotische Träume und Pollutionen, Vorahnung von Gefahren, träumt vom eigenen Tod, Warn- und Wahrträume.	Hinweise auf unerledigte frühere, oft lange zurückliegende Ereignisse. Unterdrückte Sexualität durch sexualfeindliche Moralvorstellungen.
Mercurius solubilis	Blut, Schleimhäute, Drüsen, Genitalien, Zellgewebe	Belastende wiederkehrende Träume, erotische Träume mit Erektionen, luzide Träume, träumt vom eigenen Tod, Warn- und Wahrträume, erwacht mit dem Gefühl, die Warnung ernst nehmen zu müssen.	Häufigste Ursache: zu viele oder regelmäßige Arzneimittelprüfungen!
Natrium muriaticum	Drüsen, Herz, Verdauungstrakt	Angstträume, Warn- und Wahrträume, die eintreffen. Träumt von Vergewaltigung.	Trauma der Vergewaltigung, durch sexuelle Übergriffe, Missbrauchsthematik.

Arznei	Wirkungsort	Traumthemen	Konflikt/Ursache
Paeonia officinalis	Rektum, After, Gelenke	Albträume. Träumt vom eigenen Tod durch Schwäche.	Aktueller Krankheitszustand kurz vor einem Kollaps (z. B. Burn-out-Syndrom).
Phosphorus	Nerven, Blut, Knochen, Lungen	Alp- und Angstträume, wacht aber morgens erleichtert auf, wiederkehrende Träume gleichen Inhalts, Vorahnung, Warnung künftiger Geschehnisse, Erotische Träume.	Geistige Überanstrengung. sexualfeindliche Moralvorstellungen und unterdrückte Sexualität. Aber auch sensitive Begabungen, die nicht positiv gelebt werden.
Silicea	Ernährung, Nerven, Drüsen	Alb- und Angstträume, wacht aber morgens erleichtert auf, wiederkehrende Träume gleichen Inhalts, Vorahnung, Warnung künftiger Geschehnisse, verdrängt die Traumbotschaften, erotische Träume mit Erektionen.	Überforderung durch Leistungsdruck privat und beruflich, Unterdrückung von emotionalen Problemen, Angst vor paranormalen Wahrnehmungen.
Staphisagria	Nerven, Urogenitaltrakt, Drüsen, Zähne	Träume von Vergewaltigung oder Missbrauch. Gesteht sich nur im Traum ein, den Täter gern zu haben.	Missbrauchsthematik, die ins Unterbewusstsein abgedrängt wurde.
Thuja	Urogenitaltrakt, Nerven, Drüsen, Haut	Angstträume, erotische Träume mit Erektionen und Pollutionen, Träume, ins Nichts zu fallen, Warn- und Wahrträume, die sich bewahrheiten.	Viele Unterdrückungen, sexualfeindliche Moralvorstellungen, Mangel an Vertrauen in die eigenen sensitiven Begabungen, oft auch Folge von zu vielen Arzneiprüfungen!
Hyoscyamus	Gehirn, Nerven, Muskeln	Erotische Träume mit starker Erregung, wacht davon auf.	Unterdrückte Sexualität, auch mangelnde Umsetzung schöpferischer Begabungen.
Lilium tigrinum	Venöser Kreislauf, weibliche Sexualorgane, Rektum, Blase	Erotische Träume mit starker Erregung, Orgasmus im Schlaf.	sexualfeindliche Moralvorstellungen, unterdrückte Sexualität. Mangelnde Umsetzung schöpferischer Begabungen.
Nux vomica	Nerven, Verdauungstrakt, Magen, Leber, Atemorgane	Angstträume, erotische Träume und Pollutionen, Wahr- und Warnträume, die sich wiederholen, aber nicht beachtet werden.	Schlechter Lebensstil, viele unerledigte Konflikte, die auf die lange Bank geschoben werden.

Arznei	Wirkungsort	Traumthemen	Konflikt/Ursache
Opium	Nerven, Gehirn, Atemorgane	Erotische Träume mit Erektionen. Träumt vom eigenen Tod.	Unerledigte Suchtthemen, exzessiver Lebenswandel.
Platinum	Weibliche Sexualorgane, Nerven	Erotische Träume mit starker Erregung. Träumt vom eigenen Tod.	Unterdrückte Sexualität durch sexualfeindliche Moralvorstellungen. Aber auch exzessiver Lebenswandel mit Überreizung der Sexualorgane.
Pulsatilla	Venen, Schleimhäute, Atemorgane	Angstträume. Wahr- und Warnträume, Fortsetzungsträume, die einen Sinnzusammenhang ergeben.	Geistige Überanstrengung. Mangelnder Lebensrhythmus. Viele unerledigte „Kleinkonflikte" des Alltags, die jemand vor sich herschiebt.
Rhus toxicodendron	Nerven, Haut, Zellgewebe, Bänder, Fasern, Gelenke, Drüsen	Angstträume, Fortsetzungsträume, die einen Sinnzusammenhang ergeben, Wahr- und Warnträume, auf die man sich verlassen kann.	Häufig ein Heilungszeichen, dass jemand aus der Traumbotschaft einen Anstoß zur Konfliktlösung gewinnt.
Fagopyrum	Haut, Schleimhäute	Angstträume, die erworbene Heilung könnte nicht halten. Erwacht aber erleichtert.	Häufige Ursache: Das Therapieende ist in Sicht, aber es besteht noch Unsicherheit über die Zukunft.
Inachis io	Haut, Schleimhäute	Angstträume, die erworbene Heilung könnte nicht halten oder die Therapie könnte bald zu Ende sein. Erwacht aber erleichtert.	Häufige Ursache: Das Therapieende ist in Sicht, aber jemand löst sich nicht gerne vom Therapeuten „Es ist doch so schön bei Ihnen!"
Sulphur	Haut, Schleimhäute	Angstträume, wacht aber morgens erleichtert auf.	Angst vor der Zukunft. Aber auch im Heilungsprozess am Schluss vorübergehende Unsicherheit, „Angst vor der eigenen Courage."

Rot = schwere Pathologien. **Blau** = mittelschwere chronische Zustände. **Grün** = leichte Schlafstörungen.

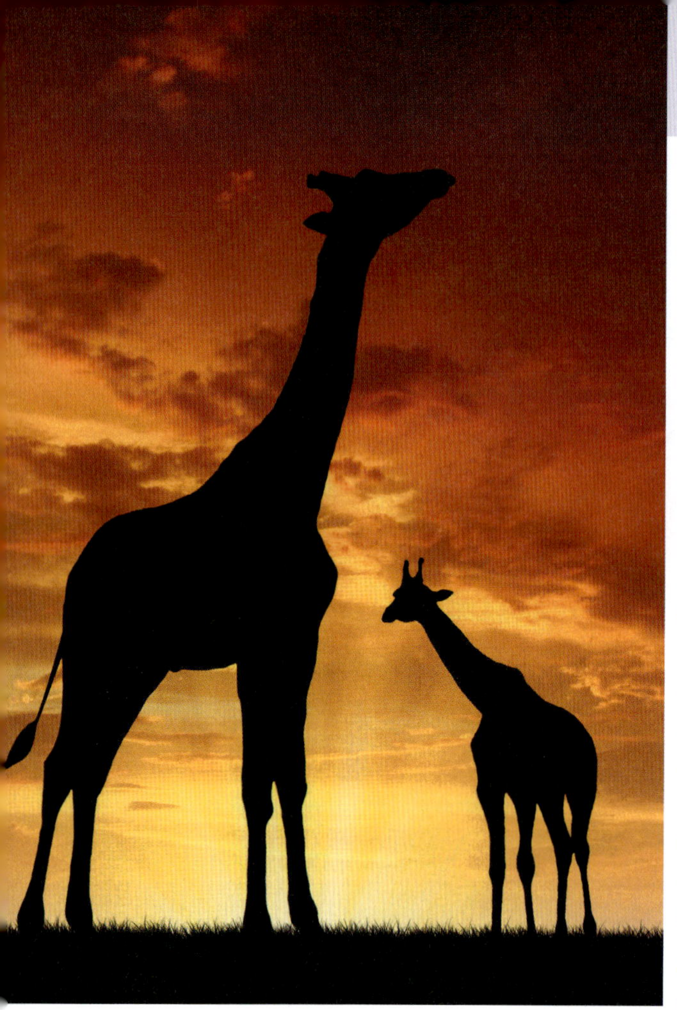

5.9.4 Träume von Tieren

Das Tierreich steht uns näher als das Pflanzenreich, denn mit ihm sind wesentlich mehr Emotionen verbunden. Die Liebe zu Tieren ist genauso vielfältig wie die Angst vor Tieren. Ängste vor bestimmten Tieren, die sogar phobische Formen annehmen können, suchen manche Menschen im Traum heim. Dabei wissen wir aus therapeutischer Erfahrung, dass oftmals kein reales beängstigendes Erlebnis mit einer Tierart wie Hunden, Spinnen oder Skorpionen vorliegt. Hier können wir davon ausgehen, dass die Tiere symbolisch für etwas stehen[14]. Tauchen Angstträume auf, gilt es, den Bezug bzw. das Resonanzfeld im Alltag des Patienten zu finden und die Verschlüsselung zu durchschauen. Das sehe ich jedoch nicht als meine Aufgabe an, sondern ermuntere den Patienten, sie selbst zu finden. Ich kann etwas ganz anderes mit Spinnen oder Würmern assoziieren als der Mensch, der wegen einer Krankheit in die Praxis kommt und unter anderem von solchen Träumen berichtet. Auch hier ist die Homöopathie unschlagbar, weil sie viele Mittel bereithält, die der Entschlüsselung von Tierängsten und Tiersymbolen helfen. Ich muss den „Schlüssel" und den Raum, den er öffnet, nicht verstehen, sondern der Patient. Meine Aufgabe ist es, das passende Hilfsmittel zu wählen und grundsätzlich über die Bedeutung des Träumens und die verschiedenen Betrachtungsebenen zu sprechen.

Die folgenden Arzneien sind die bewährten Hauptmittel für Tierträume:

- Träume von wilden Tieren allgemein: ***Mercurius solubilis, Phosphorus, Stramonium***
- Träume von Spinnen: ***Natrium muriaticum***, *Cinnabaris*
- Träume von Schlangen: ***Lac caninum, Lachesis, Cenchris contortrix***, ***Argentum nitricum, Naja tripudians, Ranunculus bulbosus***, ***Sepia, Bovista, Tuberculinum***
- Träume von Skorpionen: ***Androctonus amoreuxii hebraeus, Scorpio***
- Träume von Hunden allgemein: ***Calcium carbonicum, Lyssinum, Silicea, Stramonium***, ***Arnica, Sulphur***

14 Siehe hierzu ausführlich unser Buch „Tiermittel in der Homöopathie", Literaturverzeichnis

- Träume, von einem (schwarzen) Hund gebissen zu werden: ***Calcium carbonicum*** (bei Kindern), ***Pulsatilla***, ***Sulphur***
- Träume von (schwarzen) Katzen: ***Daphne indica, Nux vomica***

Wie schon erwähnt, gibt es noch andere Arzneien, die für Tierträume zuständig sein können, die aber im Einzelfall repertorisiert werden, damit diese Träume in das Gesamtsymptombild passen.

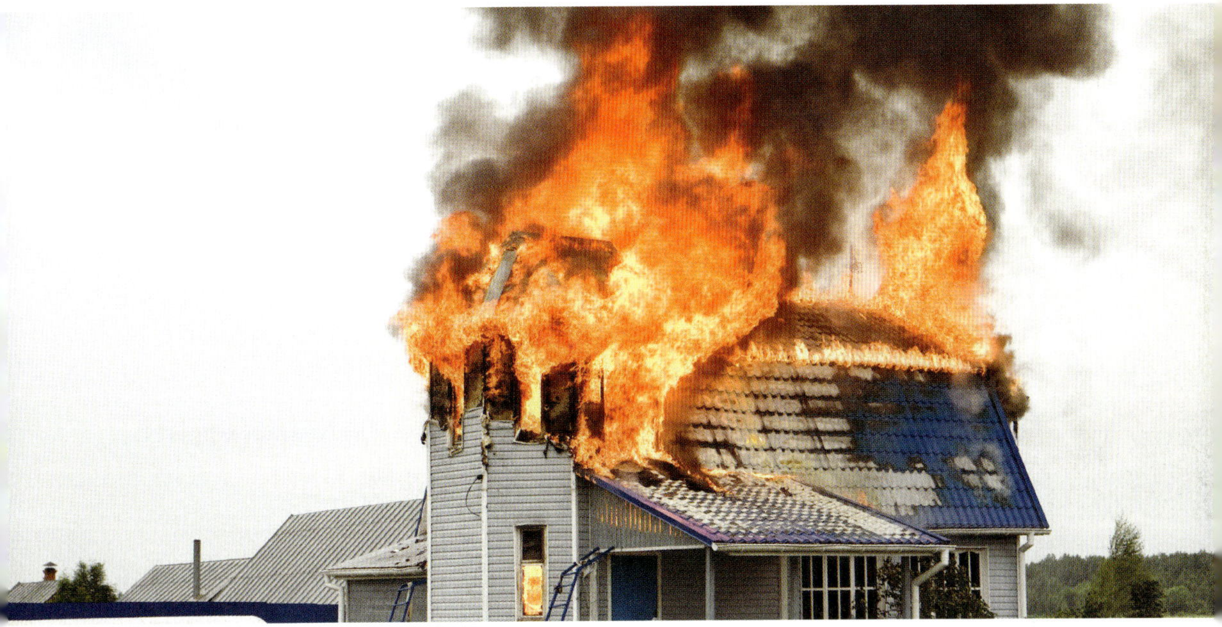

5.9.5 Feuer- und Wasserträume

Obgleich die Träume rund um Wasser und Feuer keine größeren Themen in der Materia medica darstellen, sind sie doch in der miasmatischen Therapie von außerordentlicher Bedeutung. Sie zeigen, in welche Richtung sich das Energiesystem des Patienten bewegt, welche Kompensationsvorgänge der Organismus vollzieht. Dazu muss ich ein wenig ausholen zum Verständnis der Ursachenbehandlung oder Miasmatik (► Abb. 37).

Dynamiken von Heilungsverläufen

Der Weg von oben nach unten oder wie im Körper auch von außen nach innen ist der Weg der zunehmenden Austrocknung. Dabei geraten die Elemente aus der Balance. Zuerst entsteht durch zunehmende Verschleimung der Atemwege und des Darmes eine Sauerstoffunterversorgung, dann versucht der Körper die Fremdstoffe zu verdünnen und produziert zu viel Wasser, dann folgt die langsame Dehydrierung. Indem immer weniger Feuchtigkeit vorhanden ist, nimmt die Trockenheit zu und mündet

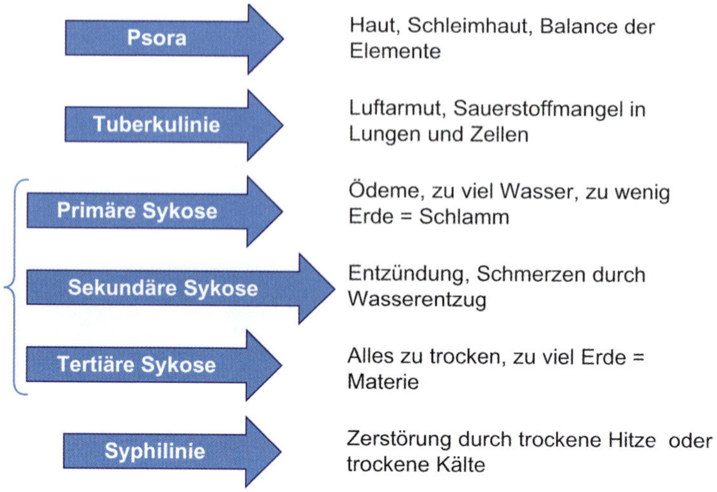

Abb. 37: Die 4 Elemente und Miasmen

entweder in eisige trockene Kälte oder in trockene Hitze, was sich beispielsweise in kalten oder heißen knallroten, scharf abgegrenzten Ekzemen oder (Mutter-)Malen zeigt. Wenn der Körper diesen Tiefstand erreicht hat, zerfällt er und geht in den Tod oder aber es kommen starke Heilungsimpulse, die ihn zur Umkehr bewegen. Der Heilungsprozess kann von der untersten Ebene, in der Abbildung von unten nach oben und im Körper von innen nach außen verlaufen. Wo Austrocknung ist, muss Feuchte hin, wo Eiseskälte oder trockene Hitze ist, muss wieder Wärme entstehen. Dann gelangen wir in die Schicht, wo der fruchtbare Ausgleich von Erde und Wasser stattfindet (Sykose), die Atmung wird besser durch Ausscheidung von Schlacken und Schleim und schließlich verlässt die Krankheit den Organismus über die Haut. Alle Elemente sind in Balance, was wir Heilung nennen.

Miasmatische Körperzeichen

Wem diese Denkweise fremd ist, braucht nur die wichtigsten miasmatischen Körperzeichen zu beobachten, die Sekrete aus den Körperöffnungen von Nase, Mund, Ohren, Augen, Harnröhre, Vagina, After. Ich habe dies in Abbildung 38 für Nase und Mund zusammengefasst (▶ Abb. 38).

Auch die Viskosität und Farbe der Sekrete zeigt einmal den Weg der Krankheit, indem erst wässriger, milchiger, dann festerer gelber, dann zäher fadenziehender Schleim produziert wird. Schließlich ist er so trocken, dass er als Krusten abgelagert wird und nichts mehr ausgeschnäuzt oder abgehustet werden kann. Das sind Zeichen von Trockenheit, die wiederum als Eiseskälte oder unangenehme Hitze in verschiedenen Körperteilen empfunden wird – wie zum Beispiel im Herzen, in der

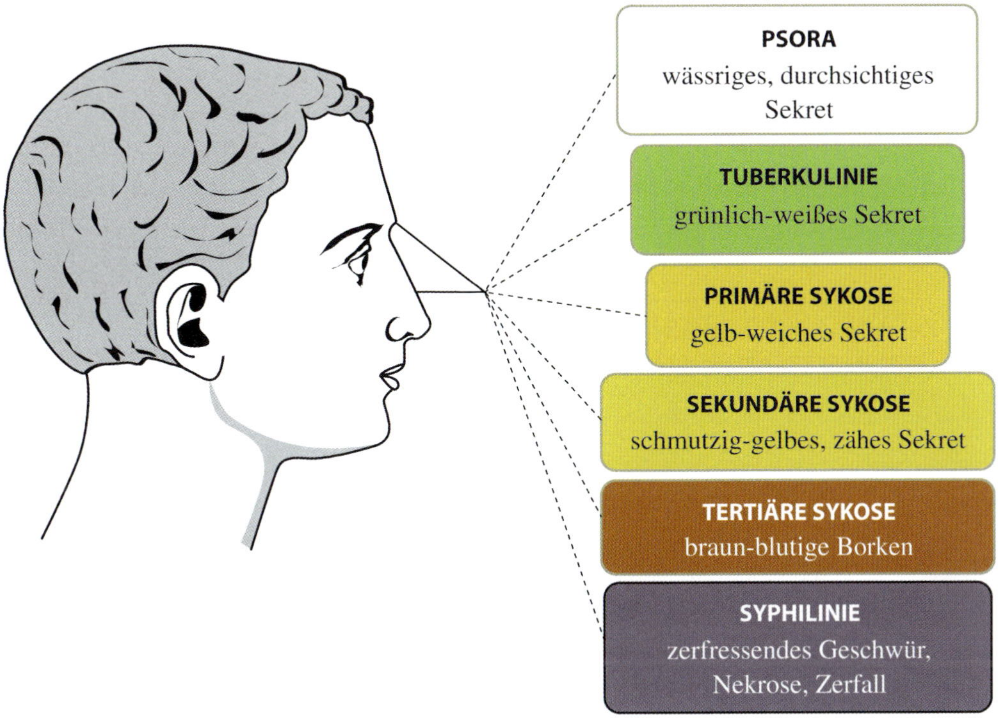

Abb. 38: Sekrete als miasmatische Körperzeichen

Leber, in der Wirbelsäule oder auch im Gehirn. Der Weg in die Heilung geht von der Trockenheit in die allmählich feuchter werdenden Sekrete über, die Erleichterung bringen, denn nichts ist schlimmer als ein trockener Husten und nichts besser, als wenn bei einer Erkältung oder Bronchitis Schleim abgehustet und ausgeschnäuzt werden kann.

Kompensationsmechanismen des Organismus

Die Kompensationslogik des Organismus lehrt uns, dass sowohl auf dem Krankheitsweg wie im Heilungsprozess das Energiesystem immer das Ganze wahrnimmt und daher auf Leben, manchmal nur auf Überleben ausgerichtet ist. Deshalb verfügt der Körper über Selbstheilungsstrategien, die unbewusst ablaufen.

Damit kehren wir an den Ausgangspunkt zurück. Denn Träume, in denen die Elemente Wasser, Erde, Feuer und Luft in irgendeiner Weise eindrücklich auftauchen, zeigen deutlich, ob der Patient auf dem Weg in die Krankheit ist. Das ist zum Beispiel zu Beginn einer Behandlung ein hilfreicher Hinweis. Oder aber das Traumthema zeigt, dass der Patient auf dem Weg der Heilung ist. Heilung findet im Wach- und Schlafbewusstsein statt! Manche Blockaden, ja, sogar Konflikte lösen sich im Schlaf und Traum. Im Wachbewusstsein können zum Beispiel noch Entzündung und Schmerzen vorhanden sein, die behandlungsbedürftig sind. Doch im Unterbewusstsein tauchen Träume von frischer Brise und fröhlicher Reiselust auf. Das sind Zeichen der Tuberkulinie und sie bedeuten, dass das Energiesystem des Patienten auf dem Weg in eine höhere Heilungsschicht ist. Heilung geschieht nicht treppenartig, sondern eher wie bei einem Staffellauf. Manche Bereiche des Energiesystems stehen noch am Anfang der Wandlung, andere sind in Wandlung begriffen und wieder andere haben die Verwandlung schon hinter sich. Das ist auch der Grund, warum eine ganzheitliche Therapie auf allen Seinsebenen Impulse setzt.

In der Homöopathie haben wir den unschätzbaren Vorteil, dass ihre Arzneien auch immer eine miasmatische Basis haben und wir adäquat zu den Feuer- und Wasserträumen die passenden Mittel wählen können. Der miasmatisch therapierende Homöopath beachtet die Dynamik: Wohin geht die Reise der Krankheit und der Heilung. Er/sie versteht auch die Interaktion, die weichen Übergänge von einer Schicht oder Ebene in die nächste. Diese Zusammenhänge können wir am besten anhand der Hauptarzneien zu Feuer- und Wasserträumen nachvollziehen.

Tabelle 9 Feuerträume

Arznei	Organbezug	Traumthema	Miasmatische Dynamik/Ursache/Konflikt
Anacardium	Gemüt, Nerven, Haut	„kaltes Feuer“, sieht von Ferne Feuersbrunst ohne Mitgefühl („Nero-Phänomen“).	Verträgt keine frische Luft, Sinne stumpfen ab, Haut unempfindlich: Krankheit ist auf dem Weg in die Syphilinie.
Arsenicum album	Schleimhäute, Atemorgane, Nerven, Blut, Herz	Sieht brennende Vorhänge/Wände oder Gegenstände im Raum, ohne Angst.	Typisch bei Sterbenden: Die Körperreserven werden aufgebraucht („verbrannt“).

Arznei	Organbezug	Traumthema	Miasmatische Dynamik/Ursache/Konflikt
Carbolicum acidum	Hals, Mund, Nase	„Mein Körper steht in Flammen." „Ich verbrenne, sehe hässliche Brandwunden."	Geschwüre in Mund und Nase, Stinknase, deutliche Neigung zu Gewebezerstörung: Die syphilitische Schicht ist erreicht.
Hepar sulfuris	Nerven, Ohren, Bindegewebe, Atemwege	Feuer von Ferne, aber spürt die Hitze, Angst um sich und andere.	Chronischer Ohrenfluss, Husten erstickend, viel Auswurf, Schmerzen, Nachtschweiße, eitrige Entzündungen: Sykose II.
Kreosotum	Verdauungstrakt, Blut, Zähne	Sieht Feuer und hat Angst, ihm nicht zu entrinnen.	Körperteile brennen wie Feuer, Zahnzerfall, Hämorrhagie: Schicht der Syphilinie ist erreicht.
Laurocerasus	Gemüt, Gehirn, Nerven, Atmung, Herz	Spürt Feuer, sieht Flammen, aber fühlt sich eiskalt dabei. „Ich bin ohnmächtig vor dem Feuer." Kann nicht einschlafen aus Angst vor Feuertraum.	Kälte oder Zyanose, schnappt nach Luft, Gedächtnisverlust, Erstickungsanfall: Entsprechung Tuberkulinie – Syphilinie = rasant abstürzende Prozesse.
Phosphorus	Nerven, Blut, Atemwege, Darm	Sieht Phosphorfeuer an den Wänden herunterlaufen, Angst, weil es nicht zu löschen ist.	Atemnot, schlechter werdende Blutparameter, hochgradige Anämie, Knochenschmerzen, Nervosität: Entsprechung Tuberkulinie – Syphilinie = rasant abstürzende Prozesse.
Rhus toxicodendron	Haut, Drüsen, Nerven, Bänder, Fasergewebe, Gelenke	Sieht die Stadt/Welt in Flammen aufgehen, sucht Schutz.	Rheumatische Zustände, reißende Schmerzen, steife Glieder, brennende Schwellungen, erysipelartige Hautausschläge: Sykose II.
Natrium muriaticum	Gehirn, Herz, Muskeln, Drüsen	Spürt Eiseskälte, obwohl nah am Feuer, das aber nicht wärmt.	Wasser- und Wärmehaushalt ist aus dem Lot: Sykose I.

Rot = schwere Pathologien. **Blau** = mittelschwere chronische Zustände. **Grün** = leichte Schlafstörungen.

Wenn das Feuerelement in der Syphilinie oder auf dem Weg zu ihr verstanden ist, versteht man auch die Wasserträume. Denn, wie in der Abbildung 37 zu sehen, bedingt der Heilungsweg, dass wieder mehr Feuchtigkeit im Körper entsteht – immerhin besteht er ja im gesunden Zustand aus 60 % Wasser! Es ist bewundernswert, wie logisch sich der Organismus verhält, wenn ihm die richtigen Informationen gegeben werden, wie dies im Fall homöopathischer Arzneien punktgenau möglich ist. Das Wasserelement anzuregen, heißt im Heilungsprozess, der auf der tiefsten Ebene der Syphilinie beginnen muss, dass alles wieder in Bewegung kommt, der Körper, die Gefühle, die Organfunktionen und die Immuntätigkeit. Schon oft haben wir in der miasmatischen Therapie erlebt, dass über Wasserträume die Heilungsrichtung offenbar wird, während sich die Patienten im Wachbewusstsein noch nicht so wohl fühlen.

Das Heilungsgesetz lautet: Die Syphilinie heilt sich in Richtung der und über die Sykose aus[15].

- Indem alles in Gang kommt, kehren natürlich auch alte Schmerzen, seelische Verletzungen, Konflikte und körperliche Beschwerden zurück. Darauf muss der Patient vorbereitet werden. Die Praxiserfahrung lehrt, dass Patienten eine erstaunliche Durchhaltekraft entwickeln und lieber ein paar Tage Schmerzen aushalten, als das gute Gefühl, dass es vorangeht, wieder zu verlieren.

15 Lehrsatz des Miasmenforschers Peter Gienow, der sich in der Praxis hundertfach bewahrheitet hat.

Eines der hoffnungsfrohen Heilungszeichen sind die Wasserträume. Zum einen können die Patienten wieder schlafen und spüren, wie heilsam es ist, erholt zu erwachen. Zum andern bekommen sie die Aufgabe, auf ihre Traumthemen zu achten und sie in einem „Gesundheitsbuch" schriftlich festzuhalten. Zusammengefasst heißt das: Wasserträume sind in einem Heilungsprozess Vorboten, dass jemand aus der destruktiven Krankheitsebene in die nächstleichtere Schicht kompensiert. Da wir in der Homöopathie Arzneien einsetzen, die die nötige „Schubkraft" dazu haben, finden wir durch diese Zusammenhänge und Reaktionen auch einen Beweis für die Wirksamkeit und Dynamik der Mittel.

Wasserträume können aber auch Vorboten ganz anderer Art sein. Wenn nämlich ein Patient erstmalig zur Behandlung kommt und über seine Traumthemen befragt wird und von Wasserträumen berichtet, sind sie ein klarer Hinweis auf die sykotische Ebene, in die die Krankheit gesunken ist. Das ist zum Beispiel von enormer Wichtigkeit, wenn es sich um Krankheiten handelt, die einer anderen miasmatischen Schicht zuzuordnen sind wie Bronchitis, Erkältungsneigung, Halsschmerzen oder Ohrenprobleme. Allein die Tatsache, dass sich Krankheiten wiederholen oder periodisch auftauchen, ist bereits ein Indiz für die Schicht der Sykose. Aber wir sind so auf die lokalen Krankheitssymptome fixiert, dass wir meinen, die typischen Arzneien für diese Krankheiten müssten doch wirken. Sie wirken mitunter auch, aber nur kurz, dann kehren Husten, Schnupfen, Pickel, Halsschmerzen oder Ohrenentzündungen wieder. Dieses Wiederkehren ist der erste Hinweis, dass die Krankheit die sykotische Ebene erreicht hat. Hier bieten Wasserträume einen Einblick ins unsichtbare Reich des Unterbewusstseins und sind für den kundigen Therapeuten eine Hilfe für die Wahl des Starts in den Heilungsprozess.

Wir sehen, dass es auf den Betrachtungsstandort ankommt, wie Symptome zu verstehen sind. Mal vermitteln sie den momentanen Istzustand, zu dem sich das Energiesystem des Patienten bewegt hat. Mal sind es Heilungszeichen, je nachdem, welche Dynamik vom „Schlimmeren" zum Leichteren im Gange ist. In der folgenden Tabelle berücksichtige ich diese zwei Aspekte der Wasserträume.

In der Miasmatik verstehen wir die Krankheitsdynamik von oben nach unten und die Heilungsdynamik von unten nach oben.

Tabelle 10 Wasserträume

(Die Pfeile zeigen die Dynamik von einer miasmatischen Schicht zur nächsten an)

Arznei	Organbezug	Traumthema	Miasmatische Dynamik/ Ursache/ Konflikt
Ammonium muriaticum	Schleimhäute, Gallengänge, Leber	Sieht Wasser, fällt ins Wasser, ertrinkt nicht.	Erkrankung der Atemorgane ist die Folge von Schwäche des Leberstoffwechsels. Hinweis auf chronische Zustände und auf den Weg Tuberkulinie → Sykose.
Antimonium tartaricum	Schleimhäute, Bronchien, Herz, Lungen	Wasser weit und breit. Schwitzen und viele schleimige Absonderungen in der Nacht.	Ursache bei alten Leuten und Kindern im Verdauungstrakt: nährstoffarme, säuernde, zu feste Nahrung, Verschlackung von Blut und Gewebe. Krankheitszustand in der Sykose.
Arsenicum album	Schleimhäute, Atemorgane, Nerven, Blut, Herz	Beängstigend viel Wasser kommt auf sie/ihn zu. Gefahr durch Wasser, Wasser sieht schwarz aus (tiefer See).	Heilungszeichen, dass die tief sitzende Krankheit auf dem Weg Syphilinie ↑ Sykose ist.

Arznei	Organbezug	Traumthema	Miasmatische Dynamik/ Ursache/ Konflikt
Graphites	Ernährung, Kreislauf, Haut	Unsauberes Wasser, in dem man nicht baden möchte. Sieht und/oder hört einen Bachlauf.	Ursache kann sowohl der Status des momentanen Krankheitszustandes als auch bei einer fortgeschrittenen Krankheit ein Heilungszeichen sein.
Ferrum metallicum	Kreislauf, Blut Blutgefäße	Wasser und Durstgefühl, Angst zu verdursten, Starker Säfteverlust, viel erschöpfender Schweiß in der Nacht.	Die Krankheit ist auf dem Weg Sykose ↓ Syphilinie, da der Organismus immer stärker austrocknet.
Kalium carbonicum	Herz, Uterus, Muskeln, Schleimhäute	Angenehme oder unangenehme Wasserträume synchron zur Aufgedunsenheit.	Die Krankheit zeigt deutlich die Schicht der Sykose an.
Mercurius iodatus ruber	Hals, Drüsen	Waten, ins Wasser fallen, schwimmen im Wasser. Sieht Gefahr durch Wasser kommen. Angst.	Ursache: Skrofulose (hat eine Entsprechung zur Syphilinie). Das Wasser zeigt an, dass der Körper in Richtung Sykose kompensiert und braucht dazu viel Unterstützung bei Therapiebeginn.
Natrium sulfuricum	Leber, Drüsen	Sieht viel Wasser, hört es fließen, spürt Gefahr durch Überschwemmung. Segeln auf dem Wasser. Hört jemanden im Wasser um Hilfe rufen und will retten.	Typische Heilungsträume bei Krankheiten, die in die Syphilinie oder Karzinogenie reichten und nun auf dem Weg Syphilinie/Karzinogenie ↑ Sykose sind.
Silicea	Ernährung, Nerven, Haut, Drüsen, Knochen	Fließendes Wasser sehen und hören und gutes Gefühl dabei.	Typische Heilungsträume bei Krankheiten, die in die Syphilinie reichten und nun auf dem Weg Syphilinie ↑ Sykose sind.
Mephitis putorius	Atemwege	Abwechselnd Träume von Feuer und Wasser, Keuchhusten nachts mit Trockenheits-gefühl im Wechsel mit Ödembildung.	Ursache: Der Organismus weiß nicht, wohin er kompensieren soll. Er steht auf der Kippe zwischen Sykose und Syphilinie – oft bei Therapiebeginn.
Veratrum viride	Atemwege, Herz	Wasser weit und breit will schwimmen, segeln (kann beides!).	Häufige Ursache: Hypertonie mit Schwindelanfällen, aufgedunsenem Gesicht, hypertonen Krisen. Krankheitszustand in der Sykose.

Arznei	Organbezug	Traumthema	Miasmatische Dynamik/ Ursache/ Konflikt
Medorrhinum	Nerven, Schleimhäute, Wirbelsäule	Am Meer sein, im Wasser liegen. Starker nächtlicher Ausfluss.	Häufigste Ursache: hereditäre oder nicht ausgeheilte Gonorrhö.
Lycopodium	Ernährung, Verdauungstrakt, Harnorgane	Wasserläufe, Meer, Seegewässer, aber ohne deutliche Botschaft. Sieht ein Boot untergehen.	Ursache kann sowohl der Status des momentanen Krankheitszustandes in der Sykose als auch bei einer fortgeschrittenen Krankheit ein Heilungszeichen sein.
Lac caninum	Nerven, Hals, weibliche Organe	Träume von Wind, Wetter, Luft, Wasser, Durst auf bestimmte Getränke. Tiefes Gewässer sieht schwarz aus.	Häufige Ursache: unterdrückte Sexualität, Angst vor reichlichem Orgasmussekret. Krankheit schwankt zwischen Tuberkulinie und Sykose.
Oxalicum acidum	Verdauungstrakt, Nerven, Rückenmark	Angsttraum, von oben mit kaltem Wasser übergossen zu werden. Synchron dazu Gefühl von Brennen an einzelnen Körperstellen.	Krankheitszustand: Sykose I → II.
Ranunculus bulbosus	Nerven, Muskeln, seröse Häute, Brustkorb	Wechselnde Träume von Wind/Sturm und Wasser. Synchron dazu viel Speichelfluss.	Krankheitszustand in der Sykose. Häufige Träume bei Gürtelrose (Herpes zoster). Organismus ist regulationsfähig, da er durch den Speichelfluss das trockene Brennen auszugleichen versucht.
Rhus toxicodendron	Haut, Gesicht, Fasergewebe, Gelenke	Bewegt das Wasser durch Rudern oder Schwimmen, gutes Gefühl dabei.	Heilungszeichen, dass die Krankheit an der Schwelle Sykose ↓ Syphilinie angekommen ist, aber der Organismus regulationsfähig ist.
Allium cepa	Schleimhäute, Nase, Augen, Kehlkopf	Wasser in allen möglichen Erscheinungsformen.	Erste Anzeichen, dass die Erkältung nicht mehr akut ist, sondern chronisch zu werden beginnt: Psora ↓ Tuberkulinie oder ↓ Sykose.
Allium sativum	Schleimhäute der Eingeweide, Atemwege	Sieht Wasser, aber keine Ufer. Synchron dazu viel Schleimrasseln, zäher und schwer löslicher Schleim..	Ursache kann sowohl der Status des momentanen Krankheitszustandes in der Sykose II als auch bei einer fortgeschrittenen sykotischen Atemwegserkrankung ein Heilungszeichen sein.

Arznei	Organbezug	Traumthema	Miasmatische Dynamik/ Ursache/ Konflikt
Belladonna	Nerven, Gehirn, Schleimhäute, Hals	Wasser, Nebel, Moorlandschaft, sumpfiges Gewässer.	Häufige Ursache: unterdrückter Schweiß. Im Schlaf versucht der Organismus wieder heilend zu kompensieren: Sykose ↑ Tuberkulinie oder ↑ Psora.
Sulphur	Haut, Rektum, Schleimhäute, venöser Kreislauf, Verdauungsorgane	Wasser, will baden, sieht Gefahr durch Wasser.	Häufige Ursache: Hautunterdrückungen, Antibiotika-Gaben bei geringsten Erkältungsanzeichen. Krankheitszeichen, dass der Organismus kompensiert: Psora ↓ Tuberkulinie/Skrofulose oder ↓ Sykose.

Rot = schwere Pathologien. **Blau** = mittelschwere chronische Zustände. **Grün** = leichte Schlafstörungen.

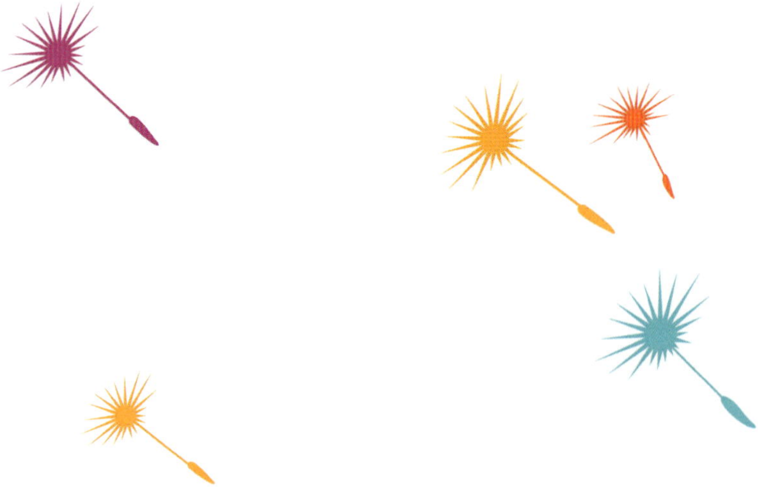

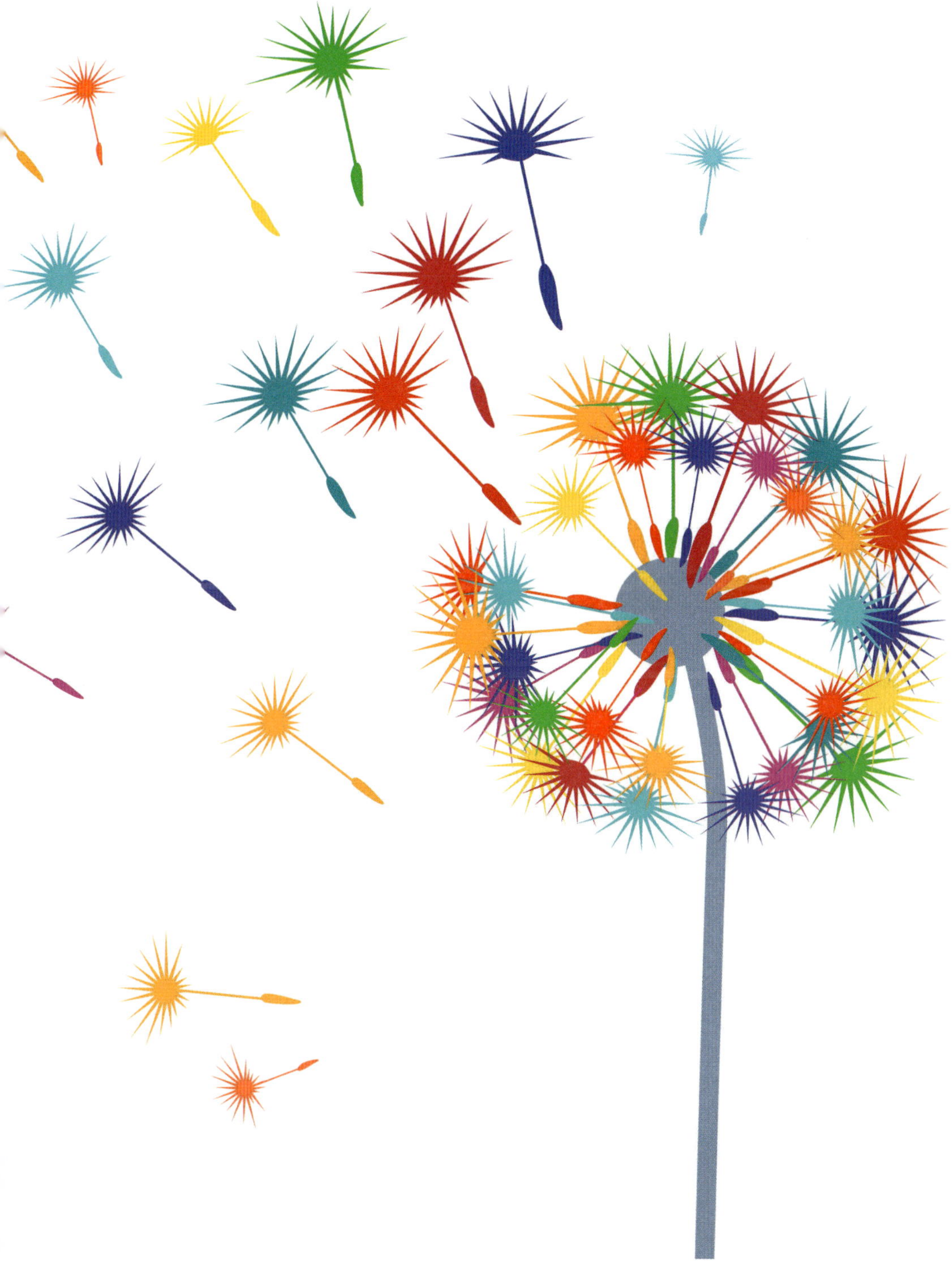

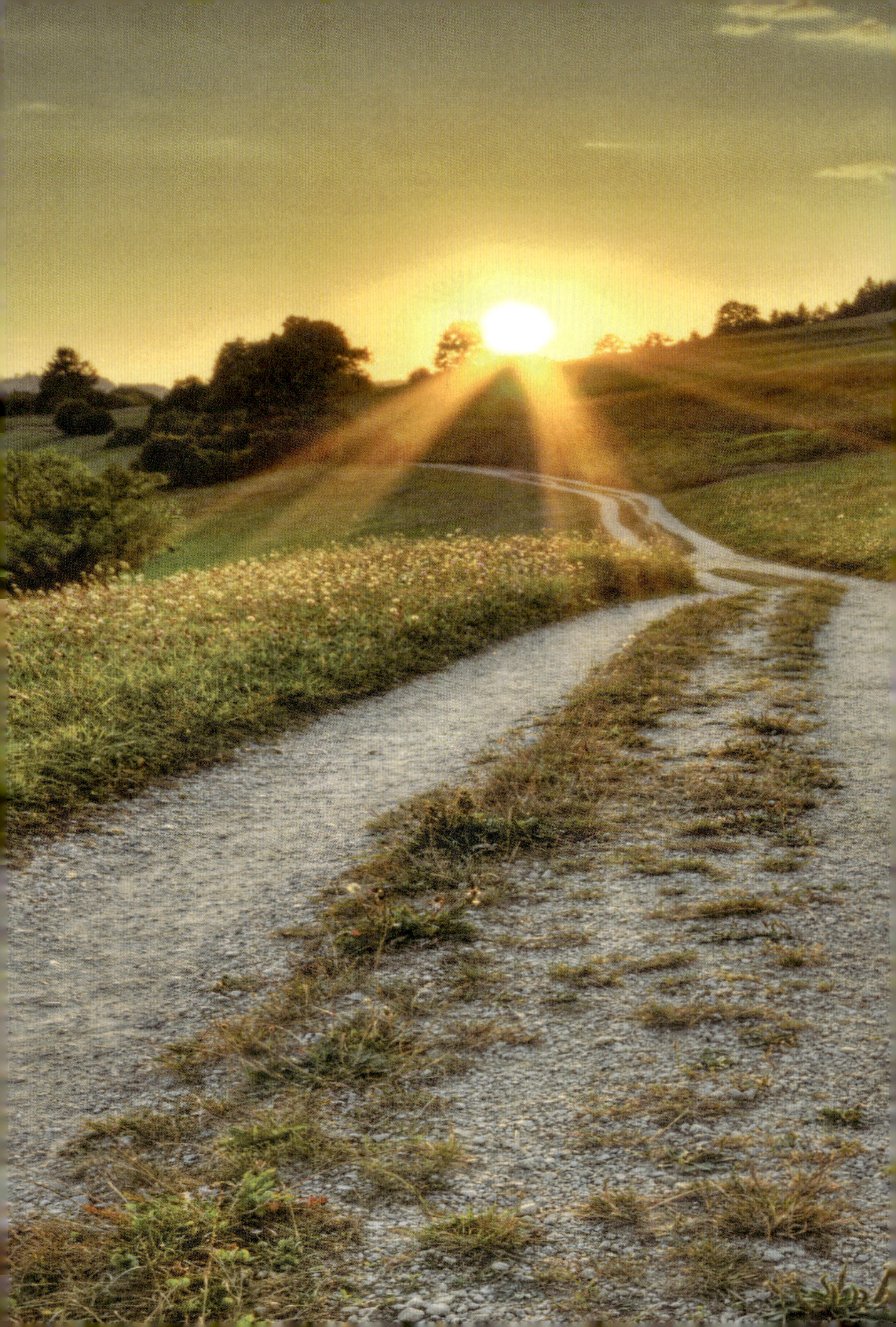

6

Schlussgedanken

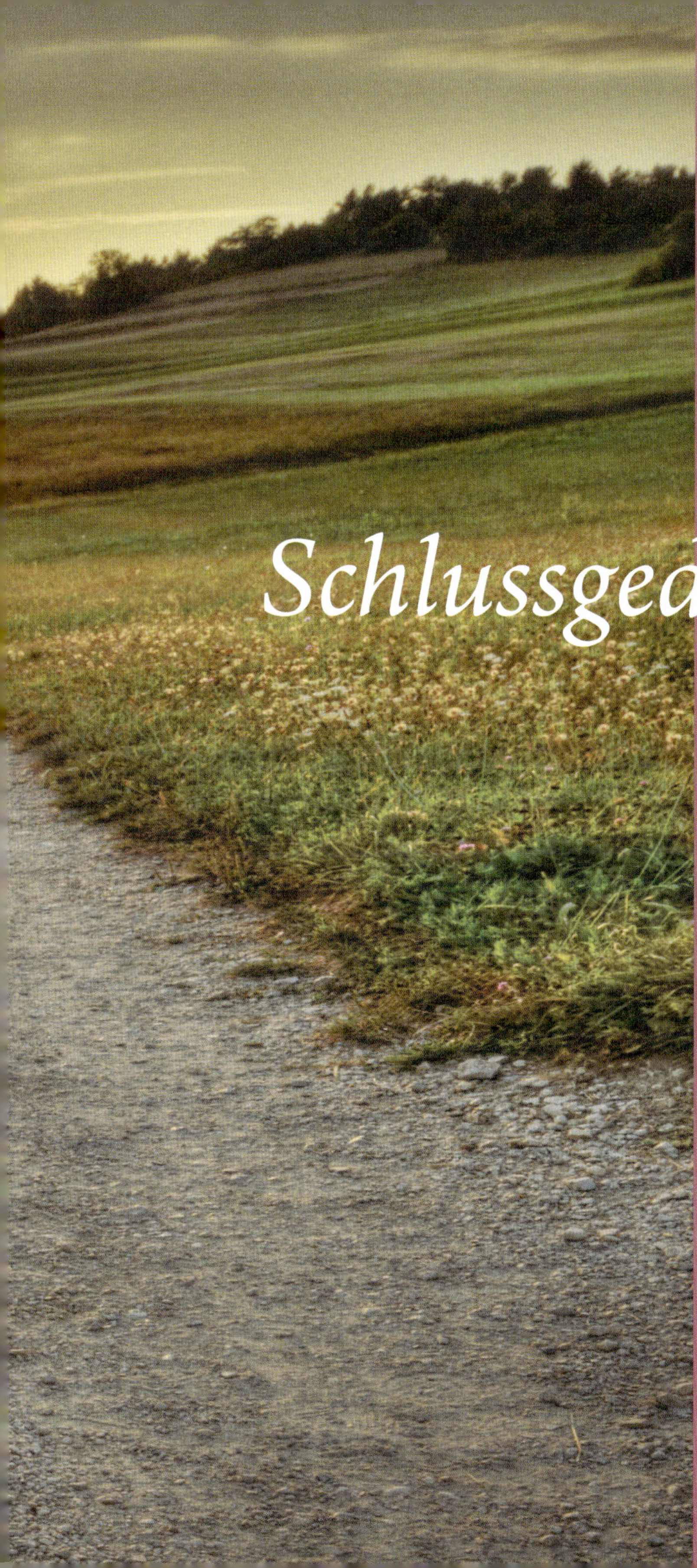

Abschließend möchte ich noch etwas Grundsätzliches zum Umgang mit Patienten sagen: Zu Hahnemanns Zeiten im 18. und frühen 19. Jahrhundert herrschte trotz Französischer Revolution eine streng patriarchale Gesellschaftsordnung. Diese Ordnung kannte weder den mündigen Patienten, geschweige denn gar die mündige Patientin. Wenn Hahnemann und seine Arztkollegen nach ihm bis in die fünfziger Jahre des 20. Jahrhunderts hinein Arzneien verordneten, war die Hierarchie zwischen Homöopath und Patient sehr ausgeprägt. Nie hätte sich ein Patient ohne Weiteres getraut, dagegen aufzubegehren, einfach nur ein Mittel zu schlucken und nichts über die Konflikte und Ursache seiner Krankheit zu erfahren. Nie hätten Patienten eine Unterweisung eingefordert, was der Konflikt ist und was sie zum Heilungsprozess beizutragen haben. Der unmündige Patient entwickelte sich auf diese Weise zum Konsum-Patienten mit dem Anspruch: „Der Arzt wird es schon wissen. Ich habe mit der Krankheit nichts zu tun, ich bin unschuldig." Diese unselige Einstellung machte auch die Wirtschaftsmacht der Pharmaindustrie möglich, unter deren Entwicklung wir heute noch im Gesundheitswesen leiden.

Doch gab es erfreulicherweise nach dem 2. Weltkrieg nicht nur den „Run" auf Antibiotika und Apparatemedizin, viele Errungenschaften der Naturheilkunde in der Medizin hinter sich werfend und den Profit der Pharmamedizin anstrebend. Es gab auch die Wegbereitung der Ganzheitsmedizin durch viele neue Zweige der Naturheilkunde, nicht zuletzt durch die Existenz der Heilpraktiker, die einen der modernen Zeit angemessenen Umgang mit Patienten einfordern. Wir können heute im 21. Jahrhundert unsere Kranken nicht mehr so entmündigen wie in den vorigen Generationen. Doch das ist immer noch Usus in der Homöopathie, indem Patienten die Kenntnis des verordneten Mittels vorenthalten wird, etliche Verbote ausgesprochen werden bezüglich dem, was die Wirksamkeit von Mitteln verhindere und dem Patienten nicht erklärt wird, was sie/er mit seiner Erkrankung zu tun hat. Wir behandeln damit Patienten wie im Patriarchat der vergangenen Jahrhunderte. Aber das existiert nicht mehr. Wir begegnen heute Patienten, die sich schon vor Beginn einer Therapie über ihre Krankheit kundig machen, die sich alle möglichen Informationen aus dem Internet herunterladen, die wissen und verstehen wollen, was die Ursache, was der Sinn ihrer Krankheit ist. Sie wollen mitarbeiten, etwas tun, Anweisungen bekommen, ihren Konflikt lösen, Hausaufgaben machen und nicht tatenlos zu Hause sitzen und auf die Wirkung der Arznei warten. Sicher, die Konsumpatienten gibt es noch in Hülle und Fülle, die es den Schulhomöopathen ebenso leicht machen wie den Schulmedizinern. Aber es gibt inzwischen auch eine größere Anzahl, die aktiv am Heilungsprozess mitarbeiten wollen und dankbar für jede Unterstützung sind. Darin liegt auch die Zukunft der Heilkunde.

Bedenken wir die simple Erkenntnis: Die Heilung findet zu Hause statt. Genau in dem physisch-psychisch-mentalen Umfeld mit seinen Verstrickungen, Glaubenssätzen und eingefahrenen Strukturen, in dem der Patient krank geworden ist, soll er/sie gesund werden. In unserer Praxis erfahren Patienten, was möglich ist. Wir regen an, unterstützen, begleiten, aber die Hauptaufgabe ist für die Patienten, neue Erfahrungen zu machen, damit sie zu neuen Erkenntnissen gelangen. Das bewirkt Veränderung im Denken, Fühlen und Handeln. Behandeln wir sie „in Augenhöhe" als mündige Mitmenschen, erwecken wir in ihnen den gesunden Stolz auf ihre Leistung, selbst etwas für sich getan zu haben, unabhängig von anderen geworden zu sein – vor allem vom Therapeuten!

Zu dieser außerordentlich positiven Entwicklung in der Patientenschaft passt nicht mehr die Handlungsweise der Schulhomöopathen, die nur ein Mittel geben und den Patienten dann seinem alten Leben und dem Glauben überlassen, sie/er müsse nichts ändern, alles könne so bleiben wie bisher, das Mittel werde es schon richten und die Symptome zum Verschwinden bringen. Wohin? Das Universum verliert nichts, so auch nicht das Universum Mensch. Heilung ist Wandlung des kranken Symptoms in sein positives Potenzial. In der Schulhomöopathie hat sich der Glaubenssatz breitgemacht, eine Behandlung müsse sich über Jahre und Jahrzehnte hinziehen. Das macht Menschen ähnlich wie in der Psychoanalyse und Psychotherapie abhängig, nicht frei und mündig. Wir halten immer noch Patienten an der langen Leine. Eine Folge dieser Handlungsweise ist, dass die damit verbundene Idee „Nehmen Sie die Globuli und kommen Sie in einem halben Jahr wieder" bei den modernen, destruktiven, rasant sich entwickelnden komplexen Krankheiten nicht mehr greift. Daher hören wir leider von bekannten Homöopathen die Meinung, bei schweren Pathologien könne Homöopathie nur als Begleittherapie helfen, begleitend zu schulmedizinischen Maßnahmen. Das ist die resignative Folge alter Denkmuster des 19. und 20. Jahrhunderts. Unser Zeitgeist ist sehr schnelllebig geworden und hat Menschen hervorgebracht, die sich vielen äußeren, künstlichen Strahlungsquellen aussetzen. Dadurch entstehen neue Krankheiten, die auch neue Mittel benötigen. Das heißt nicht, die bekannten seien überflüssig. Vielmehr geht es darum, die Homöopathie als Erfahrungsheilkunde mitwachsen zu lassen, denn wir machen neue Erfahrungen. Dazu zählt auch die Zunahme mündiger Patienten, die verstehen, dass sie etwas mit ihrer Krankheit zu tun haben.

Zudem ist eines klar: Eine natürliche Autorität des Arztes oder Heilpraktikers, gleich welcher Therapierichtung, wird nie Probleme haben, Patienten zur aktiven, ja, höchst intensiven Mitarbeit an seinem Heilungsprozess zu gewinnen.

Wer heute noch patriarchale Strukturen verkörpert, den Patienten Angst einflößt durch Diagnosen, Stress auslöst durch Prognosen, handelt aus innerer Schwäche und Ratlosigkeit, die sie/er nicht zugeben will oder unterdrückt. Wir leben in einem neuen Zeitalter mit neuen Möglichkeiten, krank zu werden, mit neuem Anspruch an die Heilkunde und mit neuem Verständnis von Heilung. Das wäre wichtig, den jungen Kollegen in der Ausbildung zu vermitteln, denn der Geist vieler Ausbildungen hängt immer noch im 19. Jahrhundert fest. Die Homöopathie ist eine gigantische Heilkunst. Vielleicht wird sie erst in unserer Zeit zur vollen Größe und Mächtigkeit herausgefordert – sofern wir als Homöopathen bereit sind, mitzuwachsen.

Bezugsquellen

Homöopathische Wandfarben

Homöopathischer Wandfarbenzusatz und Buch „Raumharmonie mit Homöopathie" sowie Ano und Klyso sind erhältlich im „Naturhaus" des Narayana Verlags.

www.narayana-verlag.de

Phytotherapeutika

Firma Sanat bzw. Sanamin
Sanamin – Sarl-France, Impasse des pépinières, 47 Rte de Montfor, F- 40100 DAX
Sanat International, 898, Rte de Gamarde, F- 40180 HINX (DAX)
Internet: www.sanat.tv
E-Mail: info@sanat.tv

Man spricht Deutsch, Französisch, Italienisch und Englisch.

Kräuter Schulte
Schloßstr. 7
76593 Gernsbach
Tel.: 0 72 24/38 76, Fax: 0 72 24/6 84 34
E-Mail: kraeuterschulte@aol.com

Ceres Arzneimittel
Vertrieb ALCEA GmbH
Schloss Türnich
50169 Kerpen-Türnich
Tel.: 0 22 37/63 80 30
Internet: www.alcea.info
E-Mail: info@alcea.info

DVDs und Kursangebote

DVDs beim Edgar Steinhardt Verlag

Die Karzinogenie

Leber-Galle-Pankreas

Syphilinie und Sykose

Tuberkulinie, Skrofulose und Psora

Heilungsberichte ganzheitlich-miasmatischer Krebstherapie

Die Verdauungsorgane

Die Atemorgane

Nieren und Blase

Herz-Kreislauf

Einführung in die Miasmatik

Auch für komplizierte Krankheiten gibt es einfache Heilungswege

DVDs und CD beim Narayana-Verlag

Homöopathischer Krebskongress 25.–27.9.2009

Krebs – ein ganzheitlicher Heilungsansatz. Interview mit R. Sonnenschmidt und H. Knauss

Musik-Übungs-CD zum Buch „Spirituelle Heilkunst" von Harald Knauss

Kurse der Autorin

Fortbildungszentrum „Organ-Konflikt-Heilung“, Kurse zu folgenden Themen:

- Miasmatische Homöopathie mit Zertifizierungsmöglichkeit für Ärzte und Heilpraktiker
- Fachfortbildungen für Homöopathen
- Spezialkurse zum Thema „Organ-Konflikt-Heilung“

Infos: www.sonnenschmidt-knauss.de

Spirituelle Heilkunst mit Atem- und Drüsenübungen. Infos: www.sonnenschmidt-knauss.de und www.mediale-welten.com

Medial- und Heilerschulung. Infos: www.mediale-welten.com

Online Webinar beim Narayana Verlag

Online Webinar mit Rosina Sonnenschmidt zur Organreihe

Infos und Anmeldung unter: www.narayana-verlag.de

Literatur

Literaturverzeichnis

Bomhardt, Martin: Symbolisches Repertorium der Homöopathie. Verlag Homöopathie & Symbol, Berlin 2004

Eichendorff, Joseph von: Mondbeglänzte Zaubernacht. L. Borowsky Verlag, München 1986

Ernst, Paul: Die Ernte. Hünenburg Verlag, Burg Stettenfels 1958

Fischer-Rizzi, Susanne: Himmlische Düfte, Hugendubel Verlag, München 1994

Göltl, Reinhard: Franz Schubert und Moritz v. Schwind. Herbig Verlag, München 1989

Golowin, Sergius: Die weisen Frauen. Sphinx Verlag, Frankfurt 1983

Hesse, Hermann: Die Gedichte. Suhrkamp Verlag, Frankfurt 1977

Huibers, Jaap: Kräuter für den Schlaf. Aurum Verlag, Braunschweig 1977

Jensen, Christian Jens: Philipp Otto Runge. DuMont Verlag, Köln 1977

Jung/Wilhelm: Das Geheimnis der goldenen Blüte. Walter Verlag, Düsseldorf 1971

Jung, C. G.: Der Mensch und seine Symbole. Walter Verlag, Düsseldorf 1980

Knauss, Harald: Leben und Sterben aus medialer Sicht. Edition Elfenohr, Rastatt 2008

Knauss, Harald: Spirituelle Heilkunst Band 1–5. Narayana Verlag, Kandern 2010-2012

Knauss, Harald: Die Botschaft der Bäume Band 1 und 2. Narayana Verlag, Kandern 2011

Novalis: Werke. Carl Hanser Verlag, München 1981

Radhakrishnan, S.: Die Bhagavadgita. Löwit Verlag, Wiesbaden 1983

Scheffer, Mechthild: Die Original Bach-Blüten Therapie. Südwest Verlag, München 2011

Shakespeare, William: Werke. Winkler Verlag, München 1987

Sonnenschmidt, Rosina und Knauss, Harald: Tiermittel in der Homöopathie. Sonntag Verlag. Stuttgart 2006

Sonnenschmidt, Rosina und Knauss, Harald: Die Sinne verfeinern. VAK Verlag, Freiburg 1996

Sonnenschmidt, Rosina: Mediale Mittel in der Homöopathie. Sonntag Verlag, Stuttgart 2002

Sonnenschmidt, Rosina: Das Gliedmaßensystem – Fort-Schritt auf allen Ebenen. Band 11 der Reihe „Organ-Konflikt-Heilung". Narayana Verlag, Kandern 2011

Sonnenschmidt, Rosina: Der Mutteratem in der Familienaufstellung. Narayana Verlag. Kandern 2011

Sonnenschmidt, Rosina: Miasmen und Kultur. Verlag Homöopathie & Symbol, Berlin 2007

Surya, G. W. Die verborgenen Heilkräfte der Pflanzen. Hermann Bauer Verlag, Freiburg 1960

Treichler, Rudolf: Schlafen und Wachen. Verlag Freies Geistesleben, Stuttgart 1985

Treben, Maria: Gesundheit aus der Apotheke Gottes. Verein Freunde der Heilkräuter Karlstein/Thaya, 1981

Vollmer, Dieter: Sonnenspiegel. Widar Verlag, o.O. 1983

Wagner, Christian: Weihegeschenke. J. Schweier Verlag, Teck 1982

Wachsmuth, Guenther: Erde und Mensch. Philosophisch-Anthroposophischer Verlag, Dornach 1980

Bücher der *Edition Elfenohr*

In diesem Eigenverlag erscheinen Bücher rund um das Thema Medialität, Geistiges Heilen und Spiritualität. Bisher sind erschienen:

Knauss, Harald: Leben und Sterben aus medialer Sicht. 2008

Knauss, Harald: Inspirationen von Naturgeistern. 2007

Knauss, Harald und Sonnenschmidt, Rosina: Moderne Medial- und Heilerschulung. 2008

Knauss, Harald: Medialität und Zirkelarbeit – ein moderner Weg zu Beziehungs- und Teamfähigkeit. 2009

CD „Alphareisen", geführte Meditationen zur Selbstheilungserfahrung von Harald Knauss und Rosina Sonnenschmidt

CD „Going Far East", New-Age-Kompositionen von Harald Knauss und musiziert mit seinem Ensemble „Nature´s Voice", Sängerin: Rosina Sonnenschmidt

Vitae der Autoren

HP Dr. phil. Rosina Sonnenschmidt

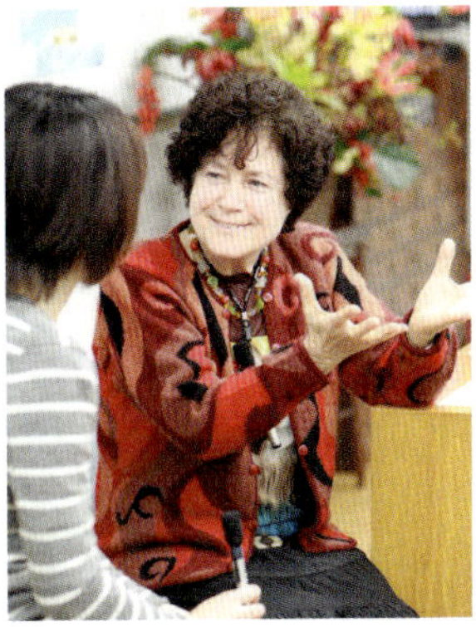

- Ab 1965 Musikstudium, Orientalistik
- 1972/73 und 1978/79 Feldforschung in Nordindien
- 1977 Promotion in Musikethnologie, Indologie, Ägyptologie
- 1972-1984 regelmäßige redaktionelle Hörfunkarbeit im WDR, SDR und SWF zum Thema „Musikethnologie"
- 1980-1998 Sängerin des Sephira-Ensembles mit vielen CD-, Funk- und Fernsehaufnahmen
- 1990-1992 Ausbildung in Angewandter Kinesiologie (TFH Instructor, Three-In-One-Facilitator)
- Ab 1990 Einführung der ganzheitlichen Vogelheilkunde mit zahlreichen Fachpublikationen
- 1994 Entwicklung und Einrichtung der WINGS® Tierkinesiologie für Tierärzte
- 1996-2002 Guest lecturer in den USA, in Kanada, England, Schweiz und Österreich für Tiermediziner (IVAS, AHVMA, BVMA)
- Seit 1998 Ausbildung der Tierärzte in WINGS®Tierkinesiologie unter der Schirmherrschaft der GGTM (Gesellschaft für Ganzheitliche Tiermedizin)
- 1973–1985 Schülerin der Zen-Meisterin Kôun-An Dôru Chicô Rôshi (Brigitte D´Ortschy)
- Seit 1984 Medial- und Heilerschulung bei Margaret Pearson, Mary Duffy (†), Ray Williamson, Chris Batchelor, Tom Johanson (†) in England und Deutschland
- 1986-1994 Privatstudium in Homöopathie mit dem Schwerpunkt der Miasmen
- 1994-1999 Ausgewählte Seminare bei Dr. Mohinder Jus in der Schweiz und Andreas Krüger in Deutschland
- Seit 1994 zusammen mit Harald Knauss Leitung der Medial-und Heilerschulung
- Seit 1999 Naturheilpraxis für Homöopathie
- 2006 und 2009 Einladung zur Kaiserlichen Homöopathiegesellschaft in Tokyo (Japan)
- 2009 Ehrenmitglied der Kaiserlichen Homöopathiegesellschaft Japan
- 2010 Ehrung für den spirituellen Ansatz in der Therapie von „The Japan Royal Academy of Homoeopathy" in London

Autorin vieler Fachbücher zum Thema Homöopathie und Heilkunst

Harald Knauss

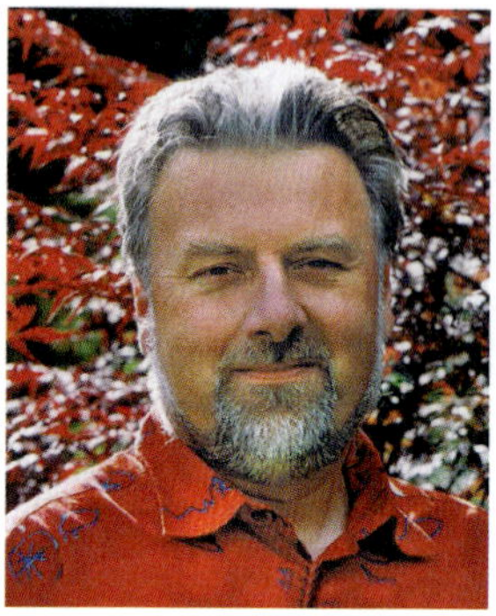

- Musikstudium; als Solist und Kammermusiker international tätig; zahlreiche CDs und Fernsehauftritte; Mitbegründer und bis heute künstlerischer Leiter des Festivals Hohenloher Kultursommer
- Ausbildung am Institut für Angewandte Kinesiologie (IAK) in Freiburg in „Touch for health“ und „Three in one concepts“
- Entwicklung des eigenen, lizensierten Ausbildungskonzepts Musik-Kinesiologie
- Arbeit in eigener Praxis als Musik-Kinesiologe
- Langjähriger Dozent am Institut für Angewandte Kinesiologie (IAK), Freiburg.
- Ausbildung in Medialität und Spirituellem Heilen u. a. bei Margaret Pearson, Mary Duffy, Gordon Higginson, Tom Johanson und Ron Buckle.
- Gründung von „Mediale Welten“ und der Modernen Medial- und Heilerschulung
- Kurse und öffentliche Auftritte im Bereich Medialität und geistiges Heilen
- Gemeinschaftspraxis mit Dr. Rosina Sonnenschmidt. Mediale Beratung, geistiges Heilen, spirituelle Heilkunst und Gesundheitsberatung in Pforzheim
- Autor zahlreicher Bücher über Natur, Medialität, Heilkunst und Musik
- Beschäftigung mit den Bäumen, ihrer Mythologie und Heilkraft. Kurse zu diesen Themen

Abbildungsverzeichnis

Abb. 1 mediaphotos
Abb. 2 GINES LOPEZ PAGAN
Abb. 3 J. M. William Turner
Abb. 4, 5, 8, 9, 11-14, 17, 22, 23, 26, 28, 29, 32, 33, 35, 37, 38 Bilder der Autorin
Abb. 6, 7, 21, 24, 25 Phillip Otto Runge
Abb. 10 Sergius Golowin
Abb. 15 Moritz von Schwind
Abb. 16 Franz Marc, Wikipedia,
Abb. 18 Francisco Goya
Abb. 19 Fernand Khnopff
Abb. 20 Vasenmaler Pamphaios 510 v. Chr.
Abb. 27, 30, 31, 34 Alfons Mucha
Abb. 36 Narayana Verlag
S. 93(oben), 103, 108/109, 135, 139: iStock
S. 8/9 © DOC RABE Media - Fotolia.com
S. 14/15 © dampoint - Fotolia.com
S. 63 © Sandra Thiele - Fotolia.com
S. 64/65 © Robert Kneschke
S. 88/89 © Nicolette Wollentin - Fotolia.com
S. 91 © Oleksiy Ilyashenko - Fotolia.com
S. 92, 102 © matka wariatka - Fotolia.com
S. 92 (oben), 93(unten), 96(unten), 99, 101 (oben), 105(oben), 106, 132 Narayana
S. 93(mitte) © d-jukic - Fotolia.com
S. 94 © LianeM - Fotilia.com
S. 96 © emer - Fotolia.com
S. 97 © scis65 - Fotolia.com
S. 98 © Enjoylife25 - Fotolia.com
S. 99(mitte) © ott - Fotolia.com
S. 100 © kulana - Fotolia.com
S. 101(unten) © photocrew -Fotolia.com
S. 102(unten) © macroart - Fotolia.com
S. 104 (oben) © Vera Kuttelvaserova - Fotolia.com
S. 104(unten) © Schlierner - Fotolia.com
S. 105(unten) © emmi - Fotolia.com
S. 107 © Piotr Marcinski - Fotolia.com
S. 111 © Taffi - Fotolia.com
S. 116, 123 © Dan Race - Fotolia.com
S. 121 © Kaarsten - Fotolia.com
S. 131 © rubysoho - Fotolia.com
S. 139 © Tracy King - Fotolia.com
S. 142 © evgenyatamanenko - Fotolia.com
S. 144 © yalayama - Fotolia.com
S. 147 © blinkblink - Fotolia.com
S. 154 © vencav - Fotolia.com
S. 155 © olga demchishina - Fotolia.com
S. 166/167 © Dušan Zidar - Fotolia.com
S. 173 Rosina Sonnenschmidt
S. 174 Harald Knauss

Tabellenverzeichnis

Tabelle 1 Die Polarität Tag – Nacht 29
Tabelle 2 Die Gehirnwellen 31
Tabelle 3 Die beiden Dämmerungen 49
Tabelle 4 Einschlafstörung durch Schwitzen 117
Tabelle 5 Einschlafstörungen verschiedener Art 120
Tabelle 6 Schlaflosigkeit 124
Tabelle 7 Kreisende Gedanken 133
Tabelle 8 Angst-, Warn- und erotische Träume 150
Tabelle 9 Feuerträume 158
Tabelle 10 Wasserträume 161

Arzneimittelverzeichnis

Stichwortverzeichnis

A

B

C

D

E

F

G

H

I

J

K

L

M

N

O

P

Q

R

S

T

U

V

W

Z

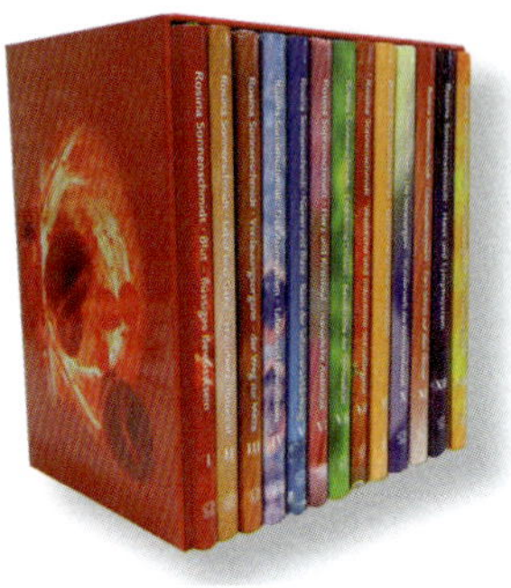

Set der Organ-Schriftenreihe in 12 Bänden

Mit Homöopathie, Naturheilkunde und Übungen

1400 Seiten, geb., € 365.-

Eine Krankheit manifestiert sich gemäß dem Resonanzprinzip am passenden organischen Ort und vermittelt den Konflikt und die Lösung.

Rosina Sonnenschmidt verbindet in der Schriftenreihe Organ-Konflikt-Heilung in einer einmaligen Kombination verschiedene ganzheitliche Heilansätze aus Homöopathie, Miasmatik, chinesischer Medizin, gezielter Ernährung, Konfliktlösung und Übungen zu einem ganzheitlichen Therapiekonzept.

Alle Bände sind einzeln bestellbar oder als gesamtes Set. Ein Einstieg ist immer noch möglich. Wir bieten auch monatliche Ratenzahlung an. Band 1: Blut – flüssiges Bewusstsein

Band 2: Leber und Galle – erworbene Autorität

Band 3: Verdauungsorgane – der Weg zur Mitte

Band 4: Atemorgane – Leben und Bewusstsein

Band 5: Nieren und Blase – Basis der Selbstverwirklichung

Band 6: Herz und Kreislauf – natürliche Autorität

Band 7: Endokrine Drüsen – Basiskräfte der Spiritualität

Band 8: Weibliche und männliche Geschlechtsorgane – Selbstverwirklichung

Band 9: Gehirn und Nervensysteme – Blüte der Spiritualität

Band 10: Sinnesorgane – Wunderwerk der Kommunikation

Band 11: Gliedmaßensystem-Fort-Schritt auf allen Ebenen

Band 12: Häute und Lymphsystem – Bastionen der Immunkraft

*„Die Schriftenreihe habe ich mit großem Interesse gelesen.
Sie ist nicht nur eine Bereicherung der homöopathischen Literatur, sie ist ein großes Werk, in dem ich immer wieder nachschlage."*

Katja Siegrist, Homöopathin

„Die miasmatische Homöopathie ist eine von 3 Säulen in meiner Praxis und vielfach für gute Heilungserfolge zuständig. Ohne die Miasmatik wäre in meiner Praxis nicht die Tiefe der Konfliktlösung meiner Patienten möglich. Und die Schriftreihe – Organ – Konflikt – Heilung - gehört, neben anderen wichtigen Werken, bei mir zum Standardnachschlagewerk."

Leroy G. Melhus

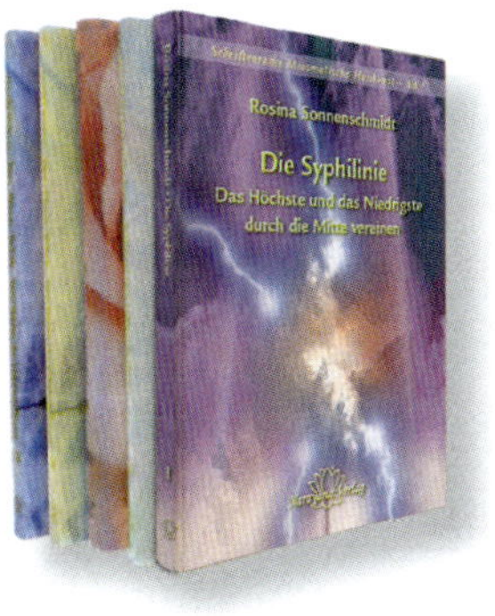

Set der Schriftenreihe „Miasmatische Heilkunst“ in 5 Bänden

Mit Homöopathie, Naturheilkunde und Übungen

Das Set kostet statt 5 x 29 EUR=145 EUR (Subskriptionspreis) nur 5 x 27 EUR=135 EUR. Der erste Band „Syphilitisches Miasma“ wird im Frühjahr 2012 erscheinen. Alle Bände erscheinen über einen Zeitraum von 2 Jahren.

Set-Preis nach Erscheinen aller Bände 157 EUR (statt 170 EUR).

In der neuen Schriftenreihe „Miasmatische Heilkunst“ steht die praktische Umsetzung miasmatischer Erkenntnisse in den Praxisalltag im Zentrum. Bei jedem der 5 Bände steht jeweils ein Miasma im Vordergrund.

Viele Heilungsberichte von Kolleginnen und Kollegen, illustriert durch Malereien und Zeichnungen von Kindern und Erwachsenen, geben Einblick in den kreativen Umgang mit der Miasmatik. Die Beispiele machen Mut und motivieren andere Kollegen, auch bei schweren Pathologien der Kraft der Homöopathie zu vertrauen.

Jedes Miasma wird ganzheitlich betrachtet : Was sind seine kollektiven und individuellen Charakteristika, welche Körperzeichen sind typisch? Welche Krankheiten und Pathologien gehören zu welcher miasmatischen Schicht? Welche Therapien haben sich in einem ganzheitlichen Behandlungskonzept bewährt? Welche homöopathischen Arzneien dringen an die miasmatische Wurzel, stärken ein Organsystem und die Konstitution des Patienten? Wie erkennt man die Logik des Krankwerdens und die Logik des Heilwerdens?

Jeder Buchband wird durch künstlerische Zeichnungen und Gedichte aus dem Kollegenkreis illustriert, so dass ein Zugang zu den Miasmen über alle Sinne geschehen kann.

Band 1: Syphilitisches Miasma-das Höchste und Niedrigste in der Mitte vereinen

Band 2: Karzinosines Miasma-den schöpferischen Selbstausdruck zulassen

Band 3: Sykotisches Miasma-die Mitte finden und bewahren

Band 4: Tuberkulines Miasma-das Echte vom Unechten unterscheiden

Band 5: Psorisches Miasma-die Kraft der Beziehungsfähigkeit erlangen

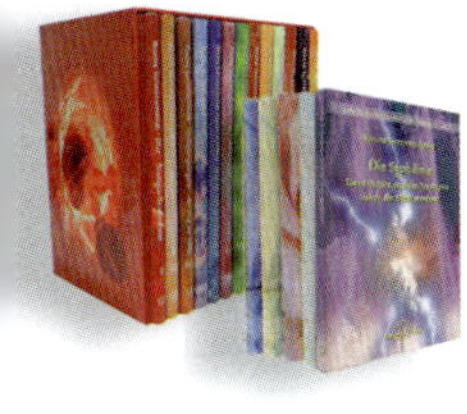

Komplettset der Schriftenreihen Organ-Konflikt-Heilung UND Miasmatische Heilkunst in 17 Bänden

Beide Schriftenreihen zusammen für nur 17 x € 26.-, insgesamt € 442.- bis zum Erscheinen aller Bände (statt € 493.-). Nach Erscheinen aller Bände nur € 529.- (statt € 578.-)

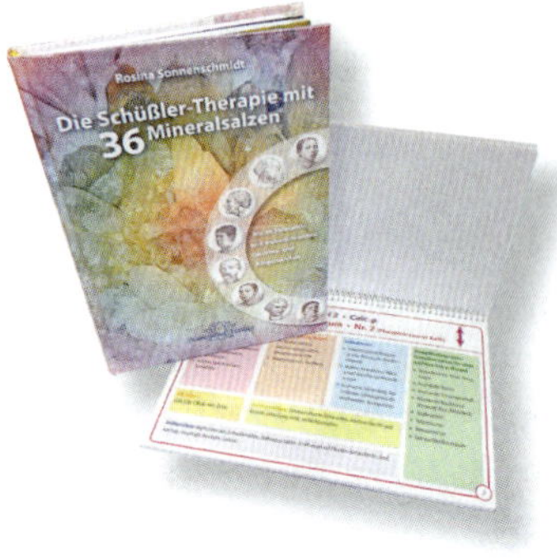

Die Schüßler-Therapie mit 36 Mineralsalzen

180 Seiten, 2 Bände (Lehrbuch mit Farbtafelnbeiheft), € 49.-

Die Schüßler-Salze zählen auch 140 Jahre nach ihrer Entdeckung zu den beliebtesten naturheilkundlichen Therapien.

Rosina Sonnenschmidt hat langjährige Erfahrung mit den Schüßler-Salzen und vermag, diese in lebendiger und übersichtlicher Form darzustellen. Neben den klassischen Salzen 1-12 erläutert sie erstmals auch die Gesichts- und Körperzeichen der weniger bekannten Salze 13-27. Als Neuheit beschreibt sie weitere neun Salze, die sich bei ihr in der Praxis als sehr nützlich erwiesen haben und für die heutige Zeit besonders wichtig sind. Somit steht erstmals ein erweitertes Sortiment von 36 der wichtigsten Mineralsalze für eine differenzierte Therapie zur Verfügung.

Das Werk ist für die tägliche Praxis geschaffen und enthält zahlreiche Abbildungen für die Antlitzdiagnose, Bezüge zu den Miasmen und Tipps zur Beseitigung der Belastungen durch Heilnahrung und Ausleitungen. Die einzelnen Arzneifamilien wie Calcium-, Kalium- und Natriumsalze werden auch als Gruppe erläutert, welches die Ähnlichkeiten besser erkennen lässt.

Besonders hilfreich sind die 36 großen Farbtafeln im Beiheft, welche auf einen Blick für jedes Mineralsalz die Hauptpunkte, wichtige Zusammenhänge und Unterschiede zu anderen Salzen zeigen.

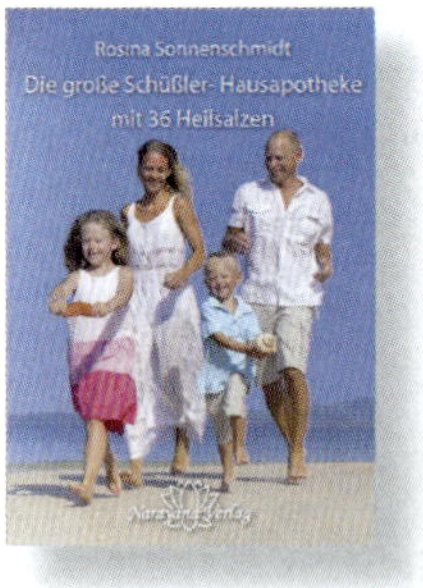

Die große Schüßler-Hausapotheke mit 36 Heilsalzen

Von A-Z

180 Seiten, geb., € 24.-

Als Menschen des 21. Jahrhunderts brauchen wir mehr als die 12 Schüßler-Klassiker, weil wir heute ganz andere Herausforderungen und Umwelteinflüsse meistern müssen.

In dem Handbuch für den Hausgebrauch stehen erstmalig bewährte Rezepturen mit zusätzlich 24 neuen Schüßler-Mineralsalzen. Viele Tipps aus der Naturheilkunde regen an, sich und die Familie selber zu heilen. Große Themen sind: Immunstärkung, Gehirnleistung, Hormonprobleme, Säurekrankheiten und Schmerzen. Aber auch Schönheitsthemen wie Cellulitis, Gesichtsfalten, Gewicht und Beauty werden bedacht.

Rosina Sonnenschmidt verfügt über langjährige Erfahrung mit den neuen Heilsalzen und zeigt überzeugend, wie diese in der heutigen Zeit große Dienste leisten können.

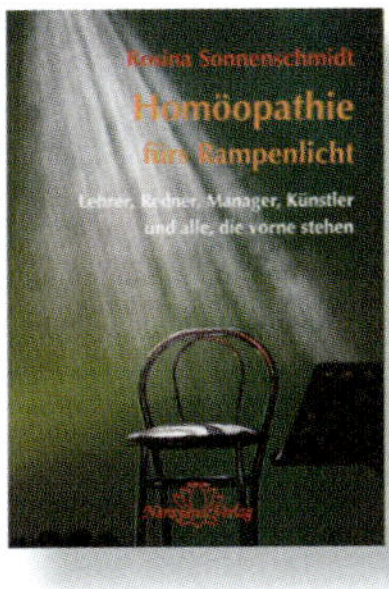

Homöopathie fürs Rampenlicht

Lehrer, Redner, Manager, Künstler und alle, die vorne stehen

160 Seiten, geb., € 34.-

Ihr neuestes Werk „Homöopathie fürs Rampenlicht" basiert auf der früheren Bühnenerfahrung als Pantomimin. In fast 30 Jahren erwarb sie durch das was auf und hinter der Bühne geschieht viel Menschenkenntnis: Wer möchte gerne vorne stehen, traut sich nicht? Wer will dauernd vorne stehen und sich wichtigmachen, hat aber nichts zu sagen? Welche Gesetzmäßigkeiten gelten im Rampenlicht? Welche Potenziale sind wichtig für den Erfolg im Rampenlicht? Sie setzte schon früh homöopathische Konstitutionsmittel ein und vermittelte damit auch noch mal ein ganz anderes Verwendungsfeld.

Sie hielt erst viele Kurse für Darstellende Künstler, dann für Therapeuten, Manager, Geschäftsleute, die Seminare leiten wollen. Die überragenden Erfolge derer, die sie ausbildete, egal in welchem Metier, führten zu der Idee, sowohl die homöopathischen Helfer als auch die notwendigen Übungen einem breiteren Publikum zugänglich zu machen. Das geschieht mit diesem heiteren Buch zu einem ernsten Thema, das es mehr Menschen ermöglicht, ins Rampenlicht zu treten und sich dort wohlzufühlen.

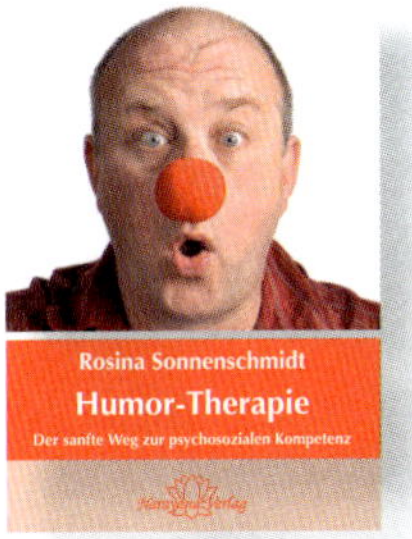

Humor-Therapie

Der sanfte Weg zur psychosozialen Kompetenz

140 Seiten, geb., € 34.-

Rosina Sonnenschmidts größtes Kennzeichen, das Kollegen und Patienten bestätigen, ist der nie versiegende Humor, der ihr selbst half, schwerste Enttäuschungen, Krisen und Krankheiten im Leben zu überwinden.

Ihr neuestes Buch „Die Humor-Therapie, der sanfte Weg zur psychosozialen Kompetenz" ist ein weiterer Meilenstein, die Heilkunst zu bereichern. Ihr Verdienst ist, dass sie den Humor als zentrales Therapeutikum aus den Grenzen der Psychotherapie, des Pflegedienstes und der Hirnforschung befreit und der gesamten Therapieszene vorstellt. Humor ist der sanfte Weg in die psychosoziale Kompetenz. Die ist sowohl beim Therapeuten notwendig, um den Patienten in seiner Gesamt-Persönlichkeit zu erfassen und beim Patienten notwendig, um den Punkt in seiner Krankheit herauszufinden, an dem er nicht mehr weiter wachsen will.

Im Gegensatz zu vielen Büchern über Humor und Lachen, die hauptsächlich beschreiben, wie der Humor in der Therapie und Pflege einfließen kann, gibt Rosina Sonnenschmidt ganz einfache, klare und wirksame Übungen, die sich in der Ausbildung von Therapeuten und in der Behandlung von Patienten bewähren.

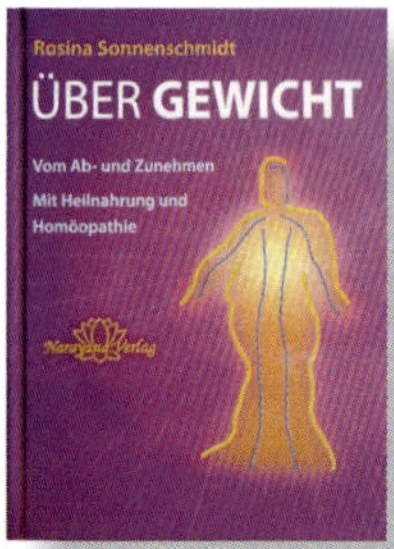

Über Gewicht

Vom Ab- und Zunehmen-Mit Heilnahrung und Homöopathie

200 Seiten, Heft, € 34.-

Bei Übergewicht empfindet man sich unbewusst als zu leicht. Es mangelt an Erdung und man beschwert sich mit materieller Nahrung. Bei Untergewicht nimmt man sich als zu schwer wahr und erleichtert sich durch Verzicht auf Nahrung.

Eine verblüffend einfache Erklärung, die sich bei der beliebten Autorin Rosina Sonnenschmidt in ihrer Praxis vielfach bewahrheitet hat.

Rosina Sonnenschmidt versteht es, eine versöhnliche Haltung des Lesers zu sich selbst anzuregen und stellt die Neigung zu viel oder zu wenig zu essen in einem ganzheitlichen Behandlungskonzept vor.

Dabei bilden Basistherapien mit Darmsanierung, Entsäuerung, rhythmischen Atemübungen und Hautpflege das Fundament. Darauf baut die Haupttherapie mit Ernährung und Homöopathie auf. Im Zentrum der Heilnahrung, rhythmisiert durch den „Lusttag" (therapiefreien Tag), stehen bewährte Ernährungsangebote mit Dampfgegartem, Rohsäften, grünen Dicksäften und Heilgetränken.

Obgleich Disziplin angesagt ist, gewinnen die Betroffenen zu jedem Zeitpunkt die Gewissheit: „Ich schaffe das!"

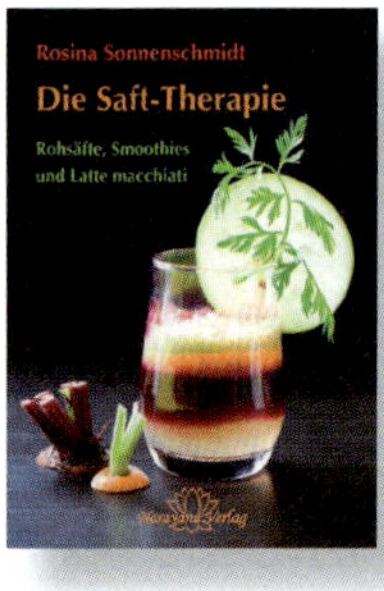

Die Saft-Therapie

Natürlich gesund – Neue Heilrezepte mit Rohsäften, Smoothies und Latte macchiati

168 Seiten, geb., € 29.50

Dass frisch gepresste Obst- und Gemüsesäfte gesund sind, ist durch viele Bücher belegt. Hier geht es aber um den gezielten therapeutischen Wert und Einsatz frisch gepresster Säfte als Teil einer ganzheitlichen Behandlung.

Interessant ist, um wie viel besser homöopathische Mittel wirken, wenn durch die Obst-Rohsäfte die Reinigung von Blut, Lymphe und Gewebe angeregt wird und wenn durch die Gemüse-Rohsäfte der entkräftete Organismus aufgebaut wird. Außer Rohsäften werden auch Dicksäfte therapeutisch eingesetzt.

Die Rohsaft-Therapie spielt auch eine dominante Rolle bei Gewichtsproblemen, ob Adipositas, Magersucht oder Kachexie. Anhand von häufigen Krankheiten werden Rohsaft-Rezepte vorgestellt und durch spezielle naturheilkundliche Kuren ergänzt.

Das Buch dient sowohl dem ganzheitlich behandelnden Therapeuten für die tägliche Praxis als auch jedem Menschen, der vorbeugend die Heilkraft der Rohsäfte einsetzen möchte, um das Immunsystem stabil zu halten.

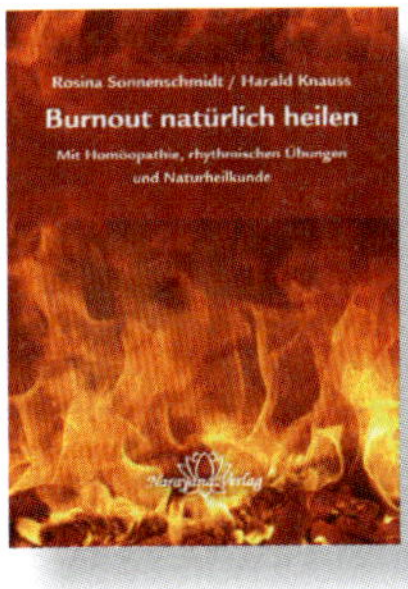

Rosina Sonnenschmidt und Harald Knauss

Burnout natürlich heilen

Mit Homöopathie, rhythmischen Übungen und Naturheilkunde

320 Seiten, geb., € 34.-

Burnout ist die neue Volkskrankheit. Das Verbrennen der Kräfte bis zur Erschöpfung ist ein Ausdruck unseres Zeitgeistes. Es ist menschlich, sich ganz und gar in eine Sache hineinzustürzen. Das Problem ist die Maßlosigkeit, der Kontaktverlust zu sich selbst, indem man nur noch dem Sog von „noch mehr, noch höher, noch schneller" erliegt. Das führt zur inneren Leere und Orientierungslosigkeit, weil die materiellen Werte und Ziele einen nicht mehr im Leben tragen. Durch die enorme Erschöpfung schwindet die Kraft zur Umkehr. Was man vorher unter Kontrolle hatte, entgleitet, man wird zum Spielball der abbauenden Kräfte.

Homöopathische Arzneien sind ein weiterer Meilenstein beim Heilungsprozess. Rosina Sonnenschmidt gibt hierbei wertvolle Tipps – von ungewöhnlichen Schlangenmitteln, Lanthaniden, pflanzlichen Arzneien und Schüßlersalzen. Naturheilkundliche Mittel wie Heilkräuter, Aromaöle und Baumessenzen leisten ebenfalls eine wichtige Hilfe beim Weg aus dem Burnout.

Eindrückliche Fallberichte u.a. von Geschäftsleuten, Künstlern und Therapeuten runden das Werk ab. Ein Buch, das Mut macht, sein Schicksal selbst in die Hand zu nehmen und Schritt für Schritt den Weg zu Gesundheit, Kraft und Ausgeglichenheit wiederzufinden.

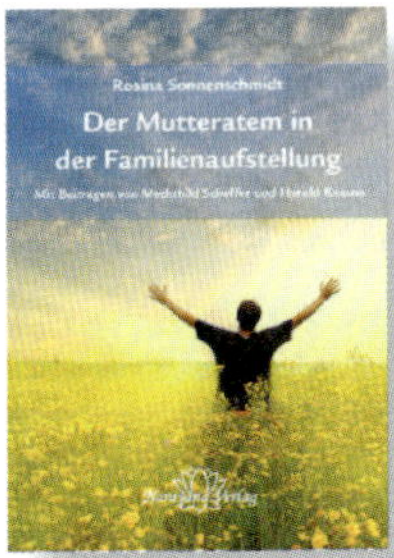

Rosina Sonnenschmidt und Harald Knauss

Der Mutteratem in der Familienaufstellung

Durch rhythmisches Atmen zur Selbstverwirklichung

144 Seiten, geb., € 34.-

Atem ist Leben und Bewusstsein

Die Mutter leiht dem werdenden Kind ihren Atem, ihren Atemrhythmus und das damit verbundene Denken, Fühlen und Handeln.

Mit der Geburt atmet das Kind selbstständig. Dennoch ist in ihm noch die Erfahrung des Mutteratems lebendig. Dann folgen Ablösungsprozesse zur Entwicklung des Eigenatmes und des eigenen Bewusstseins. Dieses Wissen um den Mutteratem und dessen Ablösung findet sich bereits im alten Indien.

Rosina Sonnenschmidt beschreibt in ihrem bahnbrechenden Werk detailliert, wie die Loslösung vom Mutteratem anhand von Aufstellungsarbeit vollzogen werden kann, und wie Homöopathie und rhythmisches Atmen hierbei unterstützen. In einem Beitrag erklärt die Bach-Blüten-Expertin Mechthild Scheffer, wie auch bestimmte Blütenessenzen bei der Loslösung helfen.

Das Buch ist eine Pionierarbeit über ein Thema, dessen Auswirkungen erst zu erahnen sind.

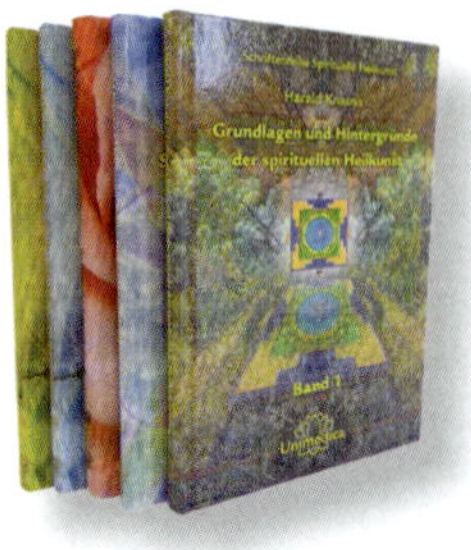

Harald Knauss

Set der Schriftenreihe „Spirituelle Heilkunst“ in 5 Bänden

Das Set kostet statt € 165.- (einzeln) nur € 150.-. Nach Erscheinen aller Bände kostet das Set € 175.- (statt € 190.- beim Einzelkauf).

Die spirituellen Wege vermittelten zu allen Zeiten eine Anleitung, wie der Mensch sich mit seinem höheren, geistigen Aspekt verbinden kann.

Gerade die spirituellen Wege und ihre Übungen stoßen heute wieder verstärkt auf das Interesse der Menschen, weil sie die übende Person stets mit einbeziehen. Immer mehr Menschen begreifen, daß Krankheit auch eine Aufforderung ist, sich mit sich selbst zu beschäftigen und daher möchten die Patienten verstärkt auch das ihre hinzutun. Dafür eignen sich die in den Büchern enthaltenen Übungen, weil sie die spirituelle Wirklichkeit einer Person berücksichtigen. Die Menschen heute möchten wieder in eine harmonische, kosmische Lebensordnung hineinkommen.

Band 1: Grundlagen und Hintergründe der spirituellen Heilkunst

Band 2: Die Atemkunst – Schlüssel zum Lebensrhythmus

Band 3: Drüsen und Cakras – Zentren der Schöpferkraft und Transformation

Band 4: Töne, Klänge, Vokale – Vom Wesen der inneren Lebensordnungen

Band 5: Die drei menschlichen Grundtypen-Erkenne und Heile dich selbst

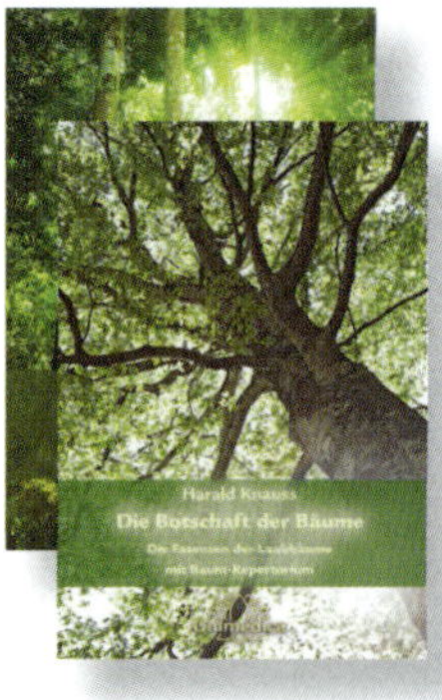

Harald Knauss

Die Botschaft der Bäume-Band 1 und 2

Band 1: Die Welt der Bäume und die Essenzen der Nadelbäume

236 Seiten, geb., € 39.-

Band 2: Die Essenzen der Laubbäume mit Baum-Repertorium

232 Seiten, geb., € 39.-

Die Heckenrose –die Kraft der Liebe, der Holunder – die Kraft der Demut, der Haselstrauch – die Kraft der Resonanz – Harald Knauss beschreibt in diesem Werk die Bäume, so dass sie einem wie nahe bekannte Wesen erscheinen.

Der Autor spürt der tiefen Bedeutung der Bäume in unserer alten Kultur nach und erschließt den Lesern so einen neuen, lebendigen, spirituellen Zugang zu ihnen. Einzelne wichtige Baumarten der mitteleuropäischen Landschaft werden detailliert in ihrer persönlichen Schwingung beschrieben, die Wirkung ihrer Baumessenzen vorgestellt. Ein umfassendes Buch über die Energie der Bäume, ihre Botschaft an uns heute Lebenden für die Zukunft von morgen.

Impressum

Rosina Sonnenschmidt und Harald Knauss
Gesund schlafen – Erholt erwachen
Ganzheitliche Behandlung von Schlafstörungen mit Homöopathie und Naturheilkunde

ISBN 978-3-943309-12-6

1. Auflage 2012

Blumenplatz 2, 79400 Kandern, Tel.: +49 7626 974970-0
E-Mail: info@narayana-verlag.de, Homepage: www.narayana-verlag.de

Coverabbildung © Robert Kneschke - Fotolia.com; © Taffi - Fotolia.com

Layout/Satz: Christian Korn und Narayana

Narayana Verlag

Blumenplatz 2, D-79400 Kandern
Tel: +49 7626-974970-0, Fax: +49 7626-974970-9
info@narayana-verlag.de

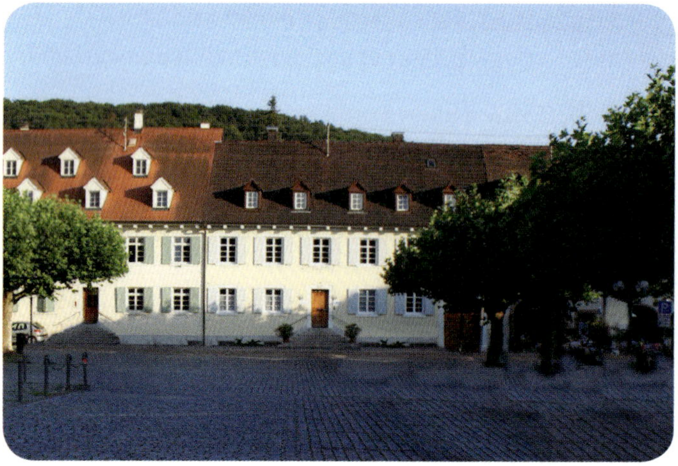